U0200124

壶天秉烛

胡翘武　胡国俊　著

胡世云　胡国堂　整理

胡国珍　胡国英　胡国隆

胡国荣　协助整理

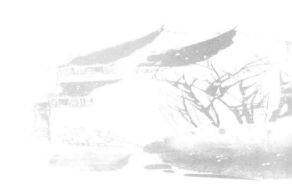

学苑出版社

图书在版编目（CIP）数据

壶天秉烛/胡翘武，胡国俊著. —北京：学苑出版社，2016.12
（2018.5 重印）
ISBN 978 - 7 - 5077 - 5109 - 3

Ⅰ.①壶… Ⅱ.①胡… ②胡… Ⅲ.①中医临床 - 经验 -
中国 - 现代 Ⅳ.①R249.7
中国版本图书馆 CIP 数据核字（2016）第 229922 号

责任编辑：黄小龙
出版发行：学苑出版社
社　　址：北京市丰台区南方庄 2 号院 1 号楼
邮政编码：100079
网　　址：www.book001.com
电子邮箱：xueyuanpress@163.com
销售电话：010 - 67601101（销售部）67603091（总编室）
印 刷 厂：北京画中画印刷有限公司
开本尺寸：890×1240　1/32
印　　张：10.75
字　　数：249 千字
版　　次：2016 年 12 月第 1 版
印　　次：2018 年 5 月第 2 次印刷
定　　价：58.00 元

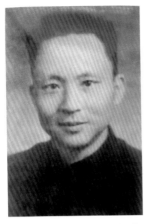
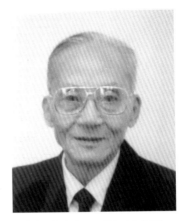

胡翘武先生青年时期留影　　　胡翘武先生 20 世纪 90 年代
留影

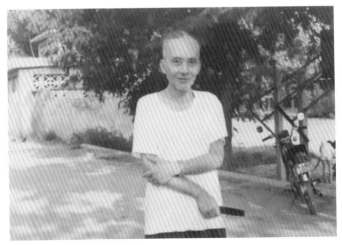

20 世纪 80 年代胡翘武先生户外夏季休闲时留影

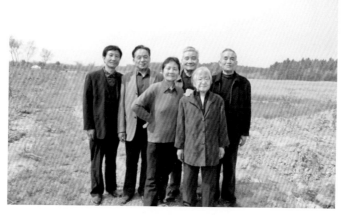

胡翘武先生六个子女（皆从医）2014年清明节合影
前排右胡国珍，左胡国英，后排右一胡国堂，
右二胡国俊，左二胡国隆，左一胡国荣

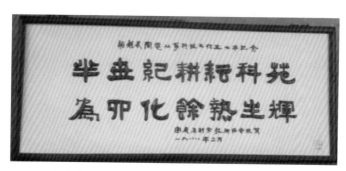

安徽科协1988年2月表彰胡翘武先生"从事科技
工作五十年"纪念匾

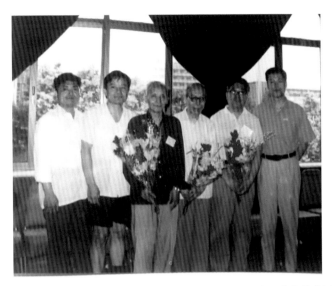

1991年国家人事部、卫生部、中医药管理局遴选的安徽中医药大学附属第一医院全国首批老中医药专家学术经验继承工作指导老师及继承人的合影右三为陈可望导师，左三为胡翘武导师及其两位继承人胡国俊（左二），范刚（左一）。郑景岐导师因病未能出席，由戴增光（右二）接受献花。

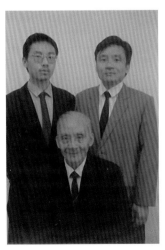

20世纪80年代祖孙三人合影，前座胡翘武，后右胡国俊，后左胡世云

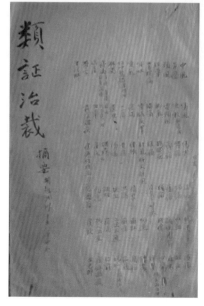

上二图为胡翘武先生 1958 年冬《类证治裁》手抄本真迹

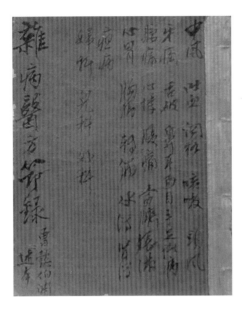

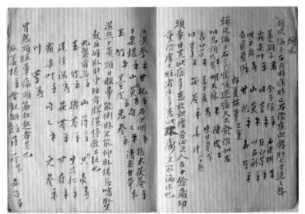

上二图为胡承源先生（胡翘武先生之父）20 世纪 20 年代
《曾懿伯渊杂病医方节录述本》手抄本真迹

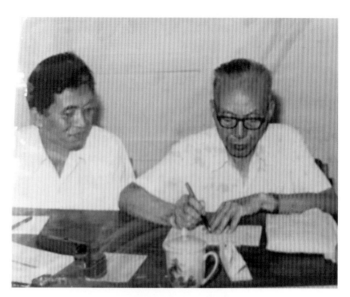

胡翘武先生临证授业留影

右：胡翘武，左：胡国堂

王　序

安徽中医药大学第一附属医院主任医师，全国首批老中医药专家学术经验继承工作指导老师胡翘武先生，乃医林之耆宿、新安之英才。今值胡老先生百年诞辰之际，其哲嗣胡国俊主任等整理其学术和临床经验，撰成力作《壶天秉烛》，当是杏林学界非常有意义和价值的学术研究成果。

昔人有云：不为良相，即为良医。诚以济人为急，相之良则安天下，医之良则自乡而国，罔不获济。其中虽隐显有殊，而名闻于一时，眼前收效，是亦君子之所以用心而不敢忽视也。第操是术者，非探其奥旨，有以洞见肺腑，讵可轻为尝试！先生家学渊源，幼承庭训，诵四书、读五经，文史弥笃，稍长医宗家传，复得师承，更兼力学，弱冠即悬壶皖南，以济世活人之验而卓然成家。先生于岐黄生涯七十余载中，潜心取法经典，广览百家，孜孜不倦，躬身践行，学验精深，誉满杏林，于新安医学更是承扬有加。我在20世纪80年代初涉猎新安医学之际，曾经通过家父的介绍，与先生先后有过几次接触和请教，深知先生秉承新安医学，尤精于中医内科疑难病症及外感热病之诊治，善融古训新知于一体。其后在拜读先生的学术与经验总结中，益见其医道之高明与不凡。近期反复拜读《壶天秉烛》后，更知其论病则切理餍心，源流俱澈，绝不泛引古书；用药则随证化裁，灵活变通，从不蹈袭成方。于其"食古期乎能化，裁制贵乎因时"中，可见先生的独到风格与特色，很值得后人效法和借鉴。

先生于内科病中强调脏腑辨证，重视燮理阴阳、活泼气血。先生认为祛邪同时，合理地调补脏腑，促进其本身功能与祛邪药物共同发挥最大效应，对增强疗效、缩短病程、预防复发等可收到事半功倍之效。于外感热病中，重视将伤寒与温病学术融为一体，擅使伤寒六经与温病卫气营血、三焦辨证有机结合，尤重视舌质、舌苔、舌形变化之观察，急重病善大剂频投，一日两剂，四次分服，常挽狂澜于既倒，救险恶于顷刻。认为长江两岸湿热居多，然湿热之邪又最易伤阳耗阴，故于清热化湿法中时时顾护阴阳；审证入微，不放纤毫，擅捕独处藏奸之症；用药轻灵，讲究一药多用，尤重药味及剂量之增减，常于轻描淡写中屡建奇功。

先生主张辨证与辨病相结合，但仍强调辨证论治是中医疗病取效的关键。他认为辨病用药一定要与辨证论治相一致，才能相互协同、提高疗效，否则易致事与愿违。如五味子之降转氨酶，只适用于肝肾阴虚或湿热症状不明显者。若湿热壅盛，或热毒内蕴者，纵有暂时之降酶效果，但移时必会反弹，且临床症状益加，后果不堪设想；其他如降脂、降压、降糖之辨病用药也易犯与五味子降转氨酶一样的毛病。

先生崇尚实践，厌恶空谈，在躬行验证与随证临床之中，发现一些峻猛攻伐之品，并非皆具书本上所言的那些危言耸听之毒副作用：如泻肺峻药葶苈子不但可用于体质虚弱之人，于小儿也无所禁忌，且大量重剂对止咳平喘利水消肿、改善心肺功能作用尤捷。曾自嚼吞服20克也无任何不良反应；另如蜈蚣于类风湿关节炎治疗中，原体焙研吞服，其祛风镇痛之效远优于煎剂；鲜车前草洗净捣汁煎服，其清热凉血作用明显增强，是治疗小便尿血的最佳方药；还有一些被药典视为反、畏之药，经其反复的运用并特作临床验证也未发现有反、畏之毒副作用。如本书之"人参不怕五灵脂"一文就是最好的说明。先生选用《冷庐医话》痔门《证治准绳》"集圣丸"为实验方药，十五年中运用此方疗治小儿痔疾，并验证人参与五灵脂的"相畏"关系，如法配制成丸药不下五十剂之多，不但所治小儿皆获痊愈，而且无一例出现不良反应。在繁忙临床诊疗中，如此重实践、厌空谈、自身试验、亲身制药的老年中医工作者，诚难能可贵。

先生对脾胃病之调治，除宗仲景、东垣及天士之甘温益气清润等法外，尤重新安医家吴师朗《不居集》之"理脾阴"学术，认为不但补东垣之不逮，且与叶氏"养胃阴"之法也相得益彰。脾阴及脾阴虚之病机常易被忽略，实因长期囿于"脾为阴土，喜燥恶湿"，"太阴湿土，得阳始运"之学说，强调脾虚之证必虚其阳、虚其气，故健运脾土之法皆宗"脾喜刚燥"之药，临床医家大多喜温中补气刚燥之剂。殊不知脾有气阳之虚，更有营阴之亏。当洞悉明察胃有虚实寒热偏颇之不同，脾有气阳营阴偏虚之异差，故先生在论治此等病证时，皆能宗各家学术，辨症结之所在，求虚实之真谛，恰到好处地使虚者得补，实者得泻，使中土之恙在得平则安中日渐康复。

先生一向谦逊和蔼，平易近人，对病人如亲人，对学生同子徒，深得病者与学生们的爱戴与尊敬。先生几十年如一日地丰学自身，启迪后学。他深知中医成才慢、成才难，在中医后继乏术、乏人的当下，如何使岐黄之术继承发扬，新安医术后继有人，是他经常思考的问题。在繁忙的工作之余，他还将自己的临床经验、学习心得和读书体会，一字一句的记录下来，以期为传承岐黄、振兴中医、提携后学做出自己的学术贡献。他分门别类的医事笔记不下百万言，著有《中医临证三字诀》、《老中医经验集·胡翘武专辑》、《橘井一勺》等书，并在国内中医期刊上发表多篇学术论文。几十年来，经他师承带教学子不下数十位，皆已名噪一方，造福一隅。子女中有五人皆为新安传人，目前均在临床一线为民服务，且皆有成就。次子胡国俊先生现为我校第一附属医院中医主任医师，国家级名老中医，南京中医药大学师承博士研究生导师，其国家级名老中医工作室正着手整理胡氏学术思想及临床经验。本书《壶天秉烛》为其即将付梓之一本，其后尚有《杏林耘稿》、《肺恙求真》等专著相继问世。胡国俊先生之子胡世云原由我校毕业后考上广州中医药大学博士研究生，现为广东省中医院中医主任医师，在中医临床领域已有颇深的造诣。诚可谓薪火相传，胡氏医学后继有人、新安医学承扬有望。是为序！

安徽中医药大学　王键

乙未年初冬于少默轩

谦逊刚毅仁术惠民　承扬岐黄秉烛探幽
缅怀我的祖父——胡翘武先生

　　我的祖父胡翘武先生（1915－2002）虽离开我们已十余年了，每每追忆，总有许多难以忘怀、令我敬仰的点滴往事。今借祖父百年诞辰及《壶天秉烛》出版之际，特此作文，代为纪念。

　　祖父名邦宁，号翘武，1915年7月出生于皖南郎溪县。幼承庭训，入塾学文，继习医经，1930年被曾祖父胡承源先生复送回古歙徽州，拜新安名医汪泽民先生为师。五年卒业后，悬壶郎溪县城。由于既禀家传，又得师承，更兼力学，未及几载名噪乡里。1946年参加南京中央考试院国医考试，成绩合格并获中医师证书；1979年首膺荐举荣调安徽中医学院执教，任第一附属医院内科主任医师，并获安徽省名中医称号；1988年安徽省科学技术协会赠"半世纪耕耘科苑、为四化余热生辉"牌匾给予表彰；1991年被国家人事部、卫生部和中医药管理局遴选为全国首批老中医药专家学术经验继承工作指导老师。曾历任中华全国中医学会宣城地区中医学会第一副会长、省中医内科学会理事、新安医学会顾问、《中医临床与保健》杂志顾问、省中医高级职称评审委员会委员、全国中医老年病学会委员等职。著有《中医临症三字诀》、《老中医经验集·胡翘武专辑》、《橘井一勺·四时常见感症求径》等书，并在国内中医期刊杂志上发表学术论文30余篇，其中"附子十配"荣获安徽省科协成果二等奖。

一、根植绩溪，叶茂建平

我胡氏家族祖籍安徽绩溪，由于绩溪自古隶属徽州府管辖，与歙县毗邻，迁徙往来十分方便自由。故在祖父之祖父辈就携眷迁往歙县富堨定居，并延续几代，迄今已有近二百年之历史。无怪乎祖父早年在各种表格之籍贯栏目中皆填"歙县"二字，父辈们也就顺理成章地认定"歙县"是他们的祖籍，但从祖父耄耋之年所写的回忆录及胡氏家族族谱的记载来看，绩溪才是胡氏祖籍之地。为解开这一谜团，搞清我胡氏家族在绩溪到底属哪一胡系（因绩溪有三胡之说），2013年4月初借清明回家扫墓之际，遵得家父胡国俊先生的赞许并支持，携女天若由广州飞往合肥，再由合肥与父亲回郎溪并与国荣小叔一起赴绩溪作一寻根问祖之旅。在省地方志相关领导的关怀及绩溪县地方志同志的帮助与带领下，我们走访了洪富村及其他胡氏宗祠的负责人。后经县档案局原局长汪汉水先生查阅了很多资料，终于在档案馆馆藏《金紫胡氏家谱·10－11本第21卷》中查到：1. 二十三世严松公（其父天荣）至三十五世排行即天、严、永、德、寄、嘉、启、宏、光、瑞、永、承、邦、国14字；2. 另记，二十三世浩公，在明嘉靖年间迁往洪富村，同严松公同辈，又是邻村，也许为同一祠堂，故排行相同。此次之旅，解开了困惑我们数十年的谜团，终于可以告慰我胡氏先人及后人了——我们这支胡氏家族的根在绩溪！

祖父20岁就悬壶建平，由于受曾祖父的影响，其医事局面很快大开，年轻时就已名芳一隅。他曾告诉我，曾祖父胡承源先生于宣统元年（1909）应同乡会之邀请来郎溪，除协助徽派同乡进行文书、咨询、诉讼等方面的工作外，还开设学馆，教授私塾，对天文、地理、数学、书画颇有研究，尤擅中医内科及眼科，常施救乡里，拯危济困，在郎溪徽邦人群中威望极高，并与近代女名医曾懿切磋甚密。曾懿，字伯渊，四川华阳人，学识渊博，曾著有《古欢室医书三种》问世，晚年携子由湖南迁居皖南建平，其屋与我曾祖父家仅隔街相望。祖父回忆说："你曾祖父常登门拜谒伯渊女医，伯渊女医得晓你曾祖父知医后，遂过往亦频。经常谈医论道，研讨方药，余见之时，她已年近古稀，但体魄丰腴敦实，思路敏捷，一谈起医理，则津津乐道，遗疲忘食。家中仍藏有你曾祖父手抄《曾懿伯渊杂病医方节录述本》一卷，我年轻时反复诵读，受益匪浅。"

皖南县城大都偏小，但山清水秀，环境优美宜人，民众富庶，又与苏、嘉、杭邻近，很有江浙一带之生活气息，故许多文人墨客都喜造访该地。如国画大师张大千及其弟张善孖，都曾莅临建平，张善孖留居颇久，其母在建平仙逝，并下葬县城东郊。郎溪的人们不但对生活讲究，对身体之调养也特别注重，一有不适立刻求医，年老体弱者尤善保健。什么酒药，鸡药（即将所配之药用纱布包好，放在杀后去毛洗净的老母鸡肚里，小火慢熬，连肉带汤二三日服完）、丸药、膏方常年更换不绝，所以人们对好的医生也特别敬重与企盼。正如前面所述，受曾祖父医学影响之祖父，在徽邦中就有很高的声望，由此而延及周边，扩散四邻，再及其他乡镇，其由名芳一隅很快就名噪乡里而仁惠民众。祖父的中医之道日益成熟，诊疗水平不断提高，除治疗一些常见病、多发病及一些妇幼老弱之慢性病外，对那些凶险危重之急性外感热病及一些突发之急诊病证，也都全力以赴，尽心诊治。由其抢救于死亡边缘、脱险转危为安者诚不胜枚举。

如"悉心冒险救治幼婴吐粪一案"就是在西医无以下手治疗的情况下，二剂中药转危为安，再二剂则愈的典型病例。将一个刚出生仅四十天，大便几日不通且频吐绿色粪渣，又高热无汗、肚腹膨胀的急险重症之婴儿从死亡边缘抢救了过来，岂不险哉！两足痿弱几乎软瘫的"骨髓炎"患者，皖沪两地西医诊治无效，经上清润肺金，中清化湿热，下苦坚肾阴三箭齐发的方法，连续三诊，竟能弃杖步行，且两腿肌肉渐丰。其辨证之精，理法之准，方药之妙，无不令人佩服之至。

我曾在父亲一同事王某那里悉知一重症乙型脑炎患者的治疗经过。他告诉我说："你祖父看外感热病真是识证准用药精，技高一筹，非他人可及。那是文革初期某年夏日，一年仅10岁的男孩，壮热无汗，颈项强直，头痛如劈，面红目赤，口渴引饮，人事处于半昏迷状态，在某医院住院，拟诊为乙脑，治疗一周无效。患孩父母见其状况，坚持要求出院改请中医会诊，抬至你祖父那里，仍是高热不退，无汗，肌肤烘煤，摸之灼手，颈项强直，人事不清，舌苔未见，两脉浮洪滑数。经辨证认为是阳明经热加上暑湿外遏，热毒无以外泄，表里熏蒸，内扰心神，上灼大脑，急拟内清外透，使阳明之热与暑湿之邪内外分解，以撤对心脑之毒害。方用生石膏30g，香薷10g，川朴10g，葛根30g，滑石20g，知母10g，甘草6g，一剂汗出热退，腑通神清，项强轻减。上方出入三剂即愈，且无任何后遗之症。三剂中药不足几元钱。"凡此类病例，经其救治者确实甚多，在百姓心中留有深刻之印象。祖父在郎近五十年的岐黄生涯中，所涉病员四乡八镇，因其平易近人，尤惜老幼，特别是能接地气，悯贫病，时或赠医送药，时或解囊相济，整个县域包括毗邻之苏浙邻县，不知道祖父之名者甚少。许多老百姓既是风趣之谈又是肺腑之言说："郎溪县老百姓不知道县长书记名字的人很多，但不知道胡翘武名字的人很少。"此非虚言。一株根深枝壮叶茂、四季常青的新安医学"黄山松"，在建平这块沃土上，在民众的心田里傲然挺拔，一直为世人所敬仰、所爱戴。

二、学宗新安，肩负承传

祖父自幼在曾祖父"不通文不能治医，学医者必先习文"的思想指导下，髫龀之年即入家塾学诵四书、五经，及《幼学琼林》、《古文观止》、《资治通鉴》等学文必读之书，并学会运用家备之《康熙字典》、《说文解字》、《文成字汇》及《词源》等工具书去解读通晓一些难懂难读之字词。在不耗学费随父八年私塾的学业中，雄厚精深的古汉语基础是一般人望尘莫及的。稍长又学读中医典籍及历代医家名著，并侍诊临摹，如此耳濡目染三个春秋，使祖父对岐黄之道有一个初步的认识和理解。曾祖父为了能使其精承新安医学，成就岐黄大业，决意复送其至歙县既有深交、又是徽地名流之汪泽民先生处学习。在歙县富堨，曾祖父与"新安王氏医学"传人王养涵公及其子王仲奇公也交往甚笃，又是同乡邻里，故祖父在徽学医时，受王氏医学之影响颇深。王养涵公精于医道，悬壶富堨。其子王仲奇自幼从父学医，性极聪敏，又兼渊源家学，养涵公仙逝后，仲奇公即继父业，未几年，声名鹊起，医技超过其父，求诊者接踵而至，门庭若市。祖父在富堨除随汪泽民师学医外，更旁及王氏父子之医事，从中汲取了新安医学大师对各种病证之辨识技巧、理法思路、方药择用，认为他们文深医精，知识广博，对各家学术常能融会贯通，从不被一家理法所囿，用药轻灵，不避牛溲马勃；对剂量之轻重，视病情之需要，重不避过两，轻不嫌几分；对内伤疾病常内外兼施，小儿之患善丸散并用。祖父如此宗一师而旁诸家，匪浅之受益为今后的医学成长奠定了夯实的基础。

在徽五年的学习之中，祖父对新安历代医家著作颇多习读，其中江瓘《名医类案》、徐春圃《古今医统》、程国彭《医学心悟》、吴谦《医宗金鉴》、吴澄《不居集》、孙一奎《赤水玄珠》、《医旨绪余》、《孙文垣医案》、汪文琦《杂症会心录》、程文囿《杏轩医案》、《医述》及汪机之《汪氏丛书八种》等等，无不如嗜甘饴，似饮甜浆，爱不释手。他尝语我曰："从新安医学各家医籍之中可以窥及他们医宗经典，吸纳百家，无执此而排彼，是李而非张的内涵。辨证精准，理法清晰，用药考究，随机应变是他们共同的特点。若无坚实的理论基础，与各家学术的融汇及自身求真务实、灵活应变之能力是很难做得到的。"我在学医十余年的各个阶段里，跟随其集中或间断的临床侍诊，潜心细读其医学论文与学术专著，在他身上又似看到了历代新安医家的身影。对其广博之学识，高超之医技，叹为观止，不得不再为之顶礼膜拜。祖父在徽的五年求学，不但亲受师教，旁及诸家，饱读医书，更大的收获是因其出众的学识才华、睿智的天赋、诚信博爱果敢的品格，赢得本镇大户，书香门第汪家最受疼爱、最聪慧灵敏、又是最小的女儿汪雅琴之青睐，后在双方父母之洽合下订了终身，结为连理。在婚后六十年艰苦非凡的岁月中，为兴盛家业，成就子孙，我祖母相夫教子，历经波折，不畏艰难，使胡氏家族，在倾斜时不倒，饥馑时无亡，度过诸多险恶难关，使人丁兴旺，家业有成。她是我胡氏家族中最受敬重与爱戴的母亲与奶奶，是我祖父一生中最大的幸福。

随着时间的推移，由一名初犊之徽医学子，渐渐成为名噪一方之名医，祖父历经新旧社会两个时代，深知中医生存、发展之艰难，要使中医能连绵不断，非但要自身勤勉，更应有后继力量，相继传承，才能使这世上独一无二、理论完备、疗效确切、简廉实用、深受民众喜爱的传统医学延绵亘古、发扬光大。建国伊始，在三和堂的诊寓中，祖父带教三名学徒，一是我大姑母胡国珍女士，一是大姑母之表兄汪浙生先生，一是建平有名的中药大师之子魏功相先生，现三人皆年逾八旬。除汪浙生先生未行医外，其他两人都成为了当地十分出众的名老中医，目前仍在为民应诊。20世纪60年代初为响应政府号召，抢救中医，或以临床侍诊带教，或以签订师徒合同的传统方式教学，以期中医能在当地后继有人，不断薪火。我父与大伯胡国堂先生即以后种传统教学方式，由祖父夜间授课，白日侍诊，四年结业后由芜湖行署卫生局组织统一考试，二人均以优异成绩出师，又为当地中医增加了二名后备力量。络绎不绝的门诊侍诊求学者或由组织安排，或是自找上门，祖父总是全盘接纳，一视同仁。文革期间由于许多学校停课闹革命，我小姑母胡国英女士、小叔胡国荣先生（后考入中医学院）又成了祖父的门里学徒，在五年学业结束后，经政府考试，发放文凭，都成了正式中医师。这其中高级职称者两人，中级职称者三人，他们现虽分住各地，但皆为一方名医，深受病家之敬爱。1979年中央政府组织全国社会中医考试，成绩优秀，达到规定标准者，遴选录取一万名充实全民医疗机构之医、教、研工作。在考员众多、名额有限的那次初、复两轮考试中，我家三人参考，三人皆以优异成绩被选调全民医疗单位，其中家父胡国俊先生以芜湖地区第一名的成绩与祖父（祖父是名老中医，只考核不参加考试）被遴选一道荣调安徽省中医学院工作。一家四人在一次考试考核中，全部通过，这是我家治学史上史无前例的创举。通过这次考选，再次彰显祖父中医传承教学的业绩是何等辉煌，并得到省、地、县各级领导以及相关部门的高度重视与评价，也为同道所羡慕。在中医学院第一附属医院工作期间，随其进修、培训、侍诊、抄方者更是满满一室。在跟随祖父侍诊抄方时，都能直接聆听其对实际病症认真细致的分析讲解，如病因病机、理法方药，皆能娓娓道来。这种久违了的传统临床带教模式，对那些早已遗忘与疏远传统教育的中医学子们来说，好像又回归了中医传统教育的殿堂，使他们倍感亲切与向往。凡接受过这种教诲者，无不对中医药产生浓厚兴趣，增强了信心，又看到中医美好的未来。在省中医院未及一年的医教工作中，其名声由皖南很快波及皖北，乃至全省。1991年又被国家人事部、卫生部、中医药管理局确认为全国首批老中医药专家学术经验继承工作指导老师，并遴选了两名中医继承人，按照传统带教方式学习三年。在这三年期间，祖父克服了种种困难，坚持临床带教，认真批改作业，将自己近六十年的临床经验及心得体会传授给他们。三年的认真教与学，二位继承人终以优异成绩通过国家考核，拿到国家授予的出师证书。祖父中医师承教学，一直延续他在徽州学医的模式，师徒随行，教学一体，理论与实践结合，口授与读书并举，并对中药的性味、归经、功用、主治、配伍以及识别、炮制、剂型的选用，熬煮服药方法、储藏保管等等都予以一一传授。因中医之人必须要懂中药，使医药一家，互为一体，否则临床疗效大为逊色。

中医师承教育，是按照中医本身的特点经过千百年来被实践证实是行之有效、出人才、出成果的最佳方式，虽然规模小、设备简陋、每届学子不多，但经祖父三、五年的教学，皆能以优异的成绩通过国家相应的出师考试考核，个个都能成才并出色地担当起中医临床第一线的诊疗工作，且皆能赢得百姓的好评，有些竟成了一代名医。在其影响教诲下，目前祖父的四子二女仍坚持在中医临床第一线工作，我辈也有八位从医。我在报考大学时，祖父与父亲皆嘱我一定要报考中医学院中医专业。我在填写志愿表时，所有栏目里皆写上"安徽中医学院中医专业"。在开学典礼上，学院院长将此作为佳话予以表扬，以示当今学子们对中医的信赖与追求出现了一个崭新的局面。我硕士博士之深造，也都是获得祖父的大力支持和认同。我家第五代又有一位就读医科大学，幸哉！祖父总是冀岐黄之道，新安之学能一直延续下去，为中医事业的传承光大做点自己该做的事情，无愧于先人，无愧于来者。

三、喜茶爱书，尤重惜书

祖父一生最喜欢的只有两样东西，书和茶（吸烟是无奈，但一夜就戒掉），酒是点滴不沾。祖母知道他的兴趣与爱好，就省吃俭用，节约其他开支，也要满足他书与茶的需求。戒烟后，饮茶成了他最重要的消遣。他对茶的质量要求也是很高的，虽然郎溪是绿茶之乡，但他仍是习惯喝徽州的黄山毛峰、太平猴魁等，每年清明前后都会托人去徽州购买当季之绿茶。一些徽州的亲朋好友来看望祖父时，定会带一些来。那时没有冰箱、冰柜，祖母都会小心翼翼地把当年的新茶，用干净白纸铺在锅里，再将茶叶倒在上面，微火烘烤一下，去除湿气，冷却后再放入马口铁箱里密封，置在阴凉通风之处。按照徽州人的说法，他常把喝茶叫做"吃茶"，惯例是一大早起床，祖母或母亲烧好了开水，把茶沏好，等祖父洗漱完毕后，第一件事就是"吃茶"了。大的紫砂杯里，五分之三的茶叶，他会慢慢吹掉上面的浮沫，再趁热吃上几口浓酽的茶汁，顿时就神清气爽了。记得我小时候第一次喝祖父的茶时，顿感酽得发苦，无法下咽。而这样的茶他每天要沏二三次，茶味稍淡就换掉。晚饭后，大多数人都不敢喝茶或只喝淡淡的茶，怕兴奋而不能入睡，而祖父一定还要沏一杯与白日一样的浓茶，边看书边写作或边教学，将其喝淡喝完，一直进入子时，从不影响睡眠。一年之三百六十五日（除身体不适或生病外），天天如此。三年困难时期，名贵茶不多，但本地之绿茶还是货源不断的。祖父与曾在郎溪生活一段时期的著名书画家黄叶村先生交往甚密，两人经常品茶论道，切磋至理。黄先生为人耿直豪爽，其女黄道玉亦常住在我们家中，与父辈们亲同姊妹。因受叶村先生的影响，父辈们的毛笔书法也打下了良好基础。

　　五六十年代父辈们都还小，有的上初中，有的上小学，有的还未达到上学之龄，全家八口人的开销全靠祖父每月一点工资，生活全由祖母一人细密筹划，节俭营生，艰难与困苦不言而喻。家中没有像样的家具，但书橱却是家中唯一高档摆设品。除由曾祖父留下的或由徽州带回的那些书籍外，祖父将节省下来的费用全都购置了大量的书籍与杂志。五大书橱中都装满了各种不同的书籍，其中石印、铅印由右向左竖排版、看上去十分陈旧发黄的线装本尤为醒目。这里既有中医书籍，也有古代文、史及字典工具书等，是十分珍贵的参考资料。平时休息时，他去得最多的地方就是新华书店。记得在合肥时，每逢节假日，他总叫上我说："小云子，陪我去四牌楼新华书店看看有什么书"，因那儿是全省最大的书店。为了更快地了解当今社会的医事动向，用新的医学知识来为自己充电，更好地为临床服务，他不但要看典籍及历代各家书籍，对新书及各省之中医期刊杂志也十分感兴趣。大约全国五分之四省份的中医期刊杂志他都邮订了，故不得不再增开其他设备以陈放杂志。

因怕蠹虫对书籍，特别是线装本、孤本及手抄本的侵蚀，每年一到农历梅雨季节过后，只要有一二日的好天气，他就趁机搬晒。当晨曦刚洒向阳台时，全家就一起动手，将一年未见阳光的书籍全部从书橱中抱出去见见太阳，出出霉气，晒去检出书中之"蠹鱼"。这时我和澄宇弟就成了主力军，阳台、桌上、地上，有时连床上全是摊开的书籍。如有客人造访，连落脚的地方都没有，只好改日再来了。中午时分，不但要将背阳一面或在下面的书籍翻动位置，照一下阳光，还要轻手轻脚地用干手绢或小细刷，揩刷书籍表面及夹层中的尘埃。这仔细的工作，容不得马虎、更容不得粗暴，以免损伤书页，同时还得揩抹腾空的书橱，待日落时再将早晨抱出的书一摞摞分门别类的归放原处。紧张有序的一天抱晒、清扫工作确实有点累人，但当我看到从来没有见过的许多古籍版本的医书时，兴奋之情顿时使我忘记了疲劳。更使我难以忘怀的是祖父用毛笔抄下的整本的医学著作，如林佩琴的《类证治裁》，朱礼堂的《朱礼堂医案》等，那隽逸清秀、一丝不苟的蝇头小楷，真使我肃然起敬，爱不释手，诚是我们这代人望尘莫及的。当我问及祖父时，他深有感触地说，那时候国家印刷业还不发达，许多中医书籍匮乏，想要的书，很难买到，只有向朋友同事借阅，因受时间之限制，在借阅的同时，趁机将其抄下，以备后用。白日诊务繁忙，只得夜间在煤油灯下抄写，每晚都要抄至十一二点，每页抄好后再装订成册，一本书往往要花一两个月的时间。身体虽然有些累，但看到一本本心仪已久的医书抄写完毕、装订整齐时，心情还是愉悦的。每至年底，祖父还要将在邮局订购的各种中医杂志整理出来，用锥子和纳鞋底的大针、粗线把它们按12期或6期全年杂志分别装订成册，以免散失和便于翻阅。我和祖母、父亲、母亲都要一起参与，有时要忙到半夜。上述的这些"工程"，每年长夏和春节前都要各忙一次，想偷懒那是不可能的。

听奶奶说到祖父爱书惜书，有时更重于生命，你信吗？那是1955年冬季某日夜半时分，五间草房之后屋沿堆满柴草的地方起火，可能是有人误将烟头丢入而引起。全家业已熟睡，当火焰烧进屋里时，才将祖父祖母惊醒。那干柴枯草再借风势交煽，一下全部着了起来，场面十分惊险可怕。那时我父亲及几位叔姑都仅几岁。祖母奋不顾身全力以赴，将还在睡梦中的孩子们一个个唤醒抱出，顺便抢点家具什么的。而祖父一次次冲进火海，抱出来的全是他的书，孩子的事全忘在脑后。经他多次抢搬，虽有一些焚于回禄，但大部分还是被他抢了出来，这不是他惜书重于生命又是什么？

四、自尊自强，不趋炎势

祖父是由旧社会过来的中医人士，因曾祖父在家乡购置了一点由曾祖母经营的薄田，加上与其他两人联合经营组建"三和堂"中药店，解放后将其划为工商业主兼地主，故历次政治运动中皆为运动对象予以批斗、审查、监管等，特别是在那十年浩劫的文化大革命中，"莫须有"的罪名接踵而来。什么"历史反革命"、"地主阶级"、"反动学术权威"等等，压得叫人透不过气来，每天晚上的批斗、检查，一搞就是数月不休，工作组检查团亦轮番进入他们单位。祖父早晨上班第一件事就是挂牌示众请罪，30分钟后，将写上姓名的牌子挂在诊室的墙上，好让广大革命群众监督。不仅白天要认真细致地诊疗五、六十号病员，晚上还要写那些总是不彻底、过不了关的检查。想想一位体弱多病的知识分子哪能经得起这样无休止轮番的批斗？二十多年政治运动和三年饥荒所带来的精神与身体上的双重折磨，让原来就清瘦的祖父患上了严重的中风、附骨疽、胃溃疡等疾病，几次徘徊于生死之间，若非自身有着高超的医术妙手回春，我等后辈皆无缘见其真容，亦无缘受其教诲。

在饥馑的1961年，一挚友答应给他30斤红薯以解决燃眉之急，但要自己去拿。祖父下了晚班，吃点饭便奔赴离城还有20里山路的目的地。因翌日还要上班，故他以每小时约13华里的速度急行，返程时还要肩扛那救命的30斤红薯。山路坡多且陡，急行之下，汗流浃背，不无伤筋损骨，回家第二日即感恶寒发热，左腿疼痛，且大腿内有一条索状硬结，渐渐肿粗如小水桶状，坚硬如石，按之甚痛，西医拟诊为深部脓疡，并抽出紫红色血水，不敢轻易开刀引流。但半个月的抗生素丝毫无效，在这种极有可能演变成骨髓炎、脓毒败血症或断腿或丧命的情况下，他未被吓到，以坚强的信念与同事查子明先生商讨后，决意出院回家弃西医之治疗，而专用中医中药去治疗。结果在四十余付中药的治疗下，竟将那坚硬如石、粗如水桶的"阴疽"、"贴骨流痰"之顽疾消无芥蒂。要知道他身负如此危重之病、回家自我诊疗期间，一见到病人，便忘却了自身之病痛，专心致志，一丝不苟地给到家求诊者诊治。稍有闲暇，就坚持笔耕，将自己的临床经验、学习心得和读书体会，一字一句地记录下来，分门类别的医事笔记不下百万余言，给儿孙辈留下了一笔宝贵的医学财富。

文革伊始，随着运动的不断深入，其宿有的胃及十二指肠溃疡及慢性支气管炎也在明增暗长；情志抑郁，过度门诊，加之没完没了的"运动"，胃疾之恙是无法缓解与治愈的。几年下来，形体日渐消瘦，纳差乏味的祖父从未因此而休息过，每天上下班路上，总是捧着肚子按着胃，因此法可减轻胃痛及下坠。中午还不回家，吃完家人送去的饭，稍事休息就又是一下午的工作。明知吸烟有害，对身体不利但似可解闷忘忧，那时从上班到下班还是抽个不停。文革中期突然某日夜晚，胃痛大发，紫黑色的血盈碗而出，人事奄奄一息，当夜急送县医院，内外科会诊后考虑为溃疡性出血，但也不排除胃癌的可能，需立即手术为第一方案。因为祖父身体太弱，又重度贫血，怕下不了手术床，我父及伯叔们不同意立刻手术，建议待病情稍事缓解，身体略有恢复再考虑，在院方同意下暂予保守治疗。血止病情稍稳定后即回家，仍用中医中药慢慢调治。估计其溃疡糜烂面积大且深，一粒止痛片下肚则如针扎之疼痛，故不能接受任何口服药，只靠输液维持生命。尪羸已极之身躯，神色更疲惫不堪，痔疮复发，肛门翻脱不能还纳，诸证蜂拥而至，全家焦虑万分，生怕他过不了这一关。此时，爱戴他的百姓无不在心疼，并为之祈祷。但有人却在暗喜，那就是每天轮番批斗他的那些造反派，心想历次运动打不垮你，这次病魔定会置你于死地，不打自倒吧。谁知苍天有眼，不负良民善医，再兼自尊自强，祖父坚信一定能从泥潭中爬起来，将自己的余生再为人民服务，为中医事业鞠躬尽瘁。经过半年的调治，不但胃疾痊愈，身体也日渐康复，食纳茶饮皆恢复如常。又是一位面颜白皙、神色康健、和蔼可亲的老年学者出现在你面前。随着1979年遴选安徽中医学院的调令下达，祖父竟将抽了四十余年的烟一夜戒掉，成为郎溪戒烟史上的一则佳话。

在那些乌云密布的日子里，祖父清癯的身体一面忍受着疾病的折磨，一面承受着政治上一轮接一轮毫不消停的批斗摧残，还要用他那颗饱受磨难却依然善良的心，去温暖他的病人、他的学生……祖父的内心是坚强的，他非常清醒地告慰自己，一定要自尊自强，自我保护，不能倒下，才能对得起妻子、子女对我的关爱，百姓的信任。直到文化大革命结束的平反昭雪，一切莫须有的罪名一笔勾销。政治上的解放对一个遭受数十年不白之冤的人来说是何等的期盼与欣慰。

凭祖父在郎溪的医技、医德以及为人，除百姓信赖、主管部门器重外，各级领导干部对他也很关爱，相互之间关系也比较亲近。祖父在历次运动中有关个人问题及子女就业工作等从未向他们开过一次口。如我父亲在工作分配时，祖父未向县及局领导要求分在自己身边，一切还是遵照组织原则被分到当时可以说是地处偏远、环境极差、生活条件十分困难的公社卫生院。这个卫生院由当地一个祠堂改造而成，处在一个生产小队村庄之中，没有集镇，什么商场、客栈、学校也都没有，一待就是十多年，也始终未找过领导将他调回县城。小姑妈的工作更是靠自己实际工作能力，但也被安排在村镇，不在县城。三叔是下放知青，艰难的农村生活对一个仅十几岁的小男孩来说确实不容易，也未找过什么人通过什么关系调上来，最后还是按招生政策，六年后考上医学院校的影像专业。祖父的信念是希望有外援，但不能依靠外援。更不能通过什么关系手段去谋求非正常之外援。这样有失于做人的尊严，不是他的处世之道。他总是教育我们，要立足于自力更生，才能丰衣足食。

祖父他自尊自重、自强不息的精神，是在克服了一切困难，排除各种干扰，在坚强信念下练就而成的。设若没有这种刚正不阿的意志，没有对中医事业执着追求的精神，不是被运动打倒，就是会被病魔折磨死。他一生不趋炎势，但知仁术惠民，他心诚意坚，柔中有刚，认为时运是会向好的方向、向善良的人、向有益于社会的人转动的；政通人和、百事复兴的那一天总会到来；身体也会因之而康复如初。他想到了，做到了，也等到了，终于如愿以偿地都实现了。

五、大医精诚　上下求索

1983 年我随父亲来合肥读初中，就和祖父母朝夕相处了。当时母亲杨翠华与弟胡澄宇还在郎溪，故只有祖母操持家务。祖父和父亲上班，我上学，家中生活很有规律。但随着祖父声望逐日增大，规律的生活慢慢就被打乱了，中午常拖至下午一点多钟才下班。家中客人、学生、患者越来越多，本就不大的客厅，经常被几拨人坐得满满的，节假日更是如此。祖父先给求医者诊疗，再给侍诊者或学生释疑解惑，送走他们之后，坐下来便和客人交谈，常操着浓郁纯正的绩溪或歙县方言和徽州老乡们聊天论道，祖母在旁边沏茶倒水，有时也坐下来用方言补上几句，其乐融融。

祖父常告我说，医之精在于诚，诚在于信，信在于验，验在于用。这一连串的依赖关系，我思之也确实是一位名医的成长过程。就是将学到的知识加以运用，在运用中取得效果后，你才知这门学科的真实性，对其就坚信不疑，必定会诚心去求深、求博、求真。在深、博、真的基础上，继续求之、学之、悟之，离精通就不会远矣。这种学思相济务实求真、重在实践的治学精神，乃学习之榜样。

祖父治学不但向古人学，向书本学，向医药大家学，更重视向各乡镇医务人员、向民间、向村姑乡翁学习，向他们求索一些书本没有、自己不会的"操技最神，奏效甚捷"的宝贵经验。他深得孔子"三人行必有我师焉"之古训，常涉乡进村，不耻下问；与乡镇医生们也经常联系；或诊疗时有人主动述及一些医事话题，他就录入手册，再验之临床或告他人待用，求证其实用价值，从不私密。如书中"治跌打损伤，筋骨疼痛之药酒方"，"毒蛇咬伤民间单方一则"，"外敷跌打损伤特效方"，"野菊花可防治鼻咽癌"，"蟢子浆点目消翳"等皆为其寻常与人交流或诊疗时病家述及之方，在认定诚实可靠后，即录之备用，因其简便验廉而广为传扬，使之再流于民间，为更多的基层医务工作者或百姓应用。记得祖父曾告我在徽州学医期间，对歙城"店门开在屋顶上"且久负盛名能治小儿痞积的"蛤蟆药"就很感兴趣，在抗战前曾两次亲临其屋一探究竟。但因抗战爆发，其药停售，制药主人带着密而不传之方消无踪迹，祖父对上方之失传殊为惋惜。

由于蛤蟆药私密而失传的教训，祖父对经自己验之临床确实有效之专病专方，除下传给我们子孙外，也毫不私密地公之于众，传授于中医工作人员，以广其用，造福那些确实需求之病患们。如书中载之"多头疽外用特效方——鲫鱼膏"、"鲜车前草汁能愈血尿症"及"白石榴花合夏枯草善治咯衄"、"新制顽咳验方一则"等，皆为祖父精心研制与收集且又屡用屡效之方药。这些方药在中医这条广博的长河之中，虽微不足道，但沧海不弃涓滴，泰山不让抔土。因集腋能成裘，聚沙可成塔，中医之发扬壮大，能有今日，不正是从点滴开始，一医一药而集大成的吗？祖父尽自己微薄之力，真正做到了这一点。

在自己进入垂暮之年，祖父深感中医药学发扬光大正需要一批有识之士的青年人去追求去研发，故每次讲学带教，授徒之余，总是不厌其烦地向他们灌输博广精深的中医知识，勉励他们克服浮躁心态，务虚更要务实，文凭固然重要，但还得潜下心来，脚踏实地去临床去实践，用中医药之知识去攻克治疗当代的一些疑难病症或西医尚无法解决的病痛。如在"雷声无所惧，鸡鸣不堪闻"一案最后以"科学如此发达的今天，仍还有许多疾病是无知的，甚至是初次遇及的，这就需要我们去探索去追求，解开未知之谜，去攻克而战胜之"为结束语，意在鼓励中医学子们，发挥自己的聪明才智，发古义融新知，敢为人先，勇做前人尚未做完的伟大而光荣的中医事业。

　　祖父对疾病的治疗，在西医明确诊断的基础上，心知其意但从不被其所圈。他常说只要选用中医中药治疗，就要开发中医大脑之思维，用中医的理、法、方、药去辨证去论治。如按照西医的诊断去选择相应的中药组方，简直是风马牛不相及，诚属不伦不类。怎能治好那些机理复杂、症状各异的病证？我在读书时每年寒暑假，都要回家侍在祖父或父亲之左右，聆听他们的教诲。如1997年7月10日祖父诊治一8年冠心病患者程某，男，58岁。中西医屡治少效。近月来症状有加，终日胸膺憋闷隐痛，如遭风吹冷凉，则呃逆嗳气频作。形体不衰，但神色困顿，少言寡语，声音低微。虽值盛夏，却也畏恶风冷，远避电扇，不用空调。纵在林荫下停留稍久，即感胸前寒冷，憋闷疼痛即刻加重。纳寐尚可，二便正常，舌淡润体胖边有齿痕，苔白薄微滑，两脉沉迟略滑。祖父曰，此为胸阳式微，阴寒水饮凝着不化，而致心络痹阻。治以通阳散寒化饮宣痹为法。处方：桂枝10g，附片10g（先煎半小时），麻黄6g，细辛6g，薤白10g，瓜蒌皮20g，枳壳10g，甘松10g，旋覆花（包）10g，威灵仙15g，炙甘草6g，5剂，水煎服，一日两次。7月16日二诊，云服上药胸前凉感好转，胸闷隐痛亦减，呃逆嗳气不作，脉舌同前，上方去瓜蒌皮，加红枣五枚，党参10g，十剂后症减七八，继予上方出入一月即安。祖父治病重视局部与整体结合，在明确西医诊断的同时，更强调中医辨证。尝谓：冠心病虽病位在"心"，主一"瘀"字，活血通络也为其一法。然"瘀"虽为其一因，也或为其果，欲先求其所因，就未必仅为"瘀"之一端。仲景即有"阳微阴弦，即胸痹而痛，所以然者，责其极虚也"之名训。然以一法而统治诸证，非其治也。本案式微之胸阳，乃阴盛之前提，凝着之寒水又是血瘀之基础，辨审清晰，因果分明，所现脉舌又甚切病机，非离照当空无以驱散阴霾，故以麻黄附子细辛而合枳实薤白桂枝汤加味，温阳散寒、宣痹止痛、标本兼治。首诊告捷，八年病痛始见转机。并谓："盛夏酷暑不避麻桂辛附辛温重剂，乃有斯证用斯药，无此不效也，方中旋覆花非但为降逆平呃而设，因其性温味咸，更具消痰导水散结利气之用；威灵仙辛温味咸，擅通经络消痰涎，对由阴寒痰饮所致之胸痹甚效，寒水凝络之胸痹余恒用之。"此案就是在我硕士暑假返里侍诊所见，寒假复予追访，询及半年甚安，虽三九严寒也无上述症状之出现。

　　记忆中的祖父，那清癯的形体，慈祥的面容，睿智的眼神，敏捷的思维，在我脑海中越来越清晰了。他经历了中医变革的大时代——从 1930 年赴徽之中医师承开始，民国废除中医的提案，1946 年的南京中央考试院国医考试，及解放前的三和堂，建国初的联合诊所，六十年代的卫生院，1979 年全国选拔中医师考试，再到 1991 年国家人事部、卫生部和中医药管理局确定为全国首批师承指导老师，似乎是一个轮回。在游弋壶天的七十余载中，他始终秉烛探幽，一边丰学自己，一边启迪后学，为开凿岐黄大道不遗余力，为成就新安医学鞠躬尽瘁。祖父见证了中医事业的荣辱兴衰，更看到了中医春天的盛况，他经常告诫我等："中医来自实践，最后还是回归实践，要乐道遗荣、务实求真、学思相济、上下求索，才有生命力。"我等谨记祖父的教诲，为中医事业精诚所加，锲而不舍，倾尽绵薄之力。

胡世云

2015 年 7 月于广州

目 录

医案觅真

医话拾萃

方药运用

目 录 · 5

医案觅真

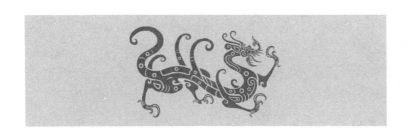

麻疹重疾中医显神通

麻疹是一种流行性热性传染病。它传播迅速，面域广泛，严重地威胁着少年儿童的身心健康。若治不及时或治护不如法，可并发肺炎等病，中医称之为麻疹内陷，病情复杂凶险，可危及生命。现在由于有疫苗普种，此病大面积的流行已不再现。但在五六十年代，每年春夏期间各地都有不同程度的流行，因治不及时，护理不当，经济困难等诸多因素，被此病夺去生命者常有之。中医对麻疹的治疗见诸医籍有千年历史，对某些变症坏病，历代医家积累了丰富的经验，我国广大人民对中医治疗麻疹是非常信任的。自现代医学在我国兴盛后，大多患此类急性热病者都去医院接受西医治疗，中医对此病的治疗优势渐被冲淡。但对于一些老年人来说，他们仍对中医治疗麻疹的方法和效果十分赞许。

现将 1979 年春我县麻疹流行期间，少数并发肺炎出现重急垂险病症的儿童在县医院接受西医治疗不见好转、病情继续恶化后转中医治疗，而转危为安的病案介绍于后，可资比较。当时的情况大致简述如下：

县医院内科 8 号病房共收治五位麻疹病儿，其中三人被诊为并发肺炎。邀我会诊时见五位患儿都有持续高热，剧烈咳嗽，呼吸急促等症。一位住院医师告我："虽迭经使用大量的红霉素、新青霉素，病症不减反增，似乎这些消炎杀菌抗生素类药，对肺炎菌株毫无杀伤力，病情日渐险恶。我们已束手无策，很伤脑筋，病人家属心中疑惧，发出抱怨。我们本着对病人负责的态度，已通知两位患重险病孩的家属，急转院治疗。病房另三位孩子病情也在急重之中，病人家属要求先生用中医药治疗。我们认为不论中医西医，治病救人是我们共同的目标，请先生给予医治。"

七十年代我国医疗卫生的大环境是西医当权，中医在野，不论是卫生行政部门或医疗卫生机构对中医是不重视，不信任的。西医队伍庞大，中医队伍萎缩弱小。可以用西医昂头，中医俯首来形容实不为过。现在居然有从事西医的医生能大度地将自己棘手的疾病请中医帮助治疗，实属难能可贵，可惜这种人在西医中为数太少了。为了救死扶伤，我当义不容辞彰显中医之本能，更应临危不惧地去医治好这几位病孩，为中医增色，欣然肩起此重担并全力以赴。

案一、林某，男，1岁，1979年3月24日下午3时初诊。

患儿疹出不透，热毒内陷，疹没八日之后，仍持续高热不退，肤糙无汗，唇焦面赤，极度烦躁，干咳，呕逆不已，大便溏泄，舌质干红，脉细数。此刻邪热伤阴耗津，内陷之邪已无透达之机。津愈伤而邪愈陷，正气愈虚，神昏惊厥，内闭之险象立至，急投生津泄热，清营透邪一法，观其进退。

鲜芦根30g，鲜茅根30g，冬瓜子30g，薏苡仁30g，杏仁10g，蒲公英20g，地骨皮10g，蝉蜕9g，桑白皮10g。一剂。

当日下午即煎服，嘱少量频饮，至第二日清晨尽剂。半夜即溱溱汗出，旋即热退，咳呕大减。3月25日原方不变再进一剂。

3月26日，二诊。连续二日进生津泄热之剂，已陷营分之热由气分透出，得汗热退，然久伏肺经之邪热使清虚之脏已失清肃之令，故咳嗽未止。险关已过，希好生调理，再投千金苇茎加味，清化肺气为宜。

芦根 30g，薏苡仁 30g，冬瓜子 30g，杏仁 9g，桑白皮 10g，马兜铃 9g，地骨皮 10g，蒲公英 15g。二剂。

3 月 28 日，三诊。偶有干咳，午后颧红唇燥，神萎。此乃热病之后肺阴受损之候，一时难复。投生脉散加益肺生津之品，续服一周，希善为调护之。约半月后家长告之已瘥。

案二、龚某，男，7 岁，3 月 24 日初诊。

疹后肺胃两经蕴热，高热不退，形瘦如柴，剧烈咳嗽几不停口，咽痛声音嘶哑，颈粗胸痹，呼吸急迫，两脉细数，舌苔厚腻。痰热之邪留恋肺胃两经，阻塞气机有升无降，亟需清热化痰肃降肺气以存津液。仿金匮方义治之。

射干 10g，蒲公英 20g，桑白皮 9g，杏仁 9g，海浮石 12g，法半夏 9g，瓜蒌皮 9g，川贝 9g，天花粉 10g，郁李仁 10g，金银花 20g，葶苈子 9g。两剂。

3 月 26 日，二诊。前方服一剂后剧咳大减六七，呼吸平静，热势见轻。次日再服二剂后发热已退，喉中已无痰嘶之声，咳嗽几无所闻。颈粗胸痹已失，舌苔仍厚腻。升腾之气火得降，痰热之邪尚存，病势虽被遏制，防其再起祸端，仍守前法稍作增减续进。

鲜芦根 30g，胆南星 6g，天花粉 10g，射干 10g，海浮石 12g，川贝 9g，薏苡仁 20g，葶苈子 9g，金银花 20g，甘草 3g，桃仁 9g。四剂。

本方连服四剂后，一切症状迅速控制并渐渐消失，嘱停药在家好好调理。在调养的半个多月中曾两度出现发热，一为外感，一为食复，都在服用中药后很快痊愈。值得一提的是，食复发热，诊得腹胀嗳出酸腐浊气，舌苔黄腻，立投攻下导滞，下许多臭粪之后发热即退，腹胀亦消。患者虽大病屡弱之躯，若畏其虚弱不敢攻下，又将养痈为患，贻害无穷。此孩病愈两月后，其父将其领至我处致谢时，见其面丰红润几不能识，与病时相比判若两人。

案三、龚某，男，7岁，1979年3月24日初诊。

疹出未透，热毒余邪蓄于肺传于肠，发热不已，咳哮不休，又复下痢，或燥粪坚硬难下，脉数，舌质淡，苔黄垢厚。清肺利肠为治，盖肺与大肠相表里也。

杏仁9g，枳壳9g，桑白皮10g，葛根10g，炒黄芩9g，连翘10g，鲜芦根一尺，芒硝（冲）4.5g，射干9g。两剂。

3月26日复诊。药后衄血大作，随即高热退净，咳哮顿减，大便畅，舌苔转为灰垢，邪热未从汗泄，反从衄解，前人称为"红汗"是也。泄肺利肠，上下分解，乘势再进。

枳壳6g，杏仁6g，麦冬6g，蒲公英10g，败酱草12g，大黄1.5g，赤芍6g，枇杷叶10g，桑白皮9g，甘草3g。两剂。

此病仅诊两次，服药四剂诸恙悉愈而结束治疗，嘱休息调养可康复。

体会：以上三个病案都是麻疹治不如法，致麻毒内陷而并发肺炎，肠炎。古人对热病而致的斑与疹有充分的认识，明确的界定，称疹出于肺，斑出于胃。运用卫气营血的辨证方法，层次分明，病邪在卫在气可宣可清，入营入血则须透须凉。提示卫气尚轻，营血既深且重。麻疹属六淫之外邪所侵，应不失时机地驱邪从外而出，途径是皮毛最佳，若错失良机而陷入营血者，亦当尽量使初陷之邪透达气分内外分解。叶天士在《温热论》中说："乍入营分犹可透热，仍转气分而解。"案一林某的病机演变过程，符合叶氏的论述。未用犀角、羚羊角、玄参等药，而选用生津泄热的方法，一则考虑热初入营，存有透热转气的机会，尽可能不用少用凉血之药。二则犀羚珍贵，资费难以承受。温热之病最易伤津，古人有留得一分津液就留得一分生命之告诫。林案津伤液耗已显，津耗则失去汗源，而生津可充汗源，为营分之邪转入气分创造了物质条件，同时津液既充，热邪亦可自泄。方用芦根和茅根为清热养液之良药，且有入营入气之双重特点，不可不知。佐以冬瓜子、薏苡仁、杏仁、桑白皮、地骨皮、蒲公英等可起到清热化痰，宣利肺气之协同作用。药物体轻性活，可升可降，切合"上焦如羽，非轻不举"的原则，方药合拍病机，效果自然满意。

案二之龚某，初诊时高热不退剧咳不已，颈粗胸痹，呼吸困难为主症，综合脉舌四诊合参，认为造成这些重症的原因，是肺胃之气火上冲不得降泄所致。于是，第一方按《金匮要略》"火逆上气，咽喉不利，止逆下气者，麦门冬汤主之"之论为据，火逆上气是因，咽喉不利是果，止逆下气是治法。然麦门冬汤是为治疗肺胃虚火灼燎，津液干燥病症所设之方，虽与本病有本质上差异，但火逆上气是它们出现的共同病因，选用针对上逆下气的治疗法则，就能取得迅速控制病情、症状得以锐减的效果。这里想着重指出的是，本病的火逆上气是因痰热之邪久蕴肺胃两经，借火性炎上之势而酿成，舌苔厚腻就是重要依据。在用药的选择上初看似有杂乱之嫌，一派寒凉清泄之药中，独参一味辛温之半夏岂非不伦不类？非也。此方就妙在大队清泄痰火之药中佐以一味半夏，意在取其辛润滑降之性，得以和胃降逆之能，旨在协同诸药而达到降逆下气之效，可谓画龙点睛之妙了。

案三、龚某，中医称为"疹后喘"，"疹后痢"，均属逆症。西医殆称为麻疹并发肺炎、肠炎，亦为危重之病。根据脉证所凭，应是肺移热于大肠的病机演变。肺与大肠在生理上是表里关系，肺中之病通过经络渠道移传于大肠是必然结果。所以在治疗上首先清泄肺热，兼利肠垢，冀其能从表里双解顿挫邪热猖獗之势。讵知药后并未得汗，却变成衄血，壮热速退，大便也随之趋于正常，获得预期设想的表里双解结果。衄血，古人称之"红汗"，血汗同源而异流也。它也是邪热动血透气的另一途径，一诊药后病已化险为夷，虑其邪热扰血，再生他变，故在二诊中加入大黄、赤芍等血分药，亦气血两清之意也。

以上三例麻疹并发肺炎肠炎等危急重病，在西医治疗无效的情况下，转延中医治疗，不仅在很短的时间内转危为安，且费资极廉，可谓价廉效美。中医不仅只侧重慢性病的调理，对各种急性热病重症的治疗效果比起西医也毫不逊色。从事西医的同道，应该知道中华民族五千年的历史，是世界上最古老的文明古国之一，长期以来人类与各种疾病斗争中，获得健康繁衍靠的是什么？西方医学进入中国不到二百年，在此之前人们不是依靠传统的中医药来战胜各种疾病，保证人民健康的吗？故切不可用洋人的目标和心态，歧视自己民族文化中的宝贵财富。

痒证奇病从风论治

吾从医 60 余年，所遇奇症怪病甚多，且都是查遍医籍鲜有先例借鉴的少见病证，然吾凭借所学的理论功底和数十年积累的丰富经验，及缜密思考巧妙用药，绝大多数取得了满意效果，现举几例痒证奇病的治疗，供后学参考。

一、曹某，男，54 岁，患气喘病多年，冬季病重，夏季较缓，因家境困难只能在发病严重时对症治疗，症状缓解即停止服药。但近半年多来病情发生奇怪的变化，除了气喘病较前加重外，使他感到既奇怪又可怕的是，每日约有一两次不等从两足心开始的发痒，逐步经双腿向上移动至双肩，同时两手手指也开始发痒，由下而上直至臂肩上下，身体各处如同传电样汇集到大椎穴之下，同时出现咽干，痰多声嘶而气喘，约持续一小时后上述诸症慢慢缓解。由于上述症状每日出现，精神压力很大，食欲很差，身体每况愈下。患者面容憔悴，精神萎靡，步履缓慢，声息低微，胸闷气急，脉象虚滑，舌苔干白。诊毕窃思，余喘哮之病诊治颇多，像曹某这样少见寡闻的气喘病，生平尚未见过，如何进行治疗？一时尚难确定，嘱其次日来取处方。针对患者出现的这些症状仔细分析，认为与"风"有关，经云"风善行而数变"，四肢发痒由下而上运动应是内风演变的现象，由于风激痰升壅阻肺气而喘作，本虚标实，当相互兼顾，拟方试服，以观进退。

山药 24g，煅蛤粉 15g，茯苓 15g，山萸肉 8g，地龙 6g，桑白皮 9g，白蒺藜 9g，黄精 9g，法半夏 12g，地龙 12g。六剂。

一周后复诊。前投纳虚风于下，化痰浊于上，现风静波平，痰浊化降。每日由四末发痒而致气喘之苦，四天来几未再发，即使尚有轻微咳喘，也较前要轻，白厚之痰也能顺利咳出，患者如释重负，精神愉悦，以为霍然。吾郑重告之此方药虽侥幸中病，绝非灵丹，多年所患慢性气喘痼疾，不可能彻底痊愈，为拟一方固肾纳气为主，熄风利痰为辅，令其常服，于病于体皆大有裨益。

山药 30g，山萸肉 8g，昆布 12g，黄精 15g，白蒺藜 9g，茯苓 12g，熟地 9g，海蛤粉 12g，法半夏 9g，沉香 3g。

二、许某某，女，40 岁，近两年来前阴瘙痒，同时伴有两耳内发痒，经西医查治，从白带中找出真菌，诊为真菌感染，内服外用并治，不能取效而求治于吾。观患者体若常人，除上述阴痒耳痒外，仅有在左半身不时出现燥热，睡眠不佳，纳便正常，脉细微数，舌质红苔白厚。阴痒之病并不鲜见，然同时伴现耳痒者不多，考虑肾主二阴，开窍于耳，肝脉络阴器，上寄于耳，应属湿热蕴踞下焦，久而化湿生风，下伏阴器，循经上僭耳窍所致，当予清热化湿，搜风解毒。

生地 12g，柴胡 9g，丹皮 10g，黄柏 9g，苦参 10g，蝉蜕 9g，乌梅 8g，桑叶 10g，全蝎 5g，甘草 6g，野菊花 12g。七剂。

一周后复诊，阴痒耳痒大有好转，特别是耳痒几失，嘱其原方再服一周，巩固疗效。数月后因外感求治，称阴耳搔痒已愈。

三、杨某，女，44 岁。一周以来突然出现上下口唇内瘙痒，难受，继而双唇似有胶水附着样黏液，时时靠饮水来改善，但实不想饮水。观双唇不红肿，形态正常，精神不振，伴有胸闷，喉中似有痰堵，脉细弦，舌淡，苔黄白微腻。患者称平时身体尚可，因正值开学期，工作繁忙甚为疲劳，而致气郁痰结。出现胸闷咽部有异物不适感可以理解，但上下唇内如此发痒实不多见。考虑再三从风痰论治。

贝母 10g，茯苓 12g，瓜蒌皮 15g，薤白 10g，陈皮 10g，枳壳 10g，苏梗 9g，僵蚕 9g，全蝎 5g，甘草 6g。七剂。

复诊称：服药后上下唇内瘙痒及黏腻之症已瘥，胸闷大减，咽喉有异物感尚存，要求继续治疗。前方去全蝎加木蝴蝶再进一周。

体会：曹案久患喘病，肾精不足，木失涵养虚风暗动，脾虚失运，聚液成痰，虚风变幻扰动为痒，风瘀痰浊上逆于肺，肺气失降发为喘，为本病之病理机制。凡久患喘咳之辈，日久必累及脾肾。盖脾为生痰之源，肾为纳气之脏，气逆痰凌于上，肺焉得安平？乌有不喘咳之理。唯本例每发喘急之前会出现四末发痒，上行至肩背，聚集于大椎穴下的症状，这种罕见的感觉纯属病人自觉症状，恐西医借用再先进的仪器设备也无法测出，更不可能做出客观的病理解释。但运用中医学的理论进行剖析，以"风"邪作祟的病机来辨证是正确的，以"风善行而多变"的特性和风行多痒的特点作为辨证依据是切贴吻合的。风性窜动无头，发病之初四肢痒，行至大椎并有咽干，确系风胜之信号，风激痰涌胁迫肺窍，气喘大作是发病高潮，析病有理，辨证有据，治疗大法，滋益肾阴使肝木有所濡养，辅以熄风化痰降气之药以佐之，则风静波平痒止喘息。多年的气喘宿疾不可能从此而痊愈，尚须借助时日缓为调治。

例二许某某，阴道瘙痒，妇科病中较为多见，然同时伴双耳内发痒就少见了。例三杨某，无任何征兆的情况下出现上下唇内搔痒，局部不红不肿，且有胶水黏着样黏液，更属罕见。

许某案从肝经湿热、久蕴化毒生风论治获捷效；从杨某案脾虚气滞痰凝、木郁生风辨证论治效如桴鼓来看，把病因定性为"风"，病位定在肝和脾甚为妥当。说明只要辨证求因无误，论治选药准确，某些少见的奇病怪症都难以遁形。

久痛入络治分虚实

"通则不痛，痛则不通"说，被医者患者普遍所接受。然而在实践运用散寒蠲痹、活血通经之法施治，有些能获效，有些却无效。前辈学者为此潜心探求，认识到久痛不愈，病已深入，由气入血，由经入络也，于是创立了"久痛入络"学说。这一学说的建立为后学者诊治久痛不愈之病，奠定了理论依据，同时也开辟了一条新的治疗途径。

我在临床中经常遇到一些身体各部久患疼痛之病，运用通络之法而获佳效。通络是指痛病日久，邪渐深入，由经入络，阻塞经络通道，所谓"初病在经，久痛入络"之故尔。应属实证，治当以通络为法。然而在实践中，此法用在某些久痛病者却无效，何也？经仔细辨证发现，此类患者脉舌有诸多阴血亏虚之象，认定为络虚所致，只宜补虚，不宜通实。古人虽有痛无补法之说，然证之临床，络阻不通，痛者固多，络虚失养，痛者亦复有之。虚实通补对与错，都在辨证论治缜密与疏漏之间，久痛者实病多，是病之常，也有久痛者因虚之故，是谓变，医者要知常，更需达变。所谓：知常者易，达变者难。现将我使用通络与补络迥然不同之法施治的典型病案两例，记录于后，以供参用。

一、刘某某，女，32 岁，农妇，1978 年 6 月 21 日初诊。

患者从 1967 年以来患背腰疼痛，终日缠绵不已，遇劳则痛剧且咯血，迄今已十多年之久，中西医多处求治不效，脉细数，舌淡红。久痛入络之病，用二黄散加味，凉血通络为治。

大黄炭 3g，生地 15g，马鞭草 9g，黑蒲黄 9g，丹参 9g，藕节 15g，地鳖虫 5g，猫儿刺 20 片，三七 6g，忍冬藤 15g。五剂。

6 月 30 日复诊。血热瘀结络脉，背痛咯血之症皆止，前投凉血通络之药已效，淹久之病虽被攻克，须防残寇隐匿，再度作案，勿失良机，当乘势追击，除邪务尽。

大黄炭 3g，猫儿刺 20 片，马鞭草 15g，赤芍 9g，生地 15g，丹皮 9g，三七 6g，丝瓜络 9g，忍冬藤 15g。五剂。

二、张某某，女，30 岁，农妇，1978 年 7 月 9 日初诊。

多年来肢麻筋惕，头痛不知所措，脘痛嘈杂，饥不能食，大便干结，夜不安寐，舌质淡红，脉沉细而疾，病属久病入络，络脉空虚，失于奉养，宜补不宜通，拟养血润络法治之。

黑芝麻 30g，当归 9g，生地 15g，炒白芍 9g，制首乌 12g，桑葚子 30g，黑料豆 20g，柏子仁 12g，旱莲草 12g，海风藤 12g。五剂。

7 月 14 日二诊。前投滋补阴血，润燥濡络之药，诸证迅速获效，仍需守法再进。

黑芝麻 30g，制首乌 20g，黑料豆 30g，海风藤 12g，当归 9g，旱莲草 12g，柏子仁 9g，枫果 10 个，炒白芍 9g，炙甘草 6g。五剂。

7 月 19 日三诊。患者欣喜告之，多年来脘痛嘈杂之苦消失，饮食大增，大便畅而不燥，感觉全身经脉适调，唯后脑右侧尚有隐隐抽痛，此乃血已渐充，络脉受奉之佳象，滋阴养血柔肝濡络再投，以竟全功。

当归 15g，夜交藤 24g，制首乌 12g，旱莲草 12g，黑料豆 30g，桑叶 9g，海风藤 12g，阿胶 9g，生地 12g，炒白芍 9g。五剂。

　　经络学说肇基于《灵枢》，经义深奥，内容冗繁，其对经、脉、筋、络所冠的名称、运行分布、功能皆有论述。但因此书历史久远，非一人所著，前后混乱，互有抵牾，其中精华固多，糟粕难免，学者当潜心专研，批判吸收。至汉张仲景著《伤寒杂病论》，以脏腑为核心，以经脉为依托，分别以手足三阴三阳，把脏腑之间通过经脉运行线路与躯体联系起来，并阐述十二经脉罹病的临床症状、传变、转归的一般规律，予以详细论述，条分缕析，易学易懂，历代医家奉为圭臬。然而全书重视经脉，对络脉的论述较少。后世历代医家在对经络学的理解和运用中不断发展，特别清代对"络"病更有新的认识，叶天士提出"久病入络"、"久痛入络"的学术即为其代表。

　　我在学习古训中，以执简驭繁的方法来解析经络学说，经络学是古人用自然界的客观现象作类比，而自然社会包罗万象，任何事物都绝非孤立存在，各种事与物之间均有联系。如城市与城市之间，有道路相通；城市与乡镇、村寨及乡镇与村寨之间均有途径相连。城市互通之路，可称为经；城市连接乡镇和村寨之路可叫络。经为干线既宽且直，络为支线既窄且曲，彼此之间纵横交错四通八达。在人体脏腑之间以及脏腑与四肢百骸所连接的通道称之为经络，经粗且直，络细且曲，密布全身，内外上下，气血津液借经络而输运全身，周而复始，无休无止，生生不息，这样去认识中医的经络则思过半矣。

　　古人有初病在经，久病入络之说，它告诉我们经病时短病轻，络病时久病深。本文重点讨论的是经病络病皆有虚实之分，切不可盲入"痛无补法"之途，而一味予以攻、通、消、逐之法，若能辨明虚实，就不会犯"虚虚实实"的错误了。

巧治十二指肠壅滞症

皖北无为县中学生陈某，男，18 岁。父母年迈，只此独子，自幼溺爱备至，常因乳食失调，一直体弱多病。八岁时腹中常有流水声出现，患儿父母初不介意。随着年龄之增长，病情也有所发展。据患者告知，如饮水纳谷稍多即听到腹中水响辘辘不已，状如蛙鸣，同时伴头昏、胃嘈，一小时后乃止。1984 年 2 月份起，腹中之水响几乎终日不断，头昏不能起床，胃中嘈杂不欲进食，大便溏，小便量少。曾在该县治疗无效。同年 4 月由患者父亲陪同到安徽中医学院附院检查医治，经钡餐透视检查为"十二指肠壅滞症"，建议中医内科治疗。主要症候如上述。患者形瘦神疲，面容憔悴，而两颧微露姣红之色，纳少，口微干欲饮水，少气懒言，疲惫乏力，脉象弦浮，舌质淡红少苔。脉证合参，乃属脾阴久虚，胃气不充，导致水液代谢之功能失调。然肺为水之高源，膀胱为州都之官，除重点调治脾胃外，上之肺，下之膀胱，亦必须纳入治理之中。法宜益脾阴，和胃气，俾中土调和，脾气升，胃气降，纳谷运化能趋正常。上开宣肺气，下则气化膀胱，以利水液正常代谢。药用：山药 25g，太子参 20g，当归 9g，黄芪 10g，以益脾阴，和胃气兼调气血；防风 3g，桂枝 3g，枇杷叶 15g，以宣开肺气；肉桂 1.2g，茯苓 30g，以气化膀胱。嘱服三剂之后再议。三日后据云：除尿量增多，舌上增有白苔外，其他无改变。因方能对证，中气有渐复之机，加生姜 3 片于原方中，增强宣化水气之力，嘱再服十剂。原意在调治上中下脏腑功能，冀其水液由小便而去。讵知事出予料，腹中经年之积水，竟通过玄府而排出。据其父告我云：服药十剂，患者全身出汗，有时大汗淋漓，长达十天之久，汗出后腹中之水响若失，二便正常，头昏心下嘈杂皆大减。使人难以置信之处是，十天之大汗出，不但未因大汗而致衰，反而自觉身轻神爽，毫无倦怠之意，后拟方调治痊愈。此净府未洁，但鬼门洞开，水液从另途外泄也。

考十二指肠壅滞症为消化系不多见之疾病，引起本病常见原因是肠系膜上动脉压迫十二指肠横部，以及先天性内脏下垂等，导致十二指肠远端或十二指肠与空肠交界处狭窄梗阻，食糜通过不畅，造成十二指肠内容物经常间歇性地壅滞，而使十二指肠近端扩张，从而产生类似幽门梗阻症状。西医尚无特效药物疗治。发作时注意休息，禁食，洗胃，补液。缓解后，进半流质，少食多餐，餐后俯卧位，或右侧卧10—20分钟。若持续发作的顽固性病例，可外科手术治疗。

中医疗治此病是按中医之辨证论治，既重视局部之治疗，更放眼整体之调治，祛邪与扶正同步。扶正之中尤重视脏腑气血阴阳之恢复，正常生理功能之重建，从而达到上开、中运、下输之效果。此例药后大汗十日而排泄水液，虽出乎意料，但再仔细分析本方之配伍，则可窥及方中药物之间接效应。山药、太子参、当归、黄芪既滋养了脾阴又补益了胃气。两土之敦阜，必助相傅之治节。再辅以防风、桂枝、枇杷叶以开合肺气，宣发体内多余之水液，由水之上源外排，达到泻其有余，补其不足之功效。此正是人体内阴阳平衡，脏腑协调之结果，也是中医治病的最终期盼。

肺肾阴虚的水肿证治

方书与各家医案所言水肿之证治者多矣，更未见予所治之水肿特异也。1956 年春，有杨赛圩方姓妇人，年二十余，患水肿病已三月，通身洪肿，脚背流水，面色惨晦，自觉咽中有如炙脔之阻塞，吞吐不利，干咳气逆，饮食难入，舌质鲜红无苔而润，手腕肿胀，脉象模糊，指下隐约不明。审视良久，证系肺肾阴虚，肺失肃降之权，肾无气化之职。议先从上焦入手，用尤氏杏仁煎加减，假润药以通上焦之结。杏仁、海藻、川贝、生地、紫菀、桔梗、茯苓皮、枇杷叶、西党参、昆布。此方连进八剂，出入加减，咽阻干咳大减，已能饮食，但全身肿势依然，予思上焦已通，然肾之阴仍在，湿热偏重之候未除，急待从下医治。柳宝贻曾谓六味丸能治肾家湿热，利水而不伤阴为无上妙品。决以此丸试用，嘱服二斤，半年后病者来谢，几判若两人，予未之识矣。

历来治肿病之久罹治不愈者，无论病情之轻重，治从以脾、肺、肾三脏，多主开鬼门、洁净府等法治其标。慢性属阳虚不运者极多，皆用甘温或温化淡渗之品；此肺肾阴虚，水湿不化之肿者，诚极少见，并断为难治之病，因投鼠忌器故也。补阴碍湿，利水伤阴。予治愈此病，亦平生第一快事，尤氏书于柳氏书，善用者，诚有益矣。

胶着外感热病的巧辨善治法

冉雪峰医案载张姓某患暑湿，两月余淹缠不愈，热不解，午后热重，形削骨立，肌肤甲错，舌红胭脂，津涸，一身炕熯枯燥，脉虚数劲疾，状如痨瘵骨蒸，奄奄不支矣。查此病邪热深入，与气血混为一家，标本合邪，邪正同化，以致清之不去，透之不出，湿尽化燥，无暑可清，阴已大竭，无汗可出。方用生地汁1两5钱，大黄5分，鳖甲8钱，犀角8分（磨汁冲服），地龙3钱，藏红花8分，白茅根8钱，鲜石菖蒲6分，用鲜芦根2两代水煎药，三日三剂，热退半，守前方，六日下大便如黑漆，皮肤反微微似汗，身热全退，自觉轻快。两月有余未退之热，今一周退净，此安内以攘外，攻下以解表，因此获得疗效。

如此类病症，吾曾见之矣。忆及1953年秋，县医院收容一患者，男，年二十许，身热不退，已五十余天，曾注射各种抗生素及葡萄糖、盐水支持疗法等，而热终不退。西医技穷，束手无策，该院颜新院长，邀予与岑仲惠兄一同会诊。病者卧床呻吟，面色姣红，肌肉瘦削干燥，脉细数，舌质红，身热炎炎，午后尤重，无汗，右腹原有一痞块，按之仍坚硬如覆盆，惠兄投以三甲散，两剂热退，调理而瘳。考三甲散，系大黄䗪虫丸裁化而来，吴又可论主客交病，主以此方，并谓素有血病痼疾之人，再染疫气，正气衰微，不能托邪外出，邪留不去，因与血脉混为一家，结为痼疾。所谓客邪胶固于血脉，主客交混，最难得解，久而愈痼。治法乘其大肉未脱，急用此法，多有得生者。

　　冉案养阴凉血清营，化瘀搜络逐邪，使正气充、外邪退、里气通、表气和；后案以介质入阴，搜络逐瘀，归芍和血，蝉蜕、僵蚕引邪外出，使胶固于血脉之客邪分解而愈。两案遥对，用药皆是拨乱反正，殊途同归。

　　近人曾有倡议，凡久病应投汗、清、下各法而不应者，皆宜加入化瘀之品而辄效。可知久病投药不解，定有客邪胶固于血脉，标本合邪，邪正同化，如不参入血药，焉能奏效。此论颇有可取之处，望临证者意及之。

一例重证局限性肠炎辨治经过

局限性肠炎又名克罗恩病，因其致病原因未明，加其病程长，症状复杂，且易反复发作，又乏理想的治疗方药，是消化系统十分棘手的病症之一。

1984年夏，吴某，男，约46岁，安徽中医学院中层干部，罹患此恙数年。曾在多家西医院查治，并经确诊，但屡治少效，后又转至本校第一附属医院内科住院治疗。冀能通过中西医结合治疗来缓解症状，经过一段时间诊治后，事与愿违，不但症状未减，且有日增之势，建议转沪治疗，遭其拒绝而出院回家。在家继续服出院时所带中西药两周，仍无效果，诸症日益转甚，特请本人赴诊。

初诊时，随其妻乘车至其住所，见其骨瘦嶙峋，已躺卧不起，面颊潮红，目光呆滞，唇焦色红，发热不退，始终在37.6℃—38℃之间，口干无津，欲饮，不思谷物，小腹隐痛，大便鹜溏，一日有数十次之多，最多一日竟达四十余次，人已筋疲力尽，无力起床如厕，只得躺在床上随时排便，因反复揩擦，肛周已红肿糜烂，疼痛不已，小便短少色黄。视其肌肤已全枯萎皱褶，毫无弹性，典型的"肌肤甲错"状，简直就是一张皮裹着一副骨架，但手足之末端，腕踝以下却漫肿如刚蒸出笼之大馍，高鼓隆起，按之微凹。少气懒言，无力说话。回家后就一直躺卧不起至今已有半月之久，家属及其本人皆认为证情重笃，病入膏肓，此次之治疗仅作最后之一搏。寄希望于中医药能有奇迹之出现，但不抱多大希望。余见其舌淡红，苔薄白，乏津，两脉细弱略数。沉思良久，认为此恙病程之长，加之如此衰败之身体，复杂之症状，形体之伤，正气之败，已跌入万劫难复之深渊。且久恋之邪仍肆虐为害，化热耗阴损脾，并伤及全身，疗此者首当培土固本，以救尚悬一线之生机，务使人存，缓缓调治，决意从中州入手，补脾阴益脾气，冀脾土有健，斡旋上下，并辅以清热化湿，宣畅气机，以除害体之邪，使伤损之回肠有复好转之望。处方：怀山药50g，太子参15g，莲子15g，生藕片50g，鲜荷梗两尺，薏苡仁30g，芡实30g，五味子6g，乌梅15g，黄连6g，生谷芽30g，滑石30g，甘草6g。七剂。嘱其将此药煎好后分多次少量当茶饮服，以免一次量大而致胃中不适引起呕吐。

二诊，七日后复诊，见其神色较首诊稍有好转，口干不甚，鹜溏次数也有减少，低热减轻，患者颇悦，脉舌同前。上方加生牡蛎50g，茯苓15g，石斛15g，以增清热化湿养阴收敛之效。将方中生藕片、莲子、薏米撤出与糯米煮粥代膳，可一日三餐，七剂。

三诊：云近半月之治疗，症状之改善，因较前几次住院之中西兼治效显，已有食欲，低热退尽，鹜溏一日仅四或五次，每次量不多，稍成形，四末之浮肿减去一半，能在床上靠起与人交谈。自我庆幸之余十分感激，他看到了希望。舌淡红，苔薄白，脉浮虚略数，脾阴有充，脾气渐复，再予上方加干姜3g，黄芪20g，生白术20g，石榴皮10g。去鲜荷梗，滑石，以助脾土之运化，增正气之康复，十五剂。

四诊：经上方半月之调治后，纳谷增，神色健，大便一日两次，基本成形，腹已不痛，小便清长，肌肤转润，四末之肿消之殆尽，已能下床在家踱步，如此之效，患者始料未及。守上方再服一月。后以此方出入又调治两月，一切恢复正常，并能回校上班工作。

按：本案是在中西两法历经数年屡治少效，且症情日益转甚，几至不治之情况下接诊的。当即有院校之老师及医师告吾云，不但此病难治，且此人更难应对，因其系1962年上海中医学院毕业，也是一位资深的中医师，且性情执拗，易怒生火，对别人所开之处方，总是指指点点，从中挑刺，弄得别人无法用药，医患不悦，时而紧张。得知此情况后，首诊时即告知约，本人所开之处方，多附之医嘱，你一定要遵方取药，按时煎服，不得随意变动，此方之鲜荷梗、生藕片一定要配齐入药，市区弄不到，可去郊区采集，不得认为可有可无等等，他却应允照办。在取得初步疗效，看到希望时，与他谈及脾阴与脾阴伤损而致此恙时，他似茅塞顿开，说以前除西药治疗外，所服之中药大多为健脾益气，补肾温阳，或固涩收敛止泻等，从未听说脾阴之理及养脾阴之法。难怪乎症之不减，病之不愈，而至膏肓之境地也。

通过此疾之治愈，进一步说明脾阴及脾阴亏虚是指导临床不可或缺的基础理论，在一些大病及疑难病症之诊治时，往往起着举足轻重，非此莫属之地位，本案之验即可说明之。方中重用性平甘淡之山药，莲子，鲜藕、石斛，以滋充久耗之脾阴，配太子参、甘草更补不足之脾气；薏米、葛根甘淡性平，既能清热渗湿，更可鼓升脾胃之气；用甘酸性平微温之五味子、乌梅、石榴皮，有敛阴止泻，助上述之药以标本同治；生谷芽具生化之性，有健脾开胃和中之能；少量黄连之加，冀其苦坚厚肠，起止泻之用；滑石不但能利尿，更有清热之能，且无伤阴损脾之弊；鲜荷梗之必配，因其有清热解暑、通气利水之功能，《现代实用中药》谓其"为收敛之药。用于慢性衰弱之肠炎，久下痢，肠出血……又为解毒之品"。如此调补药方，看似平淡无奇，但俱补无滋腻温燥之害，调无伤体损正之弊，后在三诊中，予本方增少量之干姜，加益气之黄芪，旨在阳中求阴，阴得阳升则泉源不竭。用藕、莲子、薏米配糯米煮粥代餐，诚为养阴健脾之佳膳。在如此精心调治合理膳食之治疗中，症状之逐日减轻，形体之日渐康复，前后调治四月，基本恢复正常，与初诊时所见简直判若两人，院校同仁无不为其庆幸。

妙用青蒿疗经闭

病无定方，药因证转，医者辨证投方用药，效与不效，全在能否心思灵巧。兹录一例经闭案于后，以供后学参考。

沈莲秀，女，26岁，本县凌笪农具厂会计，外貌身体一般，面色红润。患者结婚已三年未孕，月经前乳房疼痛及腰腹痛，白带多，现已停经五个月，经检查无孕征，因此病者非常忧虑焦急，特来我处就诊。

1966年5月23日初诊：经闭五月，过去经前乳房疼痛，现今白带频下，手心灼热，小溲赤热，两脉沉涩而弦，舌苔干白，此肝经湿热内阻。

青蒿3钱，煅瓦楞5钱，赤苓3钱，合欢皮3钱，炒黄芩3钱，生地3钱，车前子5钱，薏苡仁4钱，丹参3钱，谷芽8钱，泽泻3钱。

嘱服五剂，以观疗效。我当时投以此法，考虑此病之前因后果，实已跳出一般经闭用药范畴，没有强用通经活血之品。认为肝郁既久，湿热内蕴，肝木已失去条达之性，月经当然被阻遏而不通行。此方主要关键是青蒿，考青蒿微苦辛寒，入肝胆二经，功擅清热，"泄火热而不耗气血，用之佐气血之药，大建奇功，可君、可臣又可佐可使，无不宜也"（《本草新编》），又可"主妇人气血，腹内满"（《本草拾遗》），《重庆堂随笔》谓"青蒿，专解湿热，而气芳香，故为湿温疫疠要药。又清肝胆血分之伏热，故为女子淋带，小儿痉痫疳之神剂，《本草》未言，特为发之"。故本方青蒿芳香能辛开，调达肝郁，苦寒又泻肝胆伏火，清化湿热，一药数用，此柴胡之不及也。力专调肝郁，而青蒿实优于柴胡，因青蒿芳香能开，而柴胡则不及，再配以合欢皮怡悦心情，其他理肝和血、清化湿热之品。

病者服药三剂后，果然月经已通，疗效之快速，实出我意料之外，可见中医治病，理法不可不明，方药更要灵巧，应好中选优，优中择精，再三考虑是也。

常见头痛验案四则

一、血虚风激头痛

赵某，女，32 岁。近两年来头痛隐隐且无定处，每日午后加重，势如针刺，面色萎黄不华，两侧太阳穴处，可见暴露之青筋，脉浮虚数，舌淡红苔白薄。此血虚风邪内蓄，风善行而数变，风邪激动于上故而作痛，且痛无定所，此风流窜之故，治风先治血，以四物汤加祛风药治之。

当归 10g，川芎 5g，赤芍 9g，生地 10g，青葙子 12g，菊花 9g，防风 9g，荆芥 9g，白芷 9g，双钩藤 10g（后下）。此方共服十五剂后痊愈。

二、头部外伤头痛

张某，男，47 岁。在建筑工地工作时，不慎被木料从高处坠落时击中巅顶部，皮肉破裂，当时流血不止，一度晕倒失去知觉。急送医院外科，创口处理，待创口愈合后，即觉头痛，不能俯仰和环顾四周，面色惨白，心中慌乱不已。脉细数，舌质淡白。西医诊断为"脑震荡后遗症"，住院半月无效，脉证合参，病属头部被外来重物击伤，筋骨受损，当借用峻补奇经之法治之。盖脑为奇恒之腑，意在充养奇经，使精髓流溢于脑，奉而养之，稍佐活血通络辅之。

枸杞子 15g，红参 10g，鹿角霜 18g，炙龟板 18g，炒白芍 12g，地龙 9g，怀牛膝 10g，旱莲草 15g，黄芪 30g。本方服十六剂，头痛大减，面色转为红润。后于此方增损又半月痊愈。

三、阳明腑热头痛

杜某，女，27 岁。秋季壮热无汗，腹胀按之微痛，大便燥结，已五日不更衣，头痛如劈，呻吟不已，面色潮红，脉沉数，舌苔黄糙。阳明热甚急通腑结，如热随便下，上攻之势可随之而退，则头痛可愈。

大黄 10g，枳实 12g，芒硝 9g（冲），甘草 6g。此方只服两剂，下坚粪数次，热退汗出，头痛锐减遂已。

四、风痰上阻头痛

谢某，女，54 岁。鼻时流涕，又喜唾痰涎，面部虚浮，唇色明显淡黄，无寒热，常有两太阳穴及前额如掣电状抽痛难忍，经治而不效，脉细弦滑，舌边有瘀紫色，苔淡黄而润，此风痰上阻，经脉不通之候。

法半夏 12g，白芥子 9g，茯苓 12g，辛夷 9g，全蝎 3g，陈皮 9g，苍耳子 9g，菊花 9g，防风 9g，独活 9g。此方仅服四剂，头痛已愈十之八九，且伴随诸症也日渐减轻，再予上方五剂，诸症霍然。

头痛为临床内科最常见的病症之一。引发头痛的病因很多，病情亦较复杂。西医诊断头痛除排除颅脑器质性疾病外，一般都从神经性和血管性治疗，效果都不甚满意。中医依靠辨证施治，除查致痛病因外，还要结合头痛的部位、痛势及兼症来综合判断。虽然某些头痛病情复杂顽固，但只要精确辨证，求出病因，立出大法，选择切合疾病的药品精心组方，大多是能治愈的。上列四案仅是头痛病中少数证型，仅供临床借鉴而已。

悉心冒险救治幼婴吐粪一案

1974年5月，粮站职工王某之男婴，生下仅四十天，突然阴器左侧上端隆起包块一枚，有鸡卵大小，睾丸也肿大，大便已几日不通，频频吐绿色粪渣，两日来又高热无汗，肚腹日益膨胀，啼哭声嘶，舌色紫干。其父怀抱婴儿并携其所吐之粪渣与肛门排出点滴黑漆样粪便求治于吾，余问："曾去医院就医否？"答："西医诊后认为婴儿太小，此病无法下手。"余思之良久，很似小肠嵌入疝孔，不能还纳之故。根据病情，若再延时日，小肠必坏死无疑。既来求医必当设法救治。可以大柴胡证来考虑表里同治。然舟小重载，确是危急有险之患。急书：

柴胡6g，吴茱萸1g，土鳖虫3枚，旋覆花（布包）6g，大黄2g，川连2.5g，川楝子9g，焦山栀6g。二剂，每日一剂，少量多次灌服。

两剂服完后，吐粪渐止，肛门有矢气，并泻出许多如胶似漆之黏液，发热退，腹痛减，啼哭不再。

二诊：前方去左金丸、土鳖虫，加南沙参、百合各9g，佩兰10g。再服两剂后，睾丸肿亦消。嘱善后养护，幸获痊愈。

此病应属急腹症。婴儿太小病情危急，吾凭医者仁术之心，担当风险勉为其难而施治，幸得治愈，此天佑吾也。通过此案之治验，从中悟出："医者意也"，只要精心辨证，善于思考，出于仁爱之心，悉心赴救，许多疑难、重笃病症还是可以化险为夷、变不治为可治之例的。

肝经湿热证繁多　龙胆泻肝俱可消

　　龙胆泻肝汤乃李东垣所创之方，集一派苦寒之品，直泻肝胆之火而设。陈修园在他的《时方歌括》中，最后一句是"湿热肝邪力可排"。可见陈氏对此方除有清泄肝胆之火热外，还非常推崇它具有强力排泄湿热的功效。但我在研习该歌括的条目下，陈氏论及该方所主治的病症中，皆以肝经实火为多，很少谈及治疗由湿热之因表现的症状。这就给人产生了歌括中的"纲"与注脚下的"目"不相吻合的印象。进而使"湿热肝邪力可排"句，就显得无据可凭了。

　　五脏之中皆藏有火，唯肝火最横，肝火一动，诸火亦随之而动，在临床主要表现为口苦、耳聋、胁痛、不寐多梦、狂躁、头晕头痛、筋拘抽搐等症状。由于龙胆泻肝汤中有大队苦寒之品，可以直折肝火鸱张之势，大胆径投本方，其效果是毋庸置疑的。现在我们讨论的是究竟哪些病症属于"肝经湿热"？首先我们从"湿热"二字来探讨，它是如何形成及其病理演变的过程。"湿热"病因的形成是人体内的水湿被肝之火热煎熬，慢慢酝酿成为一种黏稠的脂液物质，循着发病的部位，或从皮肤，或从苗窍渗出。在诊断上除要审辨其确有肝经实火之脉证外，再看凡属厥阴肝经所循行于躯体部位有渗溢的脂液，便可诊断为"肝经湿热"病。虽然有发病部位和病名上的不同和差异，但其致病因素和发病机理则是一致的，如巅顶肥疮，耳痛流脓，目赤脓眵，缠腰火丹，阴囊湿疹，带下阴痒，多梦遗精等各种疾病。它们的发病部位和疾病名称差异很大，但都具有"湿热"酿成的脂液渗出体外，同时其发病部位都与肝经的循经路线有密切之关联。凭此皆可确诊为"肝经湿热"病，这些病都是龙胆泻肝汤的适应证。随证适当加减，就可收取满意的效果，现附所治典型病例数则以供参考。

一、巅顶肥疮

林某，男，6岁。巅顶频发肥疮，经治年余不愈，头皮色红焮热，痂壳重叠瘙痒，抓后渗出黄色脂液，味腥，两目红肿，大便干燥，烦躁啼哭，舌红苔黄，脉弦长而数。此乃肝经湿热之邪上犯厥阴经络所尽之处，投龙胆泻肝汤加减，折其上炎之火热，泄其湿热之蕴毒。

龙胆草8g，酒大黄3g，赤芍10g，泽泻9g，车前子12g，山栀9g，黄芩9g，苦参10g，野菊花20g。

此方连服七剂痊愈。

二、耳痛流脓

黄某，女，43岁。左耳内孔肿痛，常流出腥臭脓液，听觉减退，外耳道及耳轮红肿热痛。罹病两载，经治不愈。形瘦纳少，夜寐梦多，偏左头角处常觉胀满，脉弦劲有力，舌苔黄厚。湿热之邪内伏肝胆，熏蒸煎熬为黏稀腥臭脓液溢出耳窍，治以清泄肝经湿热为法，龙胆泻肝汤化裁。

柴胡10g，龙胆草10g，夏枯草12g，黄柏9g，桑叶12g，木通9g，桔梗7.5g，甘草6g，黄芩9g，山栀子9g，车前子12g。

此方共服十剂，诸症痊愈。

三、目赤脓眵

方某，女，30岁。入秋以来，双目红肿如桃，疼痛畏光，稠黏眼眵不断渗出，西医治疗一周不效。诊脉弦数有力，舌干红，苔黄腻，口苦烦渴。肝经郁火熏蒸湿邪上窜于目，亟以龙胆泻肝汤清火泄湿，佐以活血祛风之品，若再延误恐有腐翳攀睛之虑。

龙胆草 10g，黄芩 10g，山栀子 9g，决明子 15g，败酱草 12g，蒲公英 20g，赤芍 10g，菊花 10g，桃仁 9g，薏苡仁 30g，泽泻 10g，车前子 10g，生地 12g。

此方仅服六剂，诸恙霍然。

四、阴囊湿疹

匡某，男，44 岁。患阴囊湿疹数月，并延至双胯，局部皮肤红紫奇痒，抓破后流出黄色脂液。经治一月鲜效，殊以为苦。诊脉滑数有力，舌苔黄，口苦而渴，溲深黄。足厥阴肝经绕阴器，此乃湿热下注厥阴肝经使然，治投以龙胆泻肝汤清泄肝经之湿热。

龙胆草 10g，白鲜皮 15g，苦参 30g，木通 9g，泽泻 10g，生地 15g，山栀子 9g，甘草 6g，车前子 12g，土茯苓 24g，地肤子 15g。

患者服此方七剂，症状大减，嘱原方不变再服五剂而瘥。

五、带下阴痒

毛某，女，33 岁。带下黄白味腥，阴道奇痒，因搔抓破溃，外阴渗溢脂液，继而感染，红肿热痛，痛痒之苦不堪忍受，伴有口苦纳呆，心烦不寐，小便短黄，脉滑数，苔薄黄。湿热蕴结化毒下迫厥阴，治以清肝泄热，化湿解毒。

白蒺藜 10g，龙胆草 10g，苦参 30g，土茯苓 30g，柴胡 9g，泽泻 10g，萆薢 15g，黄柏 9g，椿根皮 15g，薏苡仁 30g，甘草 6g。

此方共服七剂而愈。

六、多梦遗精

阮某，男，45 岁。酒客，性急易怒，近患多梦遗精，几乎每日必遗，次日即腰酸膝软乏力，形瘦色苍，舌红少苔，脉细而弦。此乃内蕴之湿热乘肝火妄动之机挟精走泄之故。爰以龙胆泻肝汤合封髓丹化裁，以清肝火、泄湿热、涩精固髓。

生地 12g，黄柏 9g，龙胆草 9g，砂仁 3g，扁蓄 9g，泽泻 10g，甘草 6g，山药 18g，石决明 30g，车前子 10g，金樱子 15g。

此方共服二十四剂，上述症状完全控制。

七、缠腰火丹

刘某，男，42 岁。右胁下由前向后发出粟粒样密集疮疹，形如长带，局部皮肤色红灼痛，寒热心烦，口苦而干，尿黄涩痛，大便干，脉弦数而劲，舌红苔黄。肝胆之火毒挟湿热循经而发，投龙胆泻肝汤泻火解毒，清化湿热。

龙胆草 10g，大黄 6g，柴胡 9g，生地 15g，车前子 12g，木通 9g，泽泻 10g，黄芩 9g，山栀 9g，甘草 6g，丹皮 9g。

此方服四剂即愈。

体会：以上病例七则，虽然病位有上下内外之别，症状表现也各不相同，但根据四诊辨证所得，均属肝经火毒湿热作祟。它们都有共同的特征，即都位于足厥阴肝经所循之处，如巅顶、耳、阴囊、（女子前阴）、胁肋等，为我们对病位的诊断提供了可靠的依据。故悉以龙胆泻肝汤加减治疗，挫其猖獗之火毒，泄其蕴结之痰热，均获得桴鼓之效。应当指出，湿热就是蕴结于足厥阴肝经的致病之邪，因此迅速清除湿热，火毒也失依傍，必会随之日渐消解。净化了沿途之运行环境，临床诸症都能在预期中向愈，故清肝胆湿热、泻厥阴实火之龙胆泻肝汤完全可以担此重任。

一例伏暑温病之治疗始末

1983年初冬，本院一推拿科医生因发热恶寒头身困痛，自认感冒，服感冒药一周不见好转，特来门诊求治。余见于舌边红赤，苔薄黄微腻，口干黏，面颊微红，手心灼热，身困乏力，常自汗出，发热不退，纳差，脘痞，溲黄，大便溏烂，一日数次，脉浮滑数。告之曰此非感冒，属中医之伏暑，其病程颇长，一时难以见效，有可能是西医之肠伤寒病。先服几付中药再说，当即开了五剂中药，以观其效。药后发热依然，它症也未见减轻，该患者是孟河费氏之后裔，甚畏惧西医按肠伤寒用氯霉素治疗之副作用，故坚持要求中医去治疗，就这样门诊两次后，因发热一时退不下去，其它症状也日渐加重，只得住在家中，好在离医院不远，我即每五日去诊视一次。见其发热持续不退，总在39℃上下徘徊，虽汗出淋漓也不为汗衰，门窗紧闭，一进卧室，一股汗馊味扑鼻而来。头身困顿，神色昏蒙，面颊潮红，口干不甚饮，纳少，脘腹痞满，溲黄少，大便仍烂，一日一二次，量少，舌红唇艳，苔黄黏，脉浮滑。此湿热之邪久蕴气分，将有入营之势，亟拟清解气分之热毒，分化久蕴之湿浊，冀其热退神清，邪由上下分化。拟茵陈30g，薏苡仁30g，川贝10g，郁金15g，通草10g，白豆蔻6g，滑石30g，淡竹叶15g，石菖蒲15g，射干10g，连翘15g，白茅根30g，杏仁10g，生石膏30g，知母10g，葛根20g，石斛15g。五剂。嘱其不要性急，此等疾病实为湿热之邪伏于暑夏而发于初冬。非一周半月即能治愈，一定要静心调养，耐心服药，忌食辛、热、荤、甘、油腻之物，因其病五日为一候，过五日我再来复诊。

因每次来院取药都要到医院保健科登记，其主任听说体温还高烧在39℃—40℃时就说，他这种病还不赶紧住院治疗，还在家里吃中药，简直不想活了，总有一天我们会用救护车把他接回来住院的。（此话为费之妻所告曰）

五日后再次赴诊时，见其热有小退，神色略有改善，知饥，稍有食欲，大便一日两次，稍成形，小便淡黄，脉舌同前，守上方加蝉蜕10g、僵蚕10g，去滑石、知母，五剂。谓其曰：四五日后上半身及颈项部皮肤可能会有白色晶莹如粟米大小之水疱透出。如见着这样的小水疱，说明你的病情就开始要好转了。这种小水疱叫"白㾦"，它的出现预示着湿热病邪有外透之机，随之而来就是热退症减，而逐日向愈。

时至第四日，其妻凌晨即至我家，高兴地说：胡伯伯您真神，昨日下午上半身及颈项部果然出了许多白色晶莹透亮如粟米大小之水疱，今晨体温降至37.6℃，人也精神许多，想吃饭了。我还是嘱其将第五剂药服完，明日去复诊。

第三次复诊时，他热退将尽，能坐起和我们对话了（前几次皆神疲，无力起坐，是躺卧床上对话的）。从他脸上的笑容说明他已看到了中医之作用。舌淡红，苔薄黄，脉细滑数，予清化湿热方中，佐以益气阴扶正透邪为法也。薏苡仁30g，通草6g，茵陈20g，南沙参20g，太子参10g，川贝10g，蝉蜕10g，僵蚕10g，西洋参10g，二芽各30g，淡竹叶15g，葛根15g，黄芩20g，连翘10g，芦根30g。七剂。嘱其七剂服完后热退症去，可好生调养一段时日，暂时还不能上班，待彻底恢复正常后再考虑上班之事宜吧。

本案之治一开始从其症状及脉舌来看，就非一般之感冒症状，且湿热病毒于夏暑之季稽伏未透，至秋末冬初而发，温病学上谓之"伏暑"。其表象虽有发热恶寒、头身困痛之感冒症状，实为引发湿热伏暑外邪之症状也，它可一现即逝，也可稍留时日与内伏之湿热病毒为患。湿热之邪交结一体，如同油面相混难分难别，它有一定的发病规律和病程。此例方药之用主以甘露消毒丹化裁，以清热利湿解毒，芳化透邪开胃为宗旨。截湿热病毒不使其由气入营，在清解芳化法中冀能由气向外透发，故在第三次复诊时特增蝉蜕、僵蚕仿升降散意，未用大黄、姜黄，只借二药之升发宣透，使其早日出现白㾦，药后果真如愿。目睹晶莹透亮之白㾦出现就知道湿热之邪在向外透发，而不会稽伏不动，或向营转化，预示诸症即有缓解向愈之趋势。在白㾦外露，症状日见渐减轻的同时，则应趁势而转投益气阴以扶正托邪，解湿热以消尽余蕴为治疗大法。本案之治前后二十余日，症状皆能在其疗程中逐渐缓解、消退直至痊愈。没有像保健科主任说的那样，一定要用救护车拉回医院救治。

同病异治糖尿病二则

例一　岑某，女，38 岁，工人。初诊：1977 年 11 月 14 日。

半月以来，口中燥渴，喜饮冷水为快，形体日渐消瘦，精神也甚疲惫。渴饮之势日胜一日，手足心烦热，饮多溲多，腰膝酸痛，但纳谷正常，舌淡苔白，脉细数，查尿糖（＋＋＋）。此乃消渴，邪热伤阴耗气，先投甘寒之品以养胃阴益脾气。

黄芪 30g，天花粉 30g，生地 24g，甘草 3g，丹皮 6g，党参 12g，鲜竹叶 30 片，茯苓 20g。五剂。

二诊：1977 年 11 月 23 日。脉沉细已不数，舌苔淡白，手足心烦热已退，渴饮大减。唯腰痛依然，大便难下。胃阴渐复，而肾阳尚且不足。前方应予变动。尿糖（＋＋＋）。

黄芪 30g，天花粉 12g，干姜 2g，生地 18g，山药 30g，菟丝子 8g，甘草 4g，党参 24g。五剂。

三诊：1977 年 12 月 3 日。上方连服十剂，诸症渐瘥。查尿糖已基本正常，脉细，舌淡。再予温养脾肾。

菟丝子 12g，干姜 2.5g，党参 20g，黄芪 30g，山药 30g，茯苓 20g，鸡内金 9g，天花粉 9g，五味子 9g。十剂。

四诊：1977 年 12 月 16 日。查尿糖正常，身体无任何不适，神气已复，唯腰际尚有微痛，两脉细迟，舌淡白。可用《金匮》肾气丸改汤，以善其后。

熟地 24g，肉桂 2g，茯苓 10g，丹皮 9g，泽泻 9g，山药

30g，五味子6g，山萸肉12g，附片4.5g，菟丝子9g，怀牛膝9g。十剂。

例二　王某，女，26岁，会计，初诊：1977年11月22日。

一周前突然口燥嗜饮无度，尿频，泡沫多，疲乏无力，日渐消瘦，舌质红润无苔，两脉沉细不扬，面色娇艳。病属肾消，乃肾经燥热，火性炎上，开而难合，水液不禁而下流，嗜饮无度是以饮水自救也。如肾经燥热得清，水留而津复，消渴可愈。查尿糖（＋＋＋）。

生地30g，茯苓20g，山药30g，芡实18g，党参15g，萆薢9g，丹皮8g，知母9g，淡竹叶9g。五剂。

二诊：1977年12月1日。病情似无变化，但精神转佳。查尿糖（＋＋）。再清肾热，敛肾气。

生地30g，丹皮9g，山药30g，茯苓18g，芡实15g，天花粉12g，萆薢9g，五味子6g，麦冬9g，女贞子30g。五剂。

三诊：1977年12月8日。舌淡鲜红，脉细长数。渴饮大减，神气渐复，药虽对症，然肾经燥热深伏，乘势守方再进。查尿糖（－）。原方不变，嘱再进五剂。

四诊：1977年12月14日。口已不渴，夜尿尚频，约两三次之多，月经已两月未潮，头晕唇燥，脉细数，舌质红润。肾气已伤，余焰未灭，仿知柏地黄，壮水之主以制阳光。

知母12g，生地30g，丹皮9g，山药30g，泽泻9g，茯苓12g，黄柏9g，天花粉18g，麦冬9g，龟板18g，桑葚子18g。五剂。

五诊：1977年12月19日。脉细，舌质淡红润，肾阴有渐复之兆，夜间小便仍有三次之多，再投固养之法。

山药30g，女贞子30g，芡实30g，覆盆子18g，龟板18g，生地 30g，桑葚子 24g，麦冬 9g，茯苓 9g，五味子 4.5g。五剂。

六诊：1977 年 12 月 24 日。脉细濡，舌质淡红而润，夜间小便如前，守原方再进，可望收功。

五味子 6g，生地 30g，山药 30g，芡实 18g，茯苓 12g，女贞子 30g，桑葚子 30g，覆盆子 15g，旱莲草 9g，制首乌 15g。十剂。

体会：岑某之消渴病，表现为嗜饮冷水为快，手足燥热，舌淡苔白为主症，故诊为胃阴被内热所耗，脾气也有伤损，故必饮冷水，一以清热，一以自救，是本病之因。投以甘寒之品，即可养阴增液，又可清热救护被燥热耗伤之气，正中病情。故嗜饮手足烦热等症很快被控制。二诊时脉转细沉，腰痛，大便难，提示内热虽控，而肾阳又见受戕。故予上方减养阴清热之品而加干姜、菟丝子，是胃肾同治，阴阳燮调之法。三、四诊，病情渐向肾阳偏虚转变，用药亦偏向温养组方，终得治愈。

王某之消渴病，症现一派肾家燥热之象，肾阴亏耗颇甚，火热煎熬迫急。肾主二阴，职司开阖，今开阖已失约束之权，人体之水液奔流而下，水液亏损必须饮水而自救。燥热内甚津液日耗，而渴饮由饮一溲一可判之。故先以滋阴清热，肾热得清，开阖之职自复，水液不再消耗，口也不渴。继以滋肾育阴，填固下元，是为收拾肾阴戕伤之后必用之法。岑、王同患消渴之病，症状虽同，但病因病机有异。同病异治，殊途同归，皆获治愈。这就是中医辨证论治而能获胜的结果。

暴盲及"飞蚊症"验案二则

我非眼科专业医生，对眼科疾病研究甚少，在临床上虽不多见，但也偶有遇及。这就迫使我不得不在诊暇之余查阅有关眼科医籍来补漏学业，以应急需。眼科疾患在诊治上总的精神与其它各科一样，不能脱离中医的传统原则。一般来说，眼目疾患大体分为外障和内障两大类。外障多为六淫所侵，其特点为发病急、来势猛，有红、肿、热、痛、痒等症状，甚至出现翳障、胬肉，严重的可损伤瞳仁导致失明。而内障多为七情内伤，如肝肾不足或五脏偏胜所致。其特点为起病缓慢，虽偶有突然暴盲者，但少见有红肿热痛痒之苦，外观瞳子及眼周与常人无异。《黄帝内经》云："肝开窍于目"，"目受血而能视"。这就给我们指明了诊断和治疗目疾的方向和大法。我们在诊治各种眼病时必须紧紧围绕"肝"这个中心，以辨识肝的虚、实为枢机，肝虚与肝实以及因虚实而累及他脏所演变出多种内障病，正是医者必须要辨明的关键所在。因此"补虚"或"泻实"多不能跳出"肝"的范畴去考虑。但任何事情都不是一成不变的，以上所说的只是常，但"常中有变"，知常而能达变，方为智者。因此我们不可拘泥"内障"仅为七情内伤之律，完全把六淫外邪之害排除于外。一个有较高素质的医生必须学会并掌握事物发展的规律性和演变的特殊性，只有这样才不致被疾病在演变过程中所出现的某些复杂表象所惑而误入歧途。现举两例内障患者属于湿热与痰热淫邪所致者，借以说明眼科专业与中医各科一样，只要牢牢掌握好中医"辨证论治"这个科学的理论武器，再复杂的疾病都难以遁形。

例一，陈某，男，50岁。向有嗜酒之癖，三年来屡犯睾丸肿痛，反复发作始戒酒。此后两年睾丸肿痛之病已不再发，但又出现皮肤常感烧灼，以及自心胸至脐腹有上下移动之烦热感，时日既久亦习以为常，并未严重影响生活工作。自今年九月份以来，除上述症状日见加重外，又出现小便深黄，矢气排放时肛门灼热，饮食日减，甚以为苦。迨至11月13日，右目突然失明，同时伴有右目眼球连及右侧头角胀痛，患者极为恐惧，求治于我。前后为其三次诊治，前两次均以无效失败，最后以宣化湿热为主施药，契合病机，失明之目终于恢复视力告愈。今将治疗经过记录于下，以便总结失败与成功之经验与教训。

1979年11月14日初诊。肝热上犯清窍，身体无汗，右目突然失明，右眼珠连及右头角昏闷胀痛，两脉弦数有力，舌质淡红，苔淡黄，急需泄肝热，熄内风。羚羊角0.6g（另炖取汁冲服），石决明30g（先煎），钩藤12g（后下），冬桑叶10g，青葙子15g，决明子15g，赤芍10g，谷精草10g，炒黄芩10g，生地15g，焦山栀10g。二剂。

1979年11月16日二诊。前投泄肝熄风之剂，不仅毫无寸效，自觉内外风热加重，头痛更烈，并出现口渴喜饮，昨夜开始恶寒发热如疟状，身燥无汗，口苦甚。治肝不应考虑从胆入手。投重剂小柴胡汤加减，以伸发少阳之枢机，透解深伏之邪热，能否契合病机待药后再议。柴胡20g，木通6g，甘草4g，桑叶10g，夏枯草15g，青蒿20g，半夏10g，焦山栀10g。两剂两天服完。

1979年11月18日三诊。据云，前方服后不恶寒但发热，胸中烦闷如焚，时而下趋小腹如沃以热汤，皮肤反有怕风之象，中脘痞闷，口中黏腻，不思饮食。此乃酒客之体，湿热本盛，湿遏热伏，弥漫三焦，故有身热矢气灼肛，浊气熏蒸于上，清窍被害，精气被阻不能上奉，故右目失明；经络痹阻故头角胀痛；湿热交混于中，故脘痞，口干黏腻，不思水谷。今诊舌淡红，苔白微黄而腻，脉弦数，前者从肝从胆治疗，皆未中的，再拟轻宣三焦气分湿热之邪，并佐利窍清络之法，三仁汤加味。杏仁10g，鲜芦根一尺，白豆蔻7g，秦艽12g，滑石30g，桑叶15g，蝉蜕10g，蚕沙20g，薏苡仁30g，桂枝8g。四剂分两天服完。

1979年11月20日四诊。两天进四剂三仁汤加味，幸药已对症。表里之烦热顿减，失明之右目已能辨物，但仍模糊不清，头颞胀痛若失，药已中病，顺势利导，冀希恢复失明之目幸甚矣。杏仁10g，白豆蔻8g，薏苡仁30g，佩兰30g，藿香20g，丝瓜络20g，郁金10g，橘红8g，通草6g，竹叶12g，茵陈20g。三剂，每日一剂。继以清化湿热方药十多剂，右目视力完全恢复正常。但身热、胸烦、脘痞诸症尚未完全解决。湿热久伏，余热未清，尚在治疗中，殆因湿热之困所致暴盲的治疗到此结束。

例二，朱某，男，66岁。右目于1963年春开始发痒，渐浸至视物巨大变形，终至瞳子缩小而致失明，迄今前后有十多年之久。最近又现左目干燥，枯涩不适，视物时可有大小不等无数环状黑影在眼前飞舞。因此妨碍视力，极惧左眼也会失明，央求为治。

1979年11月9日初诊。近年又现左眼干燥不适，视物时眼前有无数异物在飞舞，以致影响视力，大有重蹈右目失明之恐惧。患者嗜酒，舌苔黄垢不净，左脉细滑，显系酒客湿盛，湿蕴化热，湿热酿痰为害，痰热攻冲，清窍被蒙，故出现眼前有异物变幻飞舞之障碍。"治病必求其本",治应清化痰热兼以镇逆清肝。桑叶 10g,茺蔚子 20g,菊花 10g,炒黄芩 10g,胆南星 6g,海浮石 15g,神曲 12g,苦丁茶 15g,枇杷叶 12g,生牡蛎 20g。十剂。

1979 年 11 月 22 日二诊。舌上黄垢之苔净,痰热攻冲之势已平,所喜者,眼前异物飞舞之象渐少。原方去枇杷叶、菊花,加石决明、煅磁石,清肝经客热,敛肾气之浮散。此病本属"内障",似与六淫外邪无关,但痰热是致病之标邪,必及时清除,不可姑息养奸,任其发展而祸害无穷。至于调补肝肾,必待标邪祛净方可。所谓标本缓急须以病证为据。此方再进十剂,病已愈八九。

治疗顽固性痛经经验介绍
（附小柴胡合旋覆花汤治愈室女顽固性痛经一例）

痛经一病是妇科最常见的疾病之一，导致痛经的病因虽有寒热虚实之别，七情内伤之异。但总不外乎气滞血瘀，"痛则不通"的规律。虽是临床常见病，但亦有部分患者病情复杂，病程缠绵，治疗起来颇为棘手。特别是少数妇女经期腹痛剧烈，并伴有呕吐者，西医称之为"原发性痛经"，治疗更为麻烦。这类病人每在月经周期很有规律的定期剧烈腹痛和呕吐症状消失后，仍有较长时间困扰在病态之中。大多面黄肌瘦，身体虚弱，情绪紧张，精神痛苦，呈现一派慢性病容。这些所谓顽固性痛经病果真难治、难愈吗？我以为不然，要治好这类有规律的周期性疾病，有三点非常关键。第一，这类疾病之所以迁延不愈，形成痼疾，在初始就治不如法，大多数是在发病时才去医治，目的只在止痛，须知疼痛只是疾病演变中一个表象，若不能消除病因即便暂时可以止痛，下一周期仍然会如期再现。舍本逐末，于病无益。作为一个有临床经验的医生，应该更仔细辨证找出病因，针对病因病机组方选药合理治疗，此一也。其二是治疗服药很有学问，一定要告诉患者，在经前十日，最好是要早几天接受治疗，经过十日以上的治疗，待经至时就可观察疗效和变化，同时为下一周期的治疗提供依据。医患双方若能坚持每月都能按时医治，一定会取得效果直到不再痛经为止。其三是经过以上的治疗，行经已不再痛，看似痊愈，便停止治疗，以我的经验，少数病人有可能间隔一二月后故病再发。所以要嘱咐病人痛经消失后，还须每月经前一周服药数剂，以期巩固。一般以连续三个月，经期不再疼痛，可判定为临床痊愈，日后可不再反复。现举一顽固性室女痛经病案的治验以供参考。

汪某，女，18 岁，未婚。两年来经事超前 5—7 日，量多，经期腹痛剧烈伴呕吐，经净后乃安。脉象弦涩，舌质淡红苔薄。前曾多方医治，鲜能获效，细察病情，心有所得。认为少阳郁热内伏，热瘀入络，故痛在少腹左侧为甚，胆气不升，横逆犯胃而呕吐，治宜和解少阳调理脾胃，佐以活血理气通络。

柴胡 9g，法半夏 10g，茜草 9g，炒黄芩 9g，党参 10g，橘核 20g，甘草 6g，白芍 10g，旋覆花 9g，生姜 3 片，红枣 2 枚。

嘱经前十日开始服药，每日一剂，经至停药。下月经前如上服法连服十剂。患者遵嘱，连续服上方两月，告我痛经呕吐等症已基本控制，经期正常，是否还须治疗。吾告之可再按经前五日，每日一剂之法再连服二至三月，如连续三月不再腹痛、呕吐，此病已告痊愈，完全停药，注意饮食生冷调护可不会再发。

按：患者是一未婚室女。自患此病后，历经两年多每月一次小腹剧痛呕吐的折磨，中气已经受挫，其面黄神疲已是明证。之前曾屡投活血通利诸法，全无效果，后经辨证细察，盖此病不在肝而在胆，不在经而在络，何以知之？因呕吐一症是少阳病的主症之一，再根据"久病入络"的机理，可确定病位在胆在络。其中更为关键的是中气的虚惫，抓住以上三个要点，先用小柴胡汤与旋覆花汤合方，取柴胡、黄芩以清疏少阳之胆热，旋覆花、茜草以通络瘀，甘草、白芍、橘核和营血理气滞、缓急止痛，生姜、法半夏降逆止呕吐，党参、红枣补中益气，由于辨证精确，方药恰合病机，故效果明显。

　　辨证精准，方药对证是治愈疾病的先决条件。然对一些形成周期规律的慢性顽疾，必须要选择好治疗、服药的时机，这一点很重要。必须在病发之前进行治疗，经过一段时间的药物作用，可以打乱已形成的规律，改变固定的疾病演变模式，促使其逆转，更便于我们医生观察疗效，为下一周期的治疗创造条件。另外要注意的是，这类疾病的病程很久又比较顽固，虽然临床已被治愈，但残余之病邪还未清除殆尽，脏腑气血尚在拨乱反正之中，症状消失后，继续短时少量的巩固性治疗是非常必要的。原则上定在连续三个月以上不再复发，说明残余溃败之余邪已被肃清，体内气血脏腑已恢复正常功能，故可判定痊愈。这仅是我个人的一点心得体会，仅供参考。

腰腿顽痛治验两例解析

一、王某某，男，38 岁，锻工，1978 年 6 月 4 日初诊。

平素嗜酒，不论冬夏动辄汗出不已，外观体质尚健，七个多月来左腿根部循内侧向下沿至膝内侧酸胀沉重疼痛，时轻时重，终日不已，痛剧时行路呈跛状，甚为痛苦，迭经中西医、针灸治疗无效。诊脉沉数，舌嫩红无苔，拟滋肾柔肝舒筋为法。

生地 24g，生白芍 15g，甘草 6g，夜交藤 24g，鳖甲 15g，木瓜 8g，枫果 10 个，黑料豆 20g，海枫藤 15g，麦冬 9g，草薢 15g。

此方连服十八剂腿痛痊愈，王某称此药效果如此神速，简直是奇迹，称谢不已。通常认为非由外伤而致腿痛之病，不外乎风寒湿痹范畴。然王某之腿痛已跳出此范围。其嗜酒成瘾，湿热之邪内生为其必然，湿性腻重而下注，筋脉受困而脚觉酸胀沉重；热性炎上而逼迫津液外泄，故多汗，汗多则水液受伤，这是本病的辨证要点。盖肾主藏精主水液，肝主藏血又主筋，肾之阴精不足，肝木易枯，筋失濡养，是故大腿下行之筋，拘挛而痛，此属足厥阴肝经所辖。验其脉舌皆有肝肾阴精不足之象，因此滋肾以充水液，柔肝以舒筋脉，稍佐祛风利湿之药，则可使湿热分离，筋脉濡养，疼痛可解，因方药配伍与病症相合，故收效甚捷。

二、都某某，男，40 岁，1978 年 8 月 8 日初诊。

患者称一年半以来左侧腿股延及小腿肚酸胀钝刺疼痛，痛剧时左腰上侧隆起扁平包块一枚，有鸽蛋大小，按之柔软，待痛势缓解，则包块渐小或完全消失。曾去某军医院查治，诊断为坐骨神经痛，注射当归液50天，症状稍有好转，其后一直缠绵至今，劳动行走均受限制。诊得两脉沉涩不扬，舌苔淡白，肢凉不温，肝肾阳衰于内，寒痰阻滞于络，病属虚实夹杂，治分标本缓急。病久淹缠，拟从温补肝肾以培本，消痰通络以治标。

小茴香12g，白芥子9g，怀牛膝9g，当归30g，桂枝10g，制附片9g，姜半夏12g，熟地24g，地鳖虫6g，威灵仙12g，麻黄5g，炮甲6g，木瓜12g。

此方共服十五剂，期间配合针刺环跳穴。半月后腿股顽痛得以缓解，小腿肚不再胀痛，腰际间软性包块消失。阻络之寒痰已化，继从温养肝肾，强壮筋络立法。

小茴香12g，锁阳12g，杜仲12g，怀牛膝12g。当归15g，枸杞子12g，肉苁蓉12g，熟地24g，淫羊藿10g，白芍9g，乌梢蛇12g，制附片9g。

嘱此方先服十五剂，痊愈可停药，若尚有痛胀，可回老家续服，以愈为度。

患者经常跋山涉水，早晚在劳动中常受雾露霜雪，寒冷所袭，久之肾阳受损，三阳之经脉为寒湿所困，阳衰则渐失温煦，寒湿凝结为痰。经脉因寒痰受阻，气血不能畅通，寒主收引，不通则痛，痰结成形，故腰际出现柔形包块，腿股小肚酸胀，拘痛实缘此而生。病人成年劳苦，易耗气血，累及肾阳，再因常受寒冷冰霜之侵，引发腰腿痛病，实为必然。治不如法则淹缠既久易成痼疾，所幸岁在壮年，只要辨证准确，方药对证，坚持治疗，是可以得到根治的。

王、都两例病案同属慢性腰腿痛病，从辨证中看，同涉肝肾两经，在治疗大法上亦必须围绕肝肾两经入手。然通过四诊细析，深入求因，前者为湿热所伤，阴津受损，筋脉失养；后者为寒湿所困，损及肾阳，病因病机迥异，故治疗上就要使用截然不同的方法，组方用药前者注重滋阴，后者突出护阳，皆为固本。前者治标以柔筋疏络而止痛，后者以散寒化痰蠲痹而愈痛。然大多医家认为，肢体疼痛之病均以通则不痛，痛则不通为机理。前人有"痛无补法"之说，这种观点肯定带有偏见。据我从医六十多年的经验，大凡久病不愈或久治不愈之痛病都是虚实夹杂，邪实而正虚的证候。若能精细辨清病邪是寒是热，是痰是血，病位在经在络，属脏属腑，据此选方用药就能获得佳效。切不可一遇腰腿痛即以风寒湿痹施治，一味地孟浪投入温燥辛热之剂，必会造成耗血伤津劫液之害。叶天士对此早有训诫，谓"有血虚络涩为营虚而为痹者，以养营养血为主"。《会心录》也谓："况痹者，闭也，络脉涩而少宣通之机，气血凝而少流动之势。治法非投壮水益阴则补气生阳；非亟亟于救肝肾则惓惓于培脾胃，斯病退而根不摇也。倘泥于三气杂至为必不可留之邪，日从事于攻伐，实者安而虚者危矣。"可谓匠心独运，别具心裁。

当归四逆汤可止寒凝厥阴之剧痛

临床上常可遇到某些疾病出现的急性剧痛，如泌尿系结石、妇女痛经，其剧烈程度和症状十分恐怖，剧痛时满床翻滚，哭叫哀嚎，面色惨白，大汗淋沥，四肢冰冷，呕吐不止，甚至出现休克状态，病人痛苦之状令人悲悯，西医可使用阿托品、杜冷丁等麻醉止痛药很快止痛，解病人之危困，而我们中医尚缺少这些迅速镇痛的药物，只得望病空叹。从事中医临床工作的同仁都知道，西医药虽然对这些病的止痛效果很快，但对治病无益，无法达到愈病的效果。我在临床中对这类患者因找不到既可愈病，又能快速止痛的方药和手段，常感困惑与遗憾。经过多年的摸索探求，并在实践中求证，曾多次运用仲景之当归四逆汤取得了较好的效果。虽没有杜冷丁、吗啡来得快，但都能在不太长的时间获效，现举例如下并作一些探讨。

一、洪某某，男，成人，教师，1978 年 2 月 7 日初诊。

有肾结石病史，昨夜突发右侧腰痛，引右侧少腹呈阵发性绞痛，痛势剧烈不能忍受，小便淋沥不畅，面色惨白，四肢逆冷，汗出如雨，脉极细弱，舌淡白而胖，急宜温经散寒，缓急止痛，拟当归四逆化裁。

桂枝 12g，吴茱萸 9g，当归 9g，木通 4.5g，炙甘草 6g，炒白芍 12g，细辛 5g，制附片 6g，生姜 4 片，红枣 3 枚。三剂。

2 月 9 日，患者告知当日取药回家即煎服，约间隔四小时服完两次，疼痛即渐止，要求继续为治，希望能排除结石，以图根治。

二、张某某，男，44 岁，工人，1978 年 7 月 5 日初诊。

三年前曾因右腰痛，小便困难去县医院诊治，诊为右肾结石而住院治疗，三日后疼痛消失而出院。三年中旧病复发多次，今晨陡发右侧腰际剧痛，痛如锥刺，床笫翻滚呼叫，小便颜色呈粉红色，送县医院急诊，诊为右肾结石，立即予以注射止痛剂，而腰痛一直持续到下午三时不能止。患者要求转中医治疗，当时见患者面唇惨白，头汗如雨，肢冷如冰，语声低微，两脉细濡，舌淡苔白，急予温经散寒当归四逆加味。

桂枝 12g，炒白芍 9g，炙甘草 6g，木通 4.5g，细辛 5g，当归 12g，制附片 6g，延胡索 12g，生姜 4 片，红枣 3 枚。二剂。

嘱取药立煎，每隔四小时服药一次，两次服完后再煎第二剂，要在二十小时内服完两剂，据患者称次日清晨约三时许腰痛全止。

三、陈某某，女，22 岁，大学生，1979 年 7 月 15 日初诊。

素有痛经之病，因在外地读书每月发病只能服止痛西药缓解痛苦，现值暑假月经又至，腹痛剧烈，双手捂肚，腰不能直，面色苍白，冷汗湿衣，四肢厥逆，频繁呕吐，诊脉沉细不扬，舌淡齿印深，苔白，寒凝厥阴，投当归四逆加减。

木通 5g，桂枝 12g，当归 9g，炒白芍 12g，炙甘草 6g，姜半夏 9g，吴茱萸 9g，细辛 5g，制附片 6g，延胡索 12g，生姜 4 片，红枣 3 枚。三剂。

三日后患者复诊称，当日取药煎服两次后至夜腹痛大减，呕吐止，次日再煎服，腹痛渐渐消失，要求趁暑假期给予调治，以求彻底治愈。患者面色正常，脉息中和，舌淡苔白薄，前方稍作调整，嘱用此方每月经前十日开始服药，经三月治疗始可停药，以观察疗效。如连续三月服药，无痛楚即为病愈。

当归四逆汤出自《伤寒论》厥阴篇。经文曰："手足厥寒,脉细欲绝者,当归四逆汤主之。"经文言简却意深,该文点出了使用本方的脉证要点,使医者有据可凭。历代研究经方的学者,根据自己的理解进行诠释推演,各抒己见,可谓仁智各异。我在学习中结合实践,认为此方所治之病,寒凝厥阴为"因",阳气被困,经脉气血被阻不能正常运行为"果",在临床上所表现出的很多症状如腹痛、肢冷、头痛、呕吐等为"变"。仲师治学严谨,对于学者要求的重点,是抓住病因就不会被诸多症状所惑。只要病因消除,各种症状可自然消失。《黄帝内经》之:"必伏其所主,而先其所因"、"治病必求其本",所谓大匠诲人以规矩也。我的以上认识基于二点,一是本方出自《伤寒论》厥阴篇,本篇共有八方,都是为治厥阴病而设。二是以方测病,方中以桂枝汤调和营卫,加细辛温经散寒,当归养血行滞,通草通利经脉。综合起来本方具有温经散寒,通利经脉之功效。因此在临床中只要掌握病因与本方吻合,特别是病属厥阴经分布范围的,结合临床稍作加减,即可大胆使用,必获捷效。就其病机分析,寒甚易凝,其性收引。肝为将军,主筋,其性急,寒邪深入肝经则筋脉拘急而痛,阳气被遏阻,则血滞难达四末,故有肢厥、脉细之症出现,泌尿系统结石及女性痛经,痛在小腹或左右侧,均属厥阴肝经分布区域,脉证方药极合,故效如桴鼓,屡试不爽。

衷中参西，重疾可愈

本县干部李某之子，甫五岁，于 1963 年秋月患黄疸肝炎，始为发热不退，目珠金黄，数日后突然腹胀，昏迷不醒，专车转送南京市立儿童医院治疗，诊断为肝昏迷，病势险恶，经立即抢救后，化险为夷，共住院三个月之久。因患儿肝脏损害严重，肝脏肿大，肝功能一直无法恢复，该院医师对此颇感棘手。对此若不能尽快改善，不仅对患儿的健康恢复有极大影响，倘稍大意，还有使病情迅速恶化之可能。其父因经济拮据，亦有对久治不能痊愈而失去信心之故，向院方提出要求出院回乡治疗。经该院医师同意，行前指出必须在治疗二十余日后来院复查其肝功能之变化，以观察病势和预后。李携子回家后即就诊于余，并将在南京治疗之经过详细相告，要求服中药治疗。

视患儿面容已改变，面部肌肉臃肿，色苍白无华，并可见到有隐约的黑色胡须。经查询，方知此乃久服激素之故。精神倦乏，但饮食尚可；二便正常，舌淡苔白，脉细涩，触诊肝脏肿大约三指许。脉证合参，即断为中气久虚，气滞血凝。为拟温中破瘀通结之法，配制成丸常服以缓图之。方用：鳖甲、炮山甲、制附片、当归、三棱、莪术、焦山楂、鸡内金、白术、云苓等，研末蜜丸为桐子大，每服 2 钱，日服三次。患儿服药二十余日后，诸症显著好转。其父为遵医嘱，携儿赴南京儿童医院复查，经检查后该院医师称肝功能已大有进步，颇觉好奇，认为在该院经过三月多的系统治疗，肝脏始终存在着严重问题，何以返乡后二十余日，会有如此之良好变化，表示怀疑与惊讶！李即将所服药丸之事以告，该院医师对此丸药能有如此之效果很感兴趣，当即索取丸药七粒，告之以科学方法进行化验研究云云。待李第二次携子去该院复查时，肝功能已渐趋正常而痊愈。

通过这一例患儿病程可以体会到，中、西医结合治疗某些危重病人是非常必要的。患儿开始因急性黄疸性肝炎进入肝昏迷这一阶段，如果不及时经西医全力抢救是非常危险的，但到后期的恢复阶段，单纯依赖西医之消极的保肝疗法，以冀其自行恢复也是不够理想的，必须配合中医的辨证治疗，方能大大加速患儿症状之缓解，促使肝功之恢复。由此观之，中、西医的理论目前尚不能完全统一，但其治疗方法是各有千秋。以两者之长，弥补两者之短，发挥其最大效应，对一些急病重症的抢救及善后治疗将会起到积极作用，这种疗法如能很好地、有机地结合，则是世界上独一无二之医学体系，西方医学也望尘莫及。

"乙脑"辨治一例

本县水鸣公社粮站职工石某之子，甫五岁，于 1968 年秋月发热不退，手足抽动，急送县医院诊治，经检查诊断为"乙型脑炎"，当即住院治疗七日，医治无效，病情日重，出现昏迷五天，预后不良，已成定局。石某夫妇，仅此一子，哀痛焦虑之心可见。所谓"病急乱投医"，此亦人之常情，有人劝其出院找会挑惊者，亦有人劝其找中医诊治。石某夫妇对患儿住院七日不仅未见好转，反而日趋恶化，亦深知"乙脑"此病之利害，对西医治疗已不抱多大希望，于是决心出院再寻良策。当天下午五时许，县粮站陈某至舍邀余为之出诊。至时见患儿裸体仰卧于宿舍走廊下，呈昏迷状态。呼吸气粗，目如鱼珠，身有微热，两手不时抽搐，舌苔干白，脉象模糊不清，腹部柔软，面色淡红。经仔细观察，反复诊视，对病情做出结论，是"湿痰蒙闭心包"，非"邪热内闭心包"。当天关键的问题是急需解决昏迷状态，即用通阳化湿、芳香化浊佐以平肝熄风之法，投以：丝通 2 钱，荷梗 1 尺，制附片 7 分，全蝎 1 钱，蜈蚣 1 钱，赤苓 5 钱，郁金 3 钱，石菖蒲 3 钱，苡米 1 两，佩兰 5 钱等，另以至宝丹二粒，每日服一粒，将药汤不时缓缓灌入。连服上药两天，大见显效，目珠已能转动，并能说话，四肢抽动已止。再以上方为主稍事出入增减再服二剂后，发热已退净，人事更清醒，七日后脱离险境，治疗也停止。

大约相隔半月以后，其父又将患儿抱来求诊，其父代述云，此孩蒙先生治愈回家后，在十多日内颇为安逸，最近出现一些反常现象，如突然嗜食不知饱，要超过平时食量的两倍，大便反而不解，精神状态亦大异于平时，因此很着急，故又来求先生云云。诊其脉象弦数，视其唇艳红，舌苔干黄，腹部微胀，小便色黄；当断为热病之后余邪未尽，阴液大伤，热结阳明，故腑气不通；热必杀谷故嗜食无度，热气上冲故脑为之害，可出现精神异常状态。恐其死灰复燃，故急拟投以大承气汤加味，次日下燥矢两次，诸症霍然。

约去岁春，石某伴一青年来舍意在致谢，云：此子乃八年前先生为之诊治之孩。我视之，已成为翩翩之少年，体质丰健，并无任何后遗症状，此亦医者病者共幸之事耳。

罕见疟疾一例治验

钟桥公社塘下大队社员杨某某，男，25 岁，患疟。寒热无定时，或每日或隔日，或三五日一犯，寒热严重时状如尸厥，不省人事，如是者长达两年之久。患者面色黧黑，形疲纳少，肝脾肿大，在本县多次治疗无效，转芜湖地区医院、弋矶山医院及地区防疫站等处检查，化验证实确有疟原虫存在，但使用任何抗疟药物，均无法控制寒热频频发作。于是乎患者只得回乡，其兄是该大队会计，素与吾相识，特陪同前来求治。见患者形容憔悴，面色黧黑无华，两胁胀痛，触之有硬块（肝脾肿大）。患者述："我最怕寒热，因寒热稍重我就会死过去，人事不知，求求先生救我一命。"吾寻思良久，殆即"主客交"病也。吴又可《瘟疫论》中在三甲散方中注云："外邪久羁不得解，与人体气血混为一体，专名曰'主客交'。""主客交"者是客邪与气血（主）交混也，其表现症状为寒热不已，咯血咳嗽、癥瘕、劳损等，终成痼疾不愈。遂拟方：鳖甲，蝉蜕，僵蚕，炮山甲，木贼草，生牡蛎，地鳖虫，草果，知母，生姜，红枣等。此方嘱服十剂，讵知服后寒热迅速控制，肿大肝脾也渐缩小，面色较前有红活之象。在治疗过程中，如饮食不洁，或疲劳过甚，仍有轻度之寒热发作，后经调理为主，间服前方一、二剂，一面强壮体质，一面控制寒热，采用三补一攻法来巩固疗效，共医治三月余，现已参加一般劳动。

今人所罕见的疾病，或久治不愈的疾病，古代医家已作出精辟的论述，并指出了治疗方案，并在今天的临床实践中证实了它的理论是有一定根据的，在配方用药上也是丝丝入扣的。吴又可是医治热性传染病的伟大医学家，他积累了极其丰富的临床经验，是值得我们后人好好学习的。

以灵变之法治愈多变剧烈头痛一例

王某，男，52 岁，农民。患者体型矮瘦，因突患剧烈头痛伴呕吐，就诊于当地卫生院，经治一天无效，次日急送县医院住院治疗。住院第三日神志开始模糊，语言时而错乱，头痛更为剧烈。经医院会诊，以原因不明为由，通知转院治疗，家属延吾为治。

初诊：1980 年 5 月 6 日上午初诊。四日来头痛如裂，遍身皆痛，足冷如冰，身有微热，神志时清时昧，语言错乱，视物转眸不灵，五天未进水谷，四天未解大便，扪腹不硬，咳痰浓稠，口干不欲饮，舌质老黄干燥，两脉细滑。此乃痰热内闭已深，急通腑气。

天竺黄 10g，龙胆草 10g，大黄 6g，石决明 30g（先煎），焦山栀 10g，胆南星 7g，菊花 15g，瓜蒌仁（打）20g，法半夏 10g，枳实 10g。一剂，水煎分两次服。

1980 年 5 月 7 日上午，复诊。昨夜得大便两次，尽是溏黑臭秽之物。舌上变灰黄厚腻之苔，满布全舌，脉滑数。其他症状无大变化，此乃痰热内闭之邪，因得腑通而获分解。乘其转折之势再投涤痰泄热，开窍清神之法，此诚防病势卷土重来之关键时刻。

法半夏 10g，石菖蒲 9g，天竺黄 10g，胆南星 6g，僵蚕 9g，郁金 9g，连翘 15g，枳实 9g，旋覆花 9g（布包），茯神 10g，海浮石 20g，竹沥油 30g（分冲），炒黄芩 10g。一剂，分两次服。另以滚痰丸 12g，分两次吞服，上午水化服安宫牛黄丸一粒。

1980 年 5 月 7 日下午三时再诊。舌苔又转变为黑润厚腻，脉现浮数而滑，两足欠温，上身似微热，头痛依然。目前邪热虽撤，而痰浊仍盘踞在中焦，此刻中阳被困，心阳不宣，清窍闭塞。就辨证所得，急拟通阳化浊一法，以观其变。

通草 8g，郁金 10g，石菖蒲 9g，僵蚕 10g，法半夏 10g，枳实 10g，葛根 15g，白豆蔻 3g，瓜蒌皮 10g，钩藤 15g（后下），旋覆花 8g（布包），附片 1.6g。一剂。

1980 年 5 月 8 日上午。今晨仍有恶寒微热之表证，下肢回温，头痛如故，神志仍时清时昧，舌苔灰白而润，脉象浮数，投表里双解法。

地龙 10g，葛根 30g，丝通 8g，僵蚕 10g，柴胡 12g，佩兰 15g，麻黄 3g，瓜蒌皮 10g，炒黄芩 10g，旋覆花 9g（布包），赤芍 9g。一剂，上午分两次服完。

1980 年 5 月 8 日下午再诊。舌质淡红，苔灰润，脉浮滑数，神志稍清，头额掣痛，咯痰黏稠，此刻湿痰虽盛，又有阴伤之象，再拟疏利风痰，宣痹通络。

丝通 9g，地龙 10g，僵蚕 10g，蝉蜕 15g，葛根 20g，海浮石 15g，瓜蒌皮 12g，冬瓜子 30g，佩兰 15g，丝瓜络 10g，旋覆花（包）9g，桑枝 15g。一剂，下午分两次服完。

1980 年 5 月 9 日。症状稳定，依八日下午方一剂，加滚痰丸 10g，分二次吞服。

1980 年 5 月 10 日。头痛渐轻，身已不痛，今晨又解溏黑大便，语言基本不再错乱。易饥欲食，脉象浮数，舌质淡红，舌中有淡黑而润之苔。养肝肾之阴，调脾胃之气可也。

生地 10g，茺蔚子 15g，地龙 10g，枇杷叶 10g，北沙参 20g，赤芍 15g，薄荷 9g，夏枯草 10g，桑叶 10g，僵蚕 10g，

蛤粉 20g。一剂。十一日停药一天，观察动静。

1980 年 5 月 12 日。脉舌如前，头痛仍未愈，如得冷敷痛即减轻，阴伤而湿遏，络阻而血滞也。

远志 10g，蛤粉 20g，丹参 10g，芜蔚子 10g，苦丁茶 15g，赤芍 10g，生牡蛎 20g，瓜蒌皮 10g，丝通 6g。三剂，每日一剂。

1980 年 5 月 16 日。舌苔已如常人，舌质稍红，脉细数。近日嗜食无厌，大便次数亦多，质溏不实，偶尔神识错乱，头痛得冷敷即可止，入睡鼾声大作，小便时茎中有刺痛感。因阳明余热再聚，故消谷善饥；热循经上冲故头痛、鼻鼾，胃家气分邪热须清之养之镇之，故勿错失良机，恐死灰复燃。

枳实 10g，大黄 3g，淡竹叶 10g，川贝 6g，天花粉 10g，车前子 30g，六一散 30g，连翘 10g，菊花 10g。三剂，紫雪散三瓶，每日吞服一瓶。

1980 年 5 月 19 日。头痛已止，不再嗜食，神志完全清楚。大便亦趋正常，并能单独外出散步。再拟甘淡养胃之法以善其后。

体会：此病在治疗过程中变化甚多，最大者莫过于脉与舌。不但日日有变，在病情转折的关键时刻，一日之中有几度变化，脉舌之变化正反映病情在不断进与退的演变。由于病情复杂，变化迅速，为了适应病势的变化，治疗亦当采取应急措施。曾在一日之中两次巡诊两易处方，根据疾病的变化，不失时机地随机应变，即有是证而投是方。对这种变幻莫测的重病，绝不可坐视待变。从初诊开始到治愈为止，历时仅十四天，回顾总结这十四天的诊治过程，大致可分五个阶段：（1）急下通腑；（2）涤痰泄热；（3）通阳化浊；（4）养阴和胃；（5）清胃热养胃阴，折冲逆。每一个阶段的处理，在理法方药方面皆有不同。第一张处方是根据《伤寒论·阳明篇》"伤寒六七日，目中不了了，睛不和，无表里证，大便难，身微热者，此为实也，急下之，宜大承气汤"而立法的。本条急下的依据是，"目中不了了，睛不和"。有人会问，既是身无大热之表证，又无腹痛拒按之里证，为何要刻不容缓的急下呢？视物不清，转睛不灵的病人，临床并不少见，是否都应在急下之例呢？我的回答当然不是。对于疾病的诊断，除了通过四诊把病人各种症状收集起来进行综合分析判断外，还要对脉象、舌质舌苔仔细观察，有些病人的证与脉、舌的表现一致，但某些病人的证与脉、舌表现相差很大。故在中医的诊断学中，有舍脉从证，舍证从脉之说。近百年来前辈们对舌诊的认识不断深入，对某些疑难怪病，舌诊在临床上帮助我们认识疾病及疾病的演变起到很重要的作用。对这个病案果断地运用急下之法，就是以脉舌为主要依据，尤其是舌诊。该病是因内热炽盛，久必伤阴耗液，这时采取急下即可泄热，更能存阴。这是仲师聪慧果敢之处。《伤寒论》中所指的"目中不了了，睛不和"，正是阳明热炽已极，邪热上冲，目失灵动之象。虽未罗列其它诸症，这是古文之省略。我们可从病理上推测还会出现哪些必然的脉舌及或有或无的证候，但关键是要抓住主证，所以仲师在《伤寒论》中曾有，"但见一证便是，不必悉具"之训。王某一案在初诊时，不仅有睛不和、头痛如裂、神识昏蒙等急下之证，且已具备在舌上出现老黄干燥之苔和多日不大便之兼症。所有症状脉舌，都明白地指向该病属痰热内闭，邪热攻冲所致，完全符合急下条件，也只有通过急下，才能扭转危重的病势。药后腑气通畅，痰少邪热之炽，舌上老黄干燥之苔变为灰黄浊腻之苔，痰热闭阻之象显露，给下一步不失时机地使用涤痰泄热散结开闭创造了依据和条件。此时也是对病邪发起围剿的关键时刻。经二诊治疗后痰热顿挫，病情发生急变，由阳盛转变为阴寒痰凝之象，舌苔旋变为黑润厚腻，脉象浮数而滑，俨若阴寒直中之候。其实乃是涤痰泄热开闭之后，心阳不宣，湿痰凝聚的暂时演变。根据当时辨证，投以通阳化浊是随机应变之法，并无不妥。据我多年的经验，某些危重疾病，在病势处于转折或病邪面临溃败时刻，有因病机的转变，有因药物的影响，出现伤阴、伤阳的病理变化是可能的，也是难以避免的。从舌质转为淡红，舌苔转为淡黑而润来看，无疑是营阴伤于痰浊之中的一种矛盾表现，这种情况临床上是不多见的，此刻用药最为棘手又须慎重。大凡热病治疗过程中，突然出现伤阴之萌状，慎防出现内溃之变。此时若痰浊不化，定会阻碍肺胃之气下行，导致头痛神迷。因此在治疗上，转为养阴和胃势所必行。病至后期出现嗜食无厌，大便稀溏的反常症状，颇与"除中"相似。"除中"是胃气败绝的危象，预示病临垂死之刻。而该病出现嗜食无厌是胃中的余热再聚，热必杀谷善饥之候，与"除中"一虚一实，一阴一阳有天壤之别，不可不辨。方中用小量大黄以清胃热（患者大便溏，似不宜用泄药，但须指出，古人在治疗温热病过程中，见有可下之证，虽见便溏，并不禁用泄药，且可屡下，以下到邪尽，大便反转硬矣。本方中大黄极小量，便不须虑矣）。佐以紫雪散，再辅以清胃养胃之品，终于达到头痛止，神志清而获痊愈。

大防风汤愈我险些送命之"附骨疽"

1961年余因急行之后次日微有恶寒发热，左侧鼠蹊部起核而痛，三四日后，大腿内侧中部又忽起一条索状硬结，如笔杆粗细，按之痛，此肢已碍于行动。又三五日后，左大腿开始肿大，索状硬结亦随之胀大，不到半月，左大腿上至臀下至膝已肿大如瓠瓜，邀数位西医诊治，皆云此系深部脓疡，急需注射青霉素消炎。遵医嘱，连续注射青霉素廿余瓶。谁知不注射则已，愈注射而日见肿大，此时肿处如灯笼状，整个大腿肌肉坚硬如石，叩之似有铿铿之声，虽不算十分疼痛，但木胀感难忍；外观不红不热，终日洒寒发热，不思饮食，肢体瘦弱不堪。西医会诊，皆云脓在深部，必须切开排脓。次日送至县医院住院治疗，由李克明医师检查后为确诊脓疡部位，作五处探针抽脓，讵知出人意料，所抽之处皆是紫红血水，无脓液。李颇惊曰："如此情况，须要很长时间方能化脓，有脓才能切开。此刻非手术之时，如贸然切开，一时将无法愈合。"于是吾只得回家另图良策。此时从患病开始计算日期已四十余日矣。出院后曾有友人来舍看望转告李克明医师私谓："胡某之病，须三月后方可化脓，颇有生命之虞，否则亦必将成终身之残疾也。"同道查子明前来看望，见我如此情况，便告之曰："以余所视此乃附骨疽，因阳虚于内，营卫失调，气血阻滞经络不通所致，最好宜消散为贵，青霉素西医谓消炎之药，皆是寒凉之性，是愈用而愈坏也，此乃意中之事，吾为拟一方试服如何？"我问该服何方，查云："金鉴外科之大防风汤，再酌加通经隧，温阳散瘀之品，或可冀消散于无形也。"我此时身患重病，毫无主张，只得连连称善，查遂执笔拟方，方用防风、独活、红花、制附片、皂角刺、炮山甲、乳香、没药、黄芪、党参、熟地、白术、云苓、当归、赤芍、生姜、红枣，嘱服三剂后再议。待吾服完第一剂后，即感觉腿部稍轻松，三剂服完后感寒热停止，神气稍佳，肿硬之处开始软化，吾知药已对证，照此方一连服四十剂，整个粗肿之大腿及条索状硬结竟消散于无形，并逐步恢复行动如常。

共服中药四十余剂治愈险些送命之附骨疽，消散如此之快，且不留任何后遗症，不仅是克明医师所不能想象之事，亦为诊治过吾病的各位西医所敬叹！但事实毋庸置疑，进一步证实吾祖国医学之伟大，功效之显著。

子明同道自幼从师习医，平素好读，颇有造诣，尤其对伤寒、金匮等经典书籍深有研究，确是一位忠诚的古方医也。

旋覆花汤治疗不全流产有效

《金匮要略》治妇人："寸口脉弦大……此名曰革，妇人则半产漏下，旋覆花汤主之。"无择在方后注谓："非谓漏下时可用耳。"亦即暗示此方非下血症所宜也。我曾阅某某杂志中有用此方按金匮原文，治疗流产下血不止而获效，此两种说法，各有见解，且不辩议，必须经过临床实践方可初步为此方下定义。

五年前专卖公司李某之妻，停经两月，因劳闪腰伤胎，腹腰痛，下血淋漓，住县医院治疗十三天，所有止血剂皆用，而下血、腰腹痛依然如故，无法出院，请某中医治疗服药三剂，亦不效，转而邀余出诊。诊后病人无寒热，形瘦如鹤，舌苔淡白，两脉滑大且虚，腹按疼痛，每日必下五、七次鲜血并夹有小血块。我诊断为胚胎未下，检阅前医所投之方为胶艾之类，遂书一方：熟地1两，阿胶4钱，白芍3钱，炙甘草2钱，川芎1钱，茜草炭4钱，当归5钱，红花2钱（代新绛），旋覆花4钱，葱叶7茎。嘱服两剂。服第一剂后翌日下黑色大量血块中兼有卵形胚胎一个，第二剂服后下血止，腰腹不痛，家人大喜，再邀复诊，为拟善后一方，五日后痊愈。

此案初诊后何以知其胚胎未下？缘因其长期下血，体质大虚，而脉仍有滑象，再从检阅前方所致之药，既属气虚漏下何以投胶艾汤三剂无寸效？当属虚中夹实，故胚胎未下可知，选用金匮"旋覆花汤"加入归芍胶地补血之品，意在攻中有补，补中寓通也。药既中病，立竿见影。陈无择的方注，某杂志的见解，皆使我难于抉择。通过自己的临床使用，方可心中了了矣。

破伤风治验两例

早年友人传余一方，治新生儿"破伤风"，用药：净蝉衣3钱，薄荷1钱，双勾1钱（后下），龙衣3钱，山楂2钱，蜂房1钱，僵蚕1钱，蜜糖1两，灯芯1尺，煎汤服。

数年前专卖公司陈某妻产一子，四天后口噤不能吮乳，颈硬，面色蜡黄，腹胀，急抱至下湖医院求治。该院芜湖下放的儿科主任诊断后告以不治，陈只得将儿抱回家中，次日来我院门诊求治，详述病况求余挽救，我即授以上方，嘱服三剂，以后毫无音息，我疑已夭。廿余天后，陈特来我处致谢云："自服先生所赐之方后，现已痊愈。"

四年前建平公社泾村大队社员赵某，以斧劈柴，误伤右小腿胫骨处，十三日后突然口噤，角弓反张，言语不清，发热身痛，其女送至县医院住院治疗。入院后病势日趋恶化，背脊四肢筋络拘急，抽搐疼痛之状惨不忍睹，呻吟不已，日夜如此，饮食点滴不入。遵得院方同意，其女求我诊治。其女将患者病情经过详述一遍，吾听后面有愁色，因我平素对破伤风治例极少，缺乏经验，其女见我有为难之状，苦苦哀求，我只得随其往县医院一视。诊断毕，联想陈良荣之孩是属破伤风，何不以治陈孩之方试投，遂拟一方：蝉蜕1两，天南星2钱，天麻3钱，全蝎（带尾）7个，僵蚕7只，蜂房1具，龙衣3钱，双勾3钱（后下），蜂蜜1两，灯芯1尺，黄酒2两兑冲。服此药前，先将辰砂末1钱冲服，每日一剂，连服九剂（九剂方中药品根据病情变化略有增减，但以基本方为主），病情逐渐好转，后以上方出入调理七日痊愈出院。

顽固性坐骨神经痛一例治验

本县民警中队事务员黄某某，29 岁，皖北人，年轻力强，体质向来魁梧。1972 年秋因涉水受凉之后右腿疼痛，上起于腰，下至小腿，以外侧为甚，日甚一日，终至不能起床，送往当涂八六医院治疗，诊断为"坐骨神经痛"，住院共半年之久，西药、针灸、理疗、电疗，皆已用遍，而疼痛之苦依然存在。院方最后建议手术治疗，黄某某当即询问手术治疗之效果与后果如何，院方告知：手术治疗是西药治此病的最后手段，至于效果与后果，亦很难肯定，亦有极少数手术后致成残废者。黄考虑再三，拒绝手术，也不愿再这样住下去，向院方提出愿回乡再想他法。

黄某某出院后经友人介绍求我诊治。诊视患者面色萎黄，形瘦，精神萎靡，呈慢性病容，行路作微跛状，脉虚濡无力，舌淡白质胖，饮食尚可，二便正常。患者自述，右腰及右小腿外侧，终日筋拘酸痛，有时腰痛不能入睡，整个右腿要比左腿感觉寒冷，也细一些。患者因长期受病痛的折磨，表情十分沮丧，精神异常痛苦。

根据患者病程如此之长，脉舌与临床症状结合诊断，认为是肾中阳气衰弱，寒湿袭入经络，气血凝滞不通所致。如不治此病之本，专以止痛为目的，诚是隔靴搔痒，无济于事。为拟一方，峻温肾阳为主，通调气血为辅，使久潜冰伏之湿寒之邪得以解冻。方用：黄芪 1 两，当归 4 钱，小茴 3 钱，补骨脂 4 钱，牛膝 3 钱，枸杞子 4 钱，红花 3 钱，制附片 4 钱，巴戟天

4钱，威灵仙3钱，鹿筋5钱，肉苁蓉4钱等出入为方，一共连服五十余剂，病势居然治愈十之八九，面色已转红润，体重增加，行路已如常人，只有轻微腿疼。患者缠绵半年多的顽固病魔，仅服中药五十余剂，竟已收到意外之效，万分高兴，为善后配史国公药酒一料，嘱其常服，以期巩固疗效。

近年来治愈坐骨神经痛病例甚多，收效皆佳，唯此一例是最严重的坐骨神经痛病者，今特记之，以启后学。

补阳还五汤移治外伤性截瘫

"补阳还五汤"对某些脑脊疾患所引起的瘫痪用之得当确有卓效,现将用"补阳还五汤"治愈一例外伤性截瘫介绍如下,以供参考。

县文教局干部陶某之孩,男,16岁,因球架倒下压伤腰脊部,当时人事不知,急送县医院抢救,待人事稍醒后,患者腰痛剧烈,下肢不能运动,腰强直,不能坐起,小便点滴不下,转送芜湖地区医院治疗。经该院骨科主任袁医师诊治,摄片诊断为腰椎神经受损,骨质无损害。不仅运动神经麻痹,膀胱麻痹亦颇严重。刻下所急须要解决的问题是小便潴留,病者小腹拘急,于是只有导尿来缓解痛苦,已一月有余。因导尿管反复进出于尿道,病孩疼痛窘状,为免除反复出入导尿之苦,后将尿管置入尿道之中以作引流,如此又将近月余。此时天气炎热,尿道长期保存尿管,导致尿道发炎、糜烂,经医师检查后,将尿管拔出,嗣后小便无法自控,一点一滴自行流出,并混有砂石状物,茎中刺痛如火灼感,而下肢瘫痪依然。将近三个月的治疗,未见进步,此时病者形瘦如柴,地区医院西医无法再治疗下去,只好嘱其回县疗养。回县后陶某央求于我为之设法医治,我详细诊察,弄清其病之来龙去脉,认为症属外伤性截瘫,经西医骨科诊治三月余,同时亦尝遍诸如三七、红花、血竭、地鳖等治疗伤科之中药,何以未见寸效。于是广开思路,不可拘于"外伤"之束缚,因思王清任之"补阳还五汤"既能治疗中风后遗症,对半身不遂之下肢瘫痪(该病属脑部疾患），即陶姓患者之外伤性截瘫（此病属脊），又何尝不能试用？脑脊致病部位固不同，但实属一体。中风之半身不遂与外伤所致的下肢瘫痪，临床症状虽有不同之处，但他们的病理却相近似，同病异治、异病同治乃中医在治疗上的特点。至于小便涓滴伴有砂石，余思此系尿道糜烂后所排出之尿碱，并非砂石淋病，可以间用清热通淋利湿之药。于是初拟一方拭投以观进退，方用：地龙5钱，黄芪8钱，赤芍4钱，丹参5钱，牛膝4钱，地鳖2钱，两头尖2钱，生地1两，川柏3钱等，通络化瘀，以利关节。通淋排石药则用血珀、车前子、萆薢、滑石、冬葵子、王不留行、海金沙、知母等，两类方药相互交替服用约六十余剂后，已能翻身跪于床上小便，而小便亦能自己控制。经过三个多月的"补阳还五"加减，能渐渐站起移步，小便略有频数，已无砂石物排出。经治约半年时间，现已痊愈。此病如墨守伤科之法用药，日久病深，虽云不死，亦许必成废无疑。

巧治一例顽固性慢性胆囊炎

邓某之姐岁已七旬，常患脘部剧痛，屡发屡止，已延数年之久，西医诊断为慢性胆囊炎，年高痼疾，深以为苦。1968年疼痛大作，延余往诊。患者面色枯黄，五心烦热，喜饮冷物，呕吐清水，不能进食，以手触及胆囊位置，肿大如胡桃，拒按，整个上腹肌紧张，呻吟不已，两脉细数，舌质干光而红似猪腰。患者平时多思善忧，禀性急躁，是为罹患本病的主要因素。就目前的临床症状而言，恐有胆囊穿孔之虞。患者年高拒绝手术，就其病因当属肝气久郁化火，灼伤胃阴，津液干涸，则气滞络阻，瘀凝不通。患者年高，久病重笃，在选方用药上颇觉棘手，芳香利气有伤损已耗之胃阴，滋胃养阴有碍痹阻之气滞。笔不着纸，甚难成方。思之良久，忽忆王孟英所著《温热经纬》中有用四磨饮、增液汤合用之治疗法则，遂循法试投。方用：绿梅花、生地、枳壳、北沙参、丹参、沉香、乌药、梨汁、麦冬、百合等出入为方，使养阴不腻、利气不燥、互相制约、相辅相成。服三剂后果合病机，剧痛已缓，板滞之上腹已软，舌上已稍有津回之象，但舌质仍光亮无苔，再宗原意稍事增减又服数剂，诸症又见大减，已入坦途。后以逍遥散法以善其后，经上述方法治疗半年，痼疾居然痊愈，非吾意料之事，亦是吾行医四十余年遇此一例，不可思议的满意效果。此病之治愈非属吾之技术高超，实乃《温热经纬》之高明论治是也。

附子干姜退大热一则

　　解放前某年五月间，有夏某之孙甫二岁，患发热不退，延我往诊为之治疗，前医为患儿曾用四逆散方几日病不减，为慎重起见，特邀查子明同往会诊。当时临床症状为：发热十五日不退，骨瘦如柴，不欲吮乳，面色淡黄，因长期枕卧摩擦，脑后之发已脱落无遗，上午躁热啼哭，午后反而安静嗜睡，大便溏而少，小便或清长或浓黄，脉舌已记忆不详。诊毕查与余讨论处方，查谓：《伤寒论》云，昼日烦躁不得眠，夜而安静，不呕不渴，干姜附子汤主之。病属真寒假热，急需回阳尚可挽救。余同意查之立论，遂书方：干姜2钱，制附片2钱。煎汤分三次服，此方服二剂热全退而愈，可谓药到病除。

　　幼婴乃稚阴稚阳体质，易虚易实。此孩体质阳虚复感风寒之邪，寒邪内伏，元阳不守，浮溢于外，久则一线残阳有暴脱之虞，退热之药已无济于事，必投附子干姜急回真阳，而真阳一回，表热自退，仲景书不我欺也。

湿温重症入膏肓　三医会诊获重生

1956 年 7 月，县粮食局职工胡某，男，30 岁左右，患湿温病三十多天，发热不退，病情危重，县医院建议急转外地治疗，患者拒绝，因此特邀中医会诊。被邀参加会诊者有吾，岑仲惠，查子明三人。

患者面容惨白无血色，每日午后微有恶寒后热势即加重，热重时微有汗，口不甚渴，颈下白㾦，色枯无华，大便溏，小便淡黄，半月来已不能进食，腹部柔软，脉象浮虚而数，舌苔淡白少津，头晕身重。诊视已毕，各抒己见，以求统一思想立法选方。

查云："根据患者临床症状、脉舌表现，乃系湿温初期失治或治疗失当，未能及时清利，三焦气化失宣，湿热久恋，以致邪留正虚，中阳失运，营卫失和，此时是邪少而正气日虚也，主张以固正为主，祛邪为辅，选用何方，请岑、胡二医师斟酌。"

岑谓："患者久热不退，白㾦干枯，脉虚浮而数，凭此三项主要见症，证属湿温后期，气阴两虚，炙甘草汤可用，查、胡二医师以为如何？"

余最后谈了自己的看法："子明兄的辨证论治是颇符合患者当前客观情况，患者早期失于治疗，由实转虚，虚多实少，亦即虚而邪少，中阳失运是本，其他临床症状是标；仲惠兄断为湿温后期，气阴两虚固属有理，但患者气虚不足，阴津未伤，若用炙甘草汤恐有腻邪伤阳之弊。吾建议外则调和营卫、益气固表，内则温中化湿托邪，使久伏湿热之余邪，有分化之生路，可用桂枝汤加附子、黄芪等为方，亦属甘温退大热之法，请查、岑二医师指正。"

最后查、岑同意余之方案并由予拟方，方用：桂枝 3 钱，黄芪 5 钱，炙甘草 1 钱，炒白芍 3 钱，制附片 2 钱，红枣 3 个，生姜 2 片，山药 8 钱，佩兰 4 钱，茯苓 4 钱。嘱服三剂。复诊热已退大半，诸症亦减，再以原方出入增减，又服二剂，发热退净，调理而愈。

疏肝养血治筋惕

1997年隆冬，建小教师贝某某，女，40岁左右，偶因情志不遂之后，突然发作遍身筋脉跳动抽搐，胸中窒闷，抽动之状每隔数十秒必复发一次，发时床板为之颤动，人事清醒，时在严冬，四肢却汗出溱溱，西医投以镇静药无效。如此已一日夜也，家人惊慌失措，延余诊视。见患者面色萎黄，声音低微，神气困顿，两脉沉涩不扬，舌苔如平人，证属肝气抑郁，久则化热，热极生风，故有抽搐频作、胸脘痞塞、四肢汗出诸症，爰拟一方：沉香1钱，乌药4钱，桂枝3钱，防风3钱，丹参1两，全蝎7分，僵蚕3钱，钩藤3钱（后下），鳖甲5钱，生牡蛎1两。嘱服两剂。当即取药煎药，约下午二时十分许服第一煎，至三时许即停止跳动抽搐，是夜熟睡，翌日连服第二剂，诸症霍然，唯觉微有心悸、身疼之感；再投夜交藤1两，红枣10枚，小麦1两，炙甘草3钱，当归5钱，桂枝3钱，白芍3钱，丹参7钱，僵蚕3钱。养心血，舒筋急以善其后而愈。第一方选用四磨、三甲、桂枝汤之合方，用沉香、乌药以调肝气，桂枝、防风、丹参以和营血，全蝎、僵蚕、钩藤以熄内风，鳖甲牡蛎以柔肝潜阳濡养筋脉。方药对证，故效如桴鼓。

析新制柴胡汤及癫狂治验一则

柴胡加龙骨牡蛎汤，日本人移治癫狂，推崇备至；癫狂梦醒汤，王清任谓治狂其效如神。此二方经今人周廉裁化为新制柴胡汤，试治于癫狂病人共四十例，疗效满意，其中病程长者三年，短者一月，痊愈者十人，好转者十人，无效者二十人。有效之病人，其表现多为裸形露体，嗔骂无度，或歌或哭，不避亲疏，昼夜游走等。无效之病人，多表现为思维障碍，意志欠缺，孤独迟钝，呆滞缄默等。前者属于癫狂病，后者属于痴呆病。癫狂多实，痴呆多虚。虽只介绍症状，而未述及脉舌，可以断言，实候脉象多滑实，或沉滑，或沉涩；舌象或质红苔黄，或干黄不润。考新制柴胡汤，其行血破瘀之力较大，故神明昏乱而为癫狂者，与血分有关也。实则泻之，理所当然，故收效捷；痴呆属虚，虚不宜泻，故疗效不佳。由此可见，中医治病，必须掌握毋虚虚、毋实实之原则。附方及服法说明于后：

柴胡5钱，龙骨1两，牡蛎1两，竹沥半夏3钱，黄芩3钱，桃仁5钱，红花3钱，丹皮5钱，赤芍5钱，丹参5钱，香附5钱，青、陈皮各3钱，酒军5钱，生甘草1钱。

此方一般须持续服用一二星期后，始可出现疗效，但亦有服四、五剂后，则见效果者，然为数不多；如连服三十剂以上，仍无效果者，则不可续服此方。服此方后未见有任何毒副作用，是为一极大优点。曾有一例，其肝功能显著不佳，用此方后亦未见有其它不良反应。其它如并发骨折、肾脏病、心脏疾患者，仍可服用。唯此方破血攻下之药较多，故对妊娠及月经过多与易出血者，不宜使用。

曾忆及今年初夏，粮局干部马某患癫狂病，予投药两剂即效，再二剂，神志清晰如常，调治得愈。案云：两脉虚浮兼滑，舌苔淡黄，紧贴不松，头疼，终夜不寐，语无伦次，裸体游走，大便不畅，病有外感传来，仿《金匮翼》法合温胆汤：

竹茹2两，天竺黄3钱，茯苓3钱，胆南星2钱，龙齿5钱，川连1钱，橘红2钱，郁李仁5钱，半夏4钱，川贝4钱，防风3钱。二剂。

复诊：药后已得熟寐，神志清朗，待人礼貌端然，唯咳甚痰多，脉息细小，肃肺制肝以善其后：

沙参4钱，蛤粉3钱，玫瑰花7分，半夏3钱，川贝3钱，茯神3钱，远志3钱，苏子3钱，煅瓦楞3钱，竹茹4钱。二剂。

可疑肠癌治愈的启示

患者刘某，男，61岁，务农。病前身体一直康健，三个多月前始觉腹中微痛。随后日渐腹部胀满，疼痛也有所加剧，微有发热，下血水样稀便，一日三五次，不思饮食，病延三月后身体已极度虚弱，形瘦如柴，急送县医院住院治疗。经过一周治疗，除发热退净外，腹部胀满疼痛，下血水稀便不见好转。医院组织专家会诊，一致认为不能排除肠癌的可能性。鉴于医院条件，建议立即转至南京检查治疗。因患者经济拮据，无力去外地医治，于1980年5月13日转我处中医治疗。

1980年5月13日初诊。察患者面容憔悴，形瘦如柴，皮肤干燥不泽，不发热，下腹部膨胀，按之柔软，重按呼痛，大便下赤豆汁样血水便，日四五次，每次泄半碗许，小便深黄色量较少。形体虚惫已极，无力坐起，多日来很少进食。两脉虚细而数，舌淡红苔白微腻。脉证合参，病属湿热内蕴，气结络伤，迫血下行。然而阴伤动血，又阳虚气滞，选用薏苡仁附子败酱散，佐以清热凉血活血，温阳理气之品。

薏苡仁30g，败酱草30g，红藤30g，大腹皮20g，白头翁15g，附片1.8g，川黄连3g，赤芍9g，银花18g，香橼皮20g，肉桂1.8g。五剂。

1980年5月17日复诊。腹胀已消，少有痛感，大便转为黄色，呈鹜溏状，小便淡黄，能进稀粥，精神明显好转，舌苔淡白，脉细濡。病去六七，可考虑再用调理脾胃法，以护养正气为主，仿参苓白术散意处方，再服五剂。患者见病情大有好转，因经济确很困难，取药回家调治。约一周后，其子来我处告之，诸症皆瘥，是否还须服药，我嘱其好生调养，无须服药。

体会：本病在严重期间，县医院曾全力为之医治，但无法控制血便，改善腹部胀痛。院方组织专家会诊，怀疑为肠癌，限于当时医院的设备和技术条件，不能确诊。转经中医治疗后很快转危为安，十剂中药即告痊愈。此疾是否肠癌姑且不论，一般认为十剂中药即能缓解治愈的病证，肠癌可以排除，若要是肠癌肯定是不可能收如此之捷效。但在临床实践中，有一些经确诊肠癌患者，虽予西医的放、化疗后，其腹痛、腹泻、便血等症状依然存在，放、化疗也无法继续进行。经中医药治疗后却能很快解决其临床症状，而提高其生活质量，再继续调治后，很多患者都延长了西医预期的生存日期。故不要简单地认为癌症的治疗只有西医之"三斧子"，中医没有什么作用。从目前对癌症治疗的新思路来看，提高患者自身的抗病免疫能力是非常重要的措施与方法。如何提高，怎样增强，中医技高一筹。但还是从整体观、辨证论治入手，个体化的精准治疗，如虚补实泻，调阴阳，和气血，扶正克邪，抑制癌细胞的生长与转移，及其肿瘤的扩大都是有可能的。本案虽非肠癌，但亦非寻常泻痢之小恙，若不能有效治疗任其发展下去，疾病将如何演变实难预料。能在很短的时间将其逆转治愈，对形体之康复，自身抗病免疫力之提高不无好处，即是肿瘤病患，也有一定阶段的预防与治疗作用。

从中医对本病的辨证分析，其病位发生在肠道是无疑的，就其病因及病机而言，当系湿热蕴结至深且久，湿浊淹缠，通降之机被阻，腹胀满且痛，热羁熏灼，肠腐络伤，迫血妄行，下利血水。久则气血俱虚，阴阳失调，在临床上出现虚实错杂的表现。从当时的情况来看，病邪不除，正气益虚，故急需去邪为急。思之再三，薏苡附子败酱散于病甚合。方中薏苡仁主治血水而利湿，川黄连、白头翁、败酱草苦寒清热解毒，红藤、赤芍、金银花凉血活血，大腹皮、香橼皮理气开结行水，用少量附片温阳扶正而化湿，斡旋病机，少量肉桂取其色赤入血，杂入大队寒凉药中有监制寒凝之弊，且川黄连附片同用，对湿热病后期，正虚邪恋之大便溏泄者极有疗效。本案寒热苦辛同用，能纠正药性过偏之弊，不致伤害虚弱之正气，从而达到病去正扶，矢能中的，获效固捷也。

医话拾萃

"阳虚"与"虚阳"小议

"阳虚"是指人体因某些因素而致向本正常的"阳"偏虚，失去了温煦、长养、御寒、抗邪、推动、运化、敷布、流通等一系列积极向上的正常生理功能，而致体内的"阴"相对偏盛的，阴盛则寒的病理变化。非但"阳虚则外寒"，更有"阴胜则阳病"的五脏六腑、经络气血都会出现因阳虚而致的衰弱不足、疲惫低下等病证。一般的阳虚见症有：神色疲惫，面㿠无华，畏寒恶风，四肢不温，口淡无味，喜热饮食，脘腹虚冷，大便稀溏，易自汗，易感冒，小便清长，舌淡，苔白润，脉虚弱无力等；总感体力不支，精力不足。还有本质阳虚而兼挟他症者，如阳虚水饮、阳虚外感、阳虚湿困、阳虚寒凝、阳虚发热、阳虚月经愆闭、阳虚发育迟缓等等。这些都是临床上十分常见的病证。如何知道该病就是"阳虚"呢？当然是以四诊八纲为依据，单纯的"阳虚"见症和诊断，只要稍有一些临床经验的中医是不难判断的。

对"阳虚"的治疗原则是根据虚在何脏何腑、何经何络，程度之轻重，时日之久暂，及有何兼证，而分别处理之，但总以辛热温养之法为主。如需长期调治就应宗"善补阳也，必于阴中求阳，阳得阴助则生化无穷"的治则去温补之。

"虚阳"是指虚弱之阳，在体内已失去其应有的生理功能，或失营阴之恋，或被阴寒所格而演变成上升之虚火，出现一些看似"阳热"之病证。凡阴虚火旺之人，日晡之时便觉两颧红艳烘热，目睛羞明多泪，咽喉干燥而痛，齿浮鼻衄，或两足不温，舌淡红，苔薄黄或少苔，脉沉细数。故《内经》有"阴在内，阳之守也；阳在外，阴之使也"之训，今阴阳不能互根，阴亏于内，不能恋阳，势必导致阳浮。浮阳在上，则演变为虚火而致各种病症。如《张聿青医案·咽喉》有虚阳致病一案，即"鲍右。五诊：胸次稍舒，饮食方增，然足仍厥逆，咽喉仍痛，还是'虚阳'上逆，用《金匮要略》法，药用：漂猪肤 18g，白蜜 6g，生甘草 1g，桔梗 3g，炒黄粳米粉 6g，茯苓 9g。滋肾丸 9g 茶汁送下"。张聿青对此"虚阳"之诊断和治疗是以阴虚火升这一病理为依据的，因此虚浮无疑是由于阴虚于内，阳不能为阴所恋守，而呈上浮之状。疗治之法当遵"寒之不寒是无水也，壮水之主以制阳光"的原则，可予六味地黄丸为汤剂，再加引导之药滋阴以潜阳也。

另外："虚阳上浮"，"虚阳不敛"之"虚阳"病证也经常出现在许多典籍及各家医案及论谈之中，这种"虚阳"之"不敛"、"上浮"，与《张聿青医案》中之虚阳上逆所表现出来的病症有些相同，但是两种截然不同的病理机制。从字面上看，区别不大，又十分相似，然其致病原因则有天壤之别。《张聿青医案》之虚阳上逆证为阴不恋阳之虚阳上逆，属于阴亏于下，阳旺于上的阳失阴恋之虚阳独浮于上的机理，法当重在滋阴以恋阳，佐以温潜以配阴，使阴阳恋潜而无上浮之状。但是许多典籍及医案中之"虚阳上浮"、"虚阳不敛"，即为《伤寒论·少阴篇》之"少阴病下利清谷，里寒外热，手足厥逆，脉微欲绝，身反不恶寒，其人面色赤……通脉四逆汤主之"的阴寒盛于内，虚微之阳被格拒于外于上的危急重症。要知道这种虚阳上浮、不敛，所表现的身热不寒、面色红赤的外热证，与阴虚阳浮之上热证有着根本差异。此外身热面赤之上浮不敛虚阳证，实被内盛之阴寒格阳于外或戴阳于上所致的

内真寒而外假热也。治此非大辛大热之四逆辈无以驱逐阴寒而
回阳救逆，使被格被戴之虚阳得以回复下潜，阴平阳秘精神乃
治也。

　　尚有"阳浮于外"之发热症。其病理既不同于阳虚发热，
又异于虚阳不敛之"格阳"，更不属于阴不恋阳之虚阳上浮。
《冷庐医话》谓："这种发热乃表里俱虚，阳气不归元而浮于
外也。宜六神汤（四君子汤加扁豆，山药，煨姜，大枣）入
粳米煎，和其胃气，阳气归内，身体自凉。"此"阳浮于外"
一词最易混入"虚阳"行列，不可不察也。因此"虚阳"这
一名词，在中医辨证论治中不像"阳虚"所表现的症候那么
单纯显而易见。诊断时切不可张冠李戴，而贻笑大方。

"寒烦"治验及启悟

心但烦不嘈，胃只嘈而不烦，乃患者口述"烦"与"嘈"之鉴别也。《伤寒论》之"栀子干姜汤"，治"伤寒，医以丸药大下之，身热不去微烦者"，是治病瘥后，中阳既虚，复有余热内蕴之心烦者。余虽常读《伤寒论》，然此方从未使用过。1979年夏月，一木工夏某，男，38岁，患感冒之后，心中烦躁不安，夜不能寐。诊其脉虚细微数，舌苔淡白，尖偏红，时有清水上泛，初诊以病后中虚、血不养心，投以归脾汤加减，服药三剂，非但心烦不减，反增懊恼，彻夜不寐，莫可名状。及忆《伤寒论》栀子干姜汤，治病后上焦余热未尽，中阳已虚，寒热交错，寒重热轻，相互搏击而致，改投栀子干姜汤加甘草与之。药后当夜烦躁大减，安然入睡。次日嘱再服一剂，心中懊恼若失。药仅三味，费资不足三角，效如桴鼓，足见经方配伍之精妙。只要药证相符，就能获得佳效。仲景之著，被称为经典之书，信不诬也，焉能不读。

通过本案之治验，使我从中悟到中医辨证、求因、探机、立法、选方、择药之全过程必须环环紧扣。经典著作，名家各论，都应早着脑海，充满心田，以备急诊临时用之。然涉及到每一个病人时，除表露及患者陈述之主要症状外，尤得结合当时的具体情况，如时间、季节、环境、年龄、性别、强弱及情绪、精神等等都要询及并了然心中。再结合书本知识灵活应变，在复杂繁多的病症中去找出病因，探求机理，其所罹病症便条理清晰，心中了了而知其所以然。处理起来可谓执简驭繁，并无凌乱之作也。

黄芪薏米治愈慢性肾炎之观察

回忆十年前，有一四川籍妇女蒋某，45岁，住本县城关，其夫杨某在县农具厂工作。蒋患慢性肾炎已三四年，浮肿时甚时微，虽迭经医治，但未能奏效。最近三个月来肿势加重，头面肢躯皆洪肿不消，病情日益转甚，濒于危殆。西医查肾功有损，乃延予治疗以决生死。时值初夏，天气渐热，病者卧床不起，心烦懊恼，反复颠倒，通身漫肿，皮肤光亮，按之没指不起，发热无汗，口渴引饮，旋又呕吐不已，小便短少，已四日未进水谷，视舌干红少苔，脉象虚数。诊毕窃思，病已至此危重阶段，应如何处置，迟迟不能决。思之良久，忽忆陆定圃氏在《冷庐医话》中曾记有黄芪、糯米有挽救水肿病于垂危之说，何不借之一试。于是即书：

黄芪60g，薏仁米45g，鲜芦根二尺，茯苓皮30g，滑石30g，大腹皮30g，枇杷叶12g。嘱服三剂以观进退。

三日后复诊，发热退，呕吐止，小便增多，肿势渐消，已能稍进米饮。家人争相告之，云服此药之效甚佳。我谓此方既能收此佳效，可继续服用。后于上方又服用二十剂，肿消病已。查体一切正常。如此危重之肾病，仅服药二十余剂居然痊愈，追访十余年竟未再复发。医患两者何不幸甚！

按：此人所患之慢性肾炎，已经发展到肾功能严重损害的晚期阶段。并出现尿毒症的症状，确有危及生命之忧。按中医辨证，根据病人所呈现的症状，结合脉舌之四诊，以及久病不愈、正气大伤等特点，诊断为：既有气阴两伤之本虚，又有湿热之邪充斥三焦之标实。气虚殃及肌表，表虚则水聚于皮里膜外，故通身漫肿不退。黄芪除实表外，还能开通隧道，此乃黄芪在此病中所起的重要作用。当然，如此复杂危重之病，专恃一味黄芪也难担此重任，所谓"独木难支将倾之大厦"。在药物的佐使配伍方面亦是至关重要的，如易糯米为甘淡性凉之薏米，有健脾补肺清热利湿之用；鲜芦根甘寒，既清热又生津除烦；茯苓皮功擅利水消肿，且有茯苓益肾和胃之功，无伤正气；滑石、大腹皮皆辅助茯苓皮、芦根利尿清热消肿之用；枇杷叶之加功在肃肺止呕，和胃降逆，并可增芦根清肃之效，该药选用十分恰贴。如此主次不悖，简而不繁，才能使之相辅相成，效果益彰。

本案的治愈，大大提高了我对黄芪治疗水肿病的认识，值得我深思的是这种垂危的肾炎晚期高度水肿病人，运用陆氏之法，以黄芪为主药，竟能在很短的时间里获得如此之疗效，为日后治疗慢性肾病找到了一条既有效又安全的捷径，并为在临床积累经验，在理论上深入探讨开了一条先河。陆氏之《冷庐医话》是我手不释卷之佳著，它言简意赅，甚切实用，是一部值得大家研习的好书。

"通因通用"的临床运用

　　"通因通用"与"塞因塞用"都是中医诸多治疗法则之一，这些法则出于《内经》。它属于变法，即从治法。与常用的"寒者热之，热者寒之，虚者补之，实者泻之"的常法，即正（逆）治法相反。"通因通用"是指使用"通"的方法来治疗临床上原本就患有"通"的病症。"通"的病症有哪些呢？一般来说，泛指那些经久不愈的泻痢，尿频尿急，遗精早泄，汗出不止，诸窍出血（妇科崩漏）等等，这些病症从病机上显示是开而不闭、泄而不止的失常状态。通常的治疗，多取固涩收敛为其疗法。然而运用固涩之法多是固而不止，涩而更泄。此必因未能细辨脉证，详析病因，犯了虚虚实实之错误。复经细察，泄因内藏实邪堵塞为患，实邪不去，难启开合之机，必使用通利之法，使匿藏之实邪被驱逐，方能达到治愈之目的。这就是对那些看似通泄之病，仍运用通泄之法的从治法，即进行治疗的"通因通用"之法则。反之"塞因塞用"的治疗法则亦然。这种以通来达止，以塞来达通，都不是中医临床常用的治疗方法，但使用这些治疗方法的机会并不少，因此我们必须要懂得这些机理，并掌握好这些技能，才能在临床中游刃有余地运用这些法则。

　　曾治一夏姓男孩，7岁，患外感发热咳嗽，经治后，每夜汗出不止，衣衾湿透，半月不愈，某医曾予益气敛汗之生脉散加味五剂无效。脉细数，舌淡白，唇红。此风热之邪未能彻解，余热仍留在卫分，邪客于卫，致使腠理稀疏，但邪欲解又不能，卫气行于阳，入夜时则卫气因郁而驰纵，故汗出如雨，必须再投辛散之剂令微汗之，则邪解卫和汗出可止。此乃发汗而止汗，为"通因通用"之法也。

桑叶9g，牛蒡子9g，菊花9g，蝉蜕9g，连翘9g，甘草3g，金银花12g，薄荷6g，天花粉9g。此方仅服三剂，夜汗即止，一切如常。

又治一高姓男子，27岁，夏日患发热，腹胀坠痛，大便似泄非泄，似痢非痢，日下十余次，舌苔黄厚而润，两脉沉数有力，口苦不思纳谷，病已三日，服治泄药无效。此乃湿热蕴结于肠间，并杂有积滞，当"通因通用"，导而下之，以免养痈为患，贻害无穷。

川朴9g，大黄9g，枳实15g，川连6g，滑石30g，甘草3g，桔梗4.5g，鲜马齿苋30g。服三剂即愈。

以上两案，一以自汗不止医用敛涩法无效，经诊为余邪羁留不去以致营卫不和，外邪不去自汗安止？用辛凉微汗，余邪尽去，营卫调和出汗即止。一因湿热积滞结于肠道，止泄则邪留不去，易酿成慢性结肠炎。乘其邪结未深，正气未衰，泄之通之邪去则正安，不用止法而泻痢自止。此乃变法之正治也。

从一例足痿治验看中医疗病之特色

万某，男，52岁，干部。初诊：1967年10月4日。

素有腰痛之病，1967年7月在下乡工作期间，某日突发剧烈腰痛，寸步难行，卧床七日不能翻身转侧，由专人护送至上海第六人民医院诊治，经检查诊为"脊髓炎"。当时双腿已经不能行走，因该院对此病无特效疗法，嘱其回家就地作对症治疗。回家转诊中医来我处求治，来诊时见其腰骶部仍有轻微疼痛，双大腿及臀部肌肉已经萎缩，双膝怕冷，两腿虽能屈伸，但欲行动必扶杖蹒跚。三五步尚可，欲再勉强行走，腰痛加剧，两腿软弱无力，必跪跌于地。诊脉虚缓而濡，舌质淡红，舌中心布黑色润苔，饮食尚可，小便呈淡黄色。此属湿痰久蕴而渐化热，湿热之邪入骨伤筋损肉之痿证也。

治疗法则：《内经》对痿症的成因早有阐述。如"肺热叶焦"而痿；"湿热不攘，大筋软短，小筋驰长"而痿；"治痿独取阳明"等。本病与肺热叶焦，和湿热不攘，侵涉脾肾皆相关联。盖湿痰化热，深伏脾肾两经，脾主肌肉，脾伤则肌肉萎缩无力；肾主骨，肾伤则腰痛骨软，不能承重任步。舌中一块黑色润苔，脉虚缓而濡，小便淡黄均是湿痰化热之明证。治当清润肺脏，清化湿热，调理脾气，苦坚肾阴，佐以强筋骨利关节，益虚而泻实为法。

怀牛膝15g，金银花18g，黄芪30g，石斛30g，炙豹骨10g，远志30g，百合30g，北沙参15g，络石藤15g，黄柏5g，茯苓10g。五剂。

复诊：1967年10月10日。舌面黑润苔垢未退，症状无改善，前方去豹骨（因缺货），加苍术8克，以增强健脾燥湿之力。十三剂。

三诊：1967年11月1日。已服上方十八剂，舌上黑润苔垢渐化，刻下已能弃杖缓步行走，两腿肌肉渐丰，诸症均有明显好转，说明方已对病，必须乘胜再进，以防节外生枝。合拍之方，毋庸更张，可守原方在药量上稍事增损而继之。

怀牛膝15g，金银花15g，黄芪30g，石斛24g，远志24g，百合30g，络石藤10g，黄柏4g，苍术6g，北沙参9g。五剂。

四诊：1967年11月15号。步履已趋稳健，痰热湿浊之邪，化已殆尽。滋补肝肾，通调血脉，为调补善后之法。

怀牛膝12g，龟板15g，黄柏6g，熟地10g，当归9g，川断9g，女贞子12g，桑葚子12g，金毛狗脊9g，赤芍9g，泽泻8g，远志15g。十剂。

此病经检查确诊为"脊髓炎"。从西医来看，属难治之病，任其发展，可能会下肢瘫痪。中医对痿症的治疗，只要辨证准确，用药得当，坚持治疗，缓解向愈是完全可能的。

本案之治，重在中下二焦，以脾主肌肉，肾主骨。湿热之邪久蕴不解，一旦伤侵脾肾，又未得到及时合理的治疗，损肉蚀骨而致肉痿骨软，下肢无力站立行走，渐入痿软瘫痪则为其必然。急予清化二经之湿热，以撤损肉蚀骨之源，益气坚阴也为其必辅之法。百合、沙参之用，意在润燥补气，清养肺金。肺既主一身之气，又为水之上源，俾肺燥得润，金水相生，荫肾而强骨；治节功能得以重健，一身之气则升降有节，脾气升，胃气降，中运有序，水液代谢也日趋正常。肌腠润，毛发泽，营卫调和，对本案痿证之治愈将起到不可替代的作用。

梅核气并非难治之恙

《金匮要略·妇人杂病脉证》记载有："妇人咽中如有炙脔，半夏厚朴汤主之。"《金匮》只形象地简述此病症状与治法，而《千金方》则将其症状描述得比较清晰逼真。如"咽中贴贴状，吞之不下，吐之不出者"，故人称之为梅核气病。顾名思义，病人咽中似有如梅核之物随气而升降，阻塞其中，欲吐之而不出，欲吞之而不入，令人疑虑恐惧。《金匮》将此病列入妇人杂病篇，其实此病并非妇人专有，男人亦有患此病者。不论男女，罹患此病后，因咽中总如一块熏肉阻塞其间，十分难受，使患者情绪郁闷，精神紧张，躁扰不宁。

《金匮》主治之方为半夏厚朴汤。此方用于确属痰凝气滞者，可以获效。若非属痰凝气滞者，机械地运用此方，效果就不会满意了。我在临床中常碰到此病，过去多宗《金匮》方投之，其中有有效者，亦有无效者。"穷则思变"，我说的"穷"是指治而不效，医技上的"穷"，因穷于应付，在治疗的方法上就要思"变"。"变"首先是在辨证上，通过精细的辨证，然后再变治疗方法，来适应不同病因所引起的梅核气，才可达到预期的效果。

七情郁结是导致本病的主因。气机郁结能使气滞痰凝，这是本病病理变化的一种常态，但还可以出现另一种演变，即郁久化热，炼液成痰，痰热郁结，也必导致气滞，这也是病理演变的常态。尽管它们的病理演变不同，但是表现在咽中如炙脔，则是临床上共同的主要症状。我们只要仔细辨证，抓住脉、舌、症的不同表现作为诊断依据，选用不同的药物来组方，就可以收到满意的效果。前者可用散郁开结，理气消痰的半夏厚朴汤为主方；而后者则应以开郁结，化痰热，上利下导为治疗方法。在对病理认识上的思路开阔了，治疗方法上也就灵活了，治疗的效果自然也会提高。兹录近期治疗的梅核气病例四则，可作临床参考。

一、王某，男，42岁。初诊：1976年10月28日。

长久以来，咽中有如絮状物阻塞，吞咽不利。欲呕而吐之，物不能出；欲吞而咽之，物不能入，不堪其苦，情绪愈紧张，阻塞愈加剧。自觉喉外肌肉如火灼感。脉浮滑，舌苔淡黄，病已数月。用开郁结，化痰热，上利下导之法治之。

白芥子8g，紫菀18g，法半夏9g，桔梗6g，枇杷叶9g，射干9g，昆布9g，杏仁9g，茯苓15g，生牡蛎24g。三剂。

另：外用吴茱萸15g碾末，加少许面粉，温水调成硬糊状，做成状如铜钱大小之饼两枚，分别贴于双足涌泉穴上，外用纱布包扎，每日一换，以病愈为止。此病先后诊治三次，上方药品略有增减，共服药十五剂痊愈。

二、张某，女，26岁。初诊：1977年11月8日。

咽中有异物阻塞，吞咽不舒，终日疑虑，怀疑食道内长有肿瘤，症状严重时常啼哭不休，夜睡梦多，脉细数，舌淡苔白。治用开郁结，化痰热，上利下导为之。

生牡蛎30g，昆布12g，桔梗6g，射干9g，枇杷叶12g，法半夏9g，甘草6g，紫菀12g，桑叶9g，胆南星6g。四剂。

另用吴茱萸为末外敷双足涌泉穴，方法同上。此病共治三次，服药十二剂告愈。

三、张某，女，42岁，初诊：1978年11月5日。

患者寡居多年，平素襟怀抑郁，近忽停经三月，甚觉忧虑，嗣后即觉咽中有烂肉一块阻塞其中，欲吐不出，欲吞不入，心中恐惧，不知所措，思想悲观，日渐消瘦，脉沉细而疾，舌尖红苔白。治当开郁散结，清热化痰，并语以宽慰之言以解其郁、舒其怀。

生牡蛎 30g，夏枯草 12g，当归 9g，川贝 9g，射干 9g，桔梗 9g，法半夏 9g，枇杷叶 9g，昆布 12g，桑叶 9g。七剂。吴茱萸外敷法同上。

此病只诊治一次，服药七剂，月经已潮，咽中异物若失。

四、葛某，男，49 岁。初诊：1979 年 11 月 24 日。

今日突感咽中有物梗阻不利，吞不入，吐不出，但不妨碍饮食，脉沉弦，舌淡苔白，舌边有瘀点，此痰凝血瘀气滞为病，宗半夏厚朴汤化裁治之。

紫菀 15g，法半夏 12g，昆布 9g，旋覆花（布包）9g，茯苓 20g，苏子 10g，白芥子 9g，厚朴 15g，陈皮 9g，桂枝 9g。三剂。外用吴茱萸末敷足，治法同上。

此病服三剂没有明显效果，后在原方中去旋覆花、陈皮，加香附 9g，玫瑰花 9g，以增强调理气血之功用，续服四剂获愈。

上述四例病患在内服方药之同时，皆辅以吴茱萸碾末，调敷两足涌泉穴，诚法外之法，吾于临床常喜用之。考吴茱萸性味辛苦温，入肝、胃、脾、肾诸经。有温中、止痛、理气、燥湿之功用，对阴寒凝结厥阴，湿浊郁滞脾胃之胁胀、头痛，中脘痞满冷凉者投之无不奏捷。其性下气最速，极能宣散郁结。故对肝气郁滞，痰浊凝结之梅核气，采用外贴涌泉上病下治之法，一则借其温热之性，同气相求，导热下行也；一则用其宣散郁结燥湿化痰之功，以解咽中痹阻之困，而无内服辛辣燥热之弊。内服加上外用，殊途同归，故疗效皆都满意。

孟河费氏养胃阴一法之临床运用有感

　　约 1967 年某月针织厂职工姚某，女，34 岁，因患妊娠恶阻，其夫邀余往诊。据其夫所述：患者于十年前流产一次后，即患月经不调病，从不受孕，现已停经近五十余日，不思饮食，倦怠，身体渐瘦，自以为病态，经县医院妇产科检查，确是怀孕，但孕期日久，上述症状反而愈剧；现在呕吐加剧，饮水吐水，纳谷吐谷，已卧床不起快五十天了，每日以打针输液来维持生命，病情严重，故考虑只得求先生为之医治，否则恐母子皆难保全。余一进该室，即从卧房传出呕吐与呻吟之声，且连连不绝；至榻前，见患者骨削如柴，全身肌肉干瘦，活似一具骷髅；头面大汗如淋，面黄唇红，使我见而生畏。诊脉细数虚疾，舌质嫩红无苔，口渴索饮但不能下咽，咽后旋即吐出无遗。诊毕，寻思良久从何下手，悟及费绳甫医案中有养胃阴一法，可以试投，此法可救亡阴于顷刻，复胃气以存人，药虽轻灵无奇，效可起死回生。方用：枇杷叶 4 钱，北沙参 1 两，百合 1 两，鲜芦根 2 尺，鲜梨肉 1 个切开拍碎，鲜竹茹一团，麦冬 4 钱，砂仁壳 1 钱，苡米 1 两，天花粉 4 钱，鲜糯稻根 1 两。二剂。嘱其煎后以汤代茶频频常饮，谁知此方服两剂后，吐止，心中极为舒适，已能安静入睡。复诊原方加谷芽 1 两，怀山药 5 钱以调胃气，续以此方连服月余而愈，足月顺产一女孩，母子平安无恙。

　　此法用于治疗妊娠恶阻平生还是第一次，从这一病例身上体会到此法用于热病之后或吐、泻之余的胃阴伤残患者，确能收到满意的效果，后在门诊上又遇到两例热病反复呕吐之人，投以上法同样收到立竿见影的效果。

养胃阴一法，叶天士创于前，费绳甫阐于后。前人理虚，重在脾阳，以脾土为万物生长之母，用药大都以甘温之品，从脾之所好也（脾为阴土，恶湿喜燥）。如金元李东垣是以甘温理脾称著，自后对于养胃阴三字，鲜少谈及。迨至天士起，始有所发明。但学医者，对叶案寥寥数语，亦多漠不关心。叶案云："久病不复，不饥不纳，皆九窍不和，俱属胃病，异功、六君之脾药，不宜也，因胃喜细滋润，以通为补也。"处方：麦冬，白芍，炙甘草，火麻仁，甘蔗汁。

叶氏明白指出，凡人病后饮食不佳（可能是热病后），非脾不运，乃胃阴不足，异功、六君皆甘温脾药，决不能适用于胃阴虚之患者，并且警告医家，不要以为饮食不佳的病人，动手就习用甘温健脾之药，以致胃阴日涸，终致不救。

今春（1966年春），余购得费氏医案一册（孟河费绳甫著），费氏治虚劳，竭力推崇养胃阴，兼益胃气，具有回天之力云耳。费氏谓：余思肾虚补肾，脾虚补脾，惟胃气调和者相宜。若胃气不和，则滋补肾阴徒令凝滞中脘；温补脾阳，反致劫烁胃阴，饮食日减，虚何由复。有胃气则生，反之则死，人身气血皆经胃中谷气生化而来，胃病则宜调胃。若五脏无论何脏而关于胃者（翘武按：诸病中，有涉及饮食不甘、脘腹胀闷、大便或溏或燥等），必经胃治，胃气有权，脏虚皆可弥补，故胃之关系一身最重。余治虚证，人视为万无生理者，胃阴虚即奉胃阴，胃阴虚胃气亦虚者，即奉胃阴兼益胃气，无不应手取效，转危为安。平生治虚证别有心得者在此。

费氏列举胃阴虚者症候如后：

纳谷日减、肌肉消瘦、内热口干、精神萎顿、大便溏泄、头眩眼花、咳嗽吐血等。但略论及脉舌。

养胃阴药品大致为：北沙参、燕窝、麦冬、石斛、甘草、莲子、天花粉、山药等。

柴胡桂枝类方辨治胆囊疾患之我见

　　这里所指的胆囊疾患有胆囊炎、胆道蛔虫、胆石症等，多是西医的病名，在中医的书籍中是找不到的。祖国医学的特色是辨证论治，只要在诊断时辨证精确，抓住主症，循症求因，对症下药，以使其症状缓解消失为治疗目的。对于经西医检查确诊为胆系疾病，中医的治疗也不例外。目前看来中西医对疾病诊断和治疗，由于二者在认识疾病的思维方式和理论体系上的不同，存在着一定的差异，如何去改变弥合这种差异，只能在今后让那些具备了学贯中西高级水平的学者们去融会贯通，相互渗透，渐渐地去糅合成一体吧。

　　我们在临床中接触的胆囊疾病较多，虽然类型不同，经过辨证施治应该说效果是很好的，病人也是很满意的。所用方剂归纳起来，以《伤寒论》中的柴胡桂枝类方为多。兹将《伤寒论》中有关柴胡桂枝类方的常用方剂三则，在辨证论治思想的指导下，运用治疗胆囊疾患的病证及疗效谈一点认识和体会。

　　1. "伤寒六七日，发热微恶寒，肢节烦痛，心下支结，外证未除者，柴胡桂枝汤主之"。

　　从这条原文看，此方可用来治疗胆囊疾患的病人有右胁下和剑突下痛而胀满之症（心下支结）。由于炎症的原因，可伴有发热恶寒（表证未去），肢节烦痛者。

　　2. "伤寒十三日不解，胸胁满而呕，日晡所发潮热，……潮热者实也，先宜服用小柴胡汤以解外，后以柴胡加芒硝汤主之。"

从这条原文来分析，此方是对某些胆石症合并感染，症见胆区痛肿（胸胁满）而呕吐，只发热不恶寒（无表证）者为治疗对象。我常以柴胡加芒硝汤来治疗胆石症。

3. "太阳病过经十余日……柴胡证仍在者，先与小柴胡汤，呕不止，心下急，郁郁微烦者，为未解也，与大柴胡汤下之则愈。"

从这条原文来看，患者病程较长，症见壮热恶寒呕吐不止（柴胡证仍在），胆区及剑突下疼痛剧烈（心下急），并伴有心烦懊憹，大便不通。这些症状往往出现于某些重型胆囊疾病患者，常投以大柴胡汤治之效佳。

概括起来，大体上可以认为，柴胡桂枝汤用于治疗胆囊疾患之较轻者，如有恶寒征象，加干姜更好。柴胡加芒硝汤可治疗胆囊疾患之较重者，以下午热重，呕吐苦水，胆区疼痛，伴胸闷者为适应证。大柴胡汤治疗胆囊疾患之属于较严重者，以胆囊肿大，疼痛剧烈，发热不退，大便多日不通者为适应证。

以上三方是我在临床上用以治疗胆囊疾患的常用方，而柴胡、桂枝二药更为治疗胆囊疾病不可或缺之药。如运用得当，加减相宜（属有蛔虫者，加驱杀蛔虫药；查有结石者，加排石药；内热重者加清热解毒药；正气虚者，酌加益气扶正药），是可以迅速控制症状的，必要时柴胡剂量可重用至20—30克才能奏效。《伤寒论》原文多详于症而略于脉舌，但我们在临床中仍需结合脉舌表现，灵活运用方药，才能更好地发挥它的作用。

兹附病案三则，作为临床运用柴胡桂枝类方的参考。

一、（西医诊为慢性胆囊炎）

付某，女，54岁。长期以来心中懊憹不已，郁郁微烦，夜不得寐，头目苦眩，午后常发热，不思饮食，遍身疼痛（肢节烦痛），脉细弦数，舌淡红润苔薄白，此胆气被郁，表里不和之候。仿柴胡桂枝汤加辛香流气之品治之。

柴胡 6g，桂枝 6g，鸡内金 9g，山药 20g，白豆蔻 4.5g，藿香 9g，神曲 10g，当归 6g，炒白芍 9g，绿梅花 9g。三剂。

患者系一家庭妇女，一年多来常感心内懊恼，难以忍耐。常常头昏目眩，不喜言语，医者多从胃病治疗，屡治鲜效。经我诊断后，认为此非胃恙，慢性胃病上述症状虽皆可出现，但绝少有午后发热之症，此一症状是鉴别要点，应从胆治。投上方三剂后，诸症减轻，嘱再服原方十五剂，所有症状悉除。

二、（胆道蛔虫症）

高某，男，7 岁，高热呕吐蛔虫，右胁下痛，痛处手不可近，口干欲饮，呻吟不已三日，舌红苔黄腻，脉数。即以柴胡加芒硝汤泄少阳之热，通阳明之腑为之。

柴胡 15g，芒硝（冲）6g，炒黄芩 9g，枳实 9g，藿香 9g，川黄连 3g，吴茱萸 2g，甘草 3g，川楝子 12g。三剂。

此病从柴胡加芒硝汤条文中抓住"胸胁满而呕，潮热者，实也"为使用本方之依据。柴胡剂量可重用至 15 克，患儿服用两剂后，热退痛止，泄下大便中有许多死蛔虫而愈。

三、西查为胆石症伴胆囊感染

周某，男，36 岁。右胁疼痛，恶寒发热，伴黄疸，呕呃，厌闻油荤半月余。溲黄，大便秘结，口干且苦，纳差，脘腹胀满，舌淡红，苔薄黄黏。此湿浊郁久化热，郁遏少阳，壅阻肠腑，亟拟大柴胡汤化裁治之。

柴胡 20g，桂枝 6g，法半夏 15g，黄芩 15g，茵陈 30g，海金沙 30g，枳实 15g，甘草 6g，金钱草 30g，赤芍 15g，大黄 10g。五剂。

二诊，药后便通，发热恶寒已，胁痛减，脘腹胀满也日渐缓解，且有食欲。上方减大黄为 8g，加鸡内金 20g，藿梗 10g。继服七剂后，临床症状悉除。

本案抓住胁痛，呕逆，恶寒发热之少阳胆腑，及大便秘结，脘腹胀满阳明肠腑之郁遏壅堵病机，径投大柴胡汤化裁只二次诊治且逐日向愈。方中少量桂枝之加，旨在疏调气机宣通郁闭，协柴胡有退热散寒消肿止痛之用。经方之用，贵在辨证，所选方药更应随证化裁，合理取舍，以切合病机为准，剂量的多少也应视病情与机理之需要而变化之。

以上三例皆有不同程度的发热恶寒症状，与《伤寒论》柴胡桂枝类方所列之症状较相吻合。那么如果有些胆囊疾病，无恶寒见证，也就是无表证可凭者，柴桂两药是否适用？这里就我个人的经验提示一下，凡有关胆系疾病（足少阳胆经），不管有无表证，柴桂两药的适用机会仍是较多。

考柴胡苦凉入肝胆二经。功专和解表里，疏肝升阳。擅治寒热往来，胸满胁痛，口苦耳聋，头痛目眩，疟疾，下利脱肛及女子月经不调，子宫脱垂等疾。不论有无表证，只要证涉足少阳胆经，及需清疏升提者皆可择用。

桂枝辛甘温，入膀胱、心、肺经。发汗解肌温经通脉。治风寒表证肩背肢节疼痛尤善。如《用药心法》云"桂枝气味俱轻，故能上行发散于表"，协同柴胡则能疏调太阳、少阳之客邪，及郁闭胆系之滞气郁热。如能辨证精确，用药灵活，以柴桂为主之柴胡桂枝类方对胆系诸多病症确有首选适用之价值。

便秘日久症蜂起　先其所因伏病主

　　李某，女，42岁，理发师。三年前因常犯胃痛，曾服中药治疗。嗣后大便秘结难解，初服西药缓泄剂尚有效，再服效不显，又购中药大黄、番泻叶，必服大剂量方得畅泄一次，一度曾九日不便，腹胀如箕，气逆欲死。初由大便秘结开始，三年来先后引发一系列病变。1. 心慌头晕卧床不能起；2. 腰痛、小便频数、尿中带血；3. 面浮腿肿；4. 中脘部出现一横疢状物梗阻，胀痛隐隐，不能弯腰拾物；5. 右胁下肝胆区常痛；6. 腹胀满不敢进食，食后更胀；7. 腹中时有逆气上攻，顿觉不能呼吸；8. 肠中雷鸣不已；9. 白带量多频下。除大便秘结外，以上概述九种病症，起伏不定，一直困扰折磨着患者，使其无一日之安宁，病体和精神每况愈下。

　　三年来治疗经过概况如下。肠透检查，肠胃钡餐检查，大小便检查，肝肾功能检查，血压测量等均未找出病因。西药、中药屡服，如石沉大海，终不见效。越医越觉病情复杂，诸多症状不减反增，或以为"肠癌"、"胃癌"、"肾结核"，无所适从。后来就诊于我，症状已如上述，脉息弦细，舌苔淡白，面黄，虚浮无华，行步缓慢，情绪苦闷。从上述症候群及脉舌所得的印象，我心中一时也失去了主见，实感棘手。既然已来求治，为治病救人计，必须冷静思考，拟定治疗方法。患者大便秘结为突出主症，首先要解决这一难题。综合分析，患者之便秘属"阴结"是肯定的了，当以温通之法拟方选药，其它诸症，可随症应变。于是选用附子、干姜、大黄、厚朴为主，配以它药，以温通为目的。初服二剂，只能对便秘起到些微之效，停药后秘结如故。曾在方中加入紫菀 20g，服后反觉气急胸憋，几乎不能呼吸。又加入当归、丹参立见浮肿加剧。特别引起我注意的是，一味药物之增减，或方中药物剂量之改变，都会出现不同程度的病症反应。患者对药物的敏感程度之强烈，实耐人寻味。在后来的治疗中对药物使用或剂量的调整都非常慎重。此病经过两个多月的治疗，主要治疗方向以温通立法未变，经多次对处方的修正，终于使药证相符，最恰到好处的处方是：桑皮 15g，制附片 4.5g，土鳖虫 10 个，白芥子 9g，酒大黄 2g，百合 30g，桂枝 6g，天花粉 12g，郁李仁 30g。初令其每日一剂，后减为一剂为二日量，再后递减为三日一剂，最后减为六日一剂。此方药量递减，是以症状的减轻或消失为权衡标准，由患者自行掌握决定。

此病经两三个月的治疗后，患者大便秘结已愈，每日能大便一次，饮食基本正常，身体日渐恢复。除尚有中脘部微痛不适感外，诸多时有时无的症状全已消失。嘱其守方继续以每隔六日服药一剂，以巩固疗效。

从患者初诊时出现的诸多症候来看，确实相当复杂，再从经过多次修订能够切合病机的处方看，也有拉杂之嫌，为了从复杂的病症和看似杂乱的处方中，理清辨证和用药思路及其合理性，有必要作一些阐发和澄清。

患者长期便秘是本病的主要症状，其它诸多病症都是因便秘不愈演变派生出来的。经云："必伏其所主，而先其所因。"治病必求于本，是我治疗此病所遵循的原则。只有抓住便秘这一主症，才不致被许多纷繁起伏不定的次生之症所迷惑干扰。仅此还不够，还必须剖析便秘的前因以及产生诸多变症的后果，再做出试探性治疗。根据辨证，认定这一便秘属"阴结"，便秘的性质，一旦被确认后，对治疗就指明正确的方向，温通当为首选之法。然温通一法只是针对中焦的寒结，但大便久秘手阳明大肠必然会引起燥化。大肠与肺相互表里，肺受阳明燥金的影响，肺燥则肾热，以金水为母子之脏也。肺主一身之气，又居水之高原，主肃降，助大肠之传导。脏腑功能长期失调，必致代谢紊乱。人身之痰水瘀浊，失去排泄之路，必乘隙窍踞而作祟。因此构成了中寒（脾胃）上燥（肺）下热（肾）的局面，出现了因痰瘀水浊痹阻而引起的一系列病理上的客观指征。治疗组方就是根据上述辨证为指导依据，选桑皮、百合、天花粉清润肺气，俾肾有所滋，肠有所润；附片、大黄温通阴结推陈致新，地鳖虫、郁李仁、桂枝、白芥子疏通气血，消痰通瘀，方药切中病机，故守方不乱终致获效。

雷声无所惧　鸡鸣不堪闻

1977年9月29日，一高某，女，住本县十字镇，患一怪病，称三年多来震耳欲聋之雷声无所畏惧，但不能听雄鸡鸣啼，如闻之，右耳则发出轰响如惊涛万顷之状，顿时头胀难忍，但逾时可自止。观其面黄如蜡，白带频多，脉弦劲，此乃脾弱肝强，风木不能自守，系此病之内因。鸡应巽，巽为风卦，雄鸡引项高啼，呼风触引，内外相应，人身潜伏之风木感动而鼓舞，耳内响声大作矣，此乃病之外因。右耳者肝体所寓寄也，先以熄风镇肝一法，以待消息之。

双勾（后下）10g，生铁落30g，珍珠母45g，磁石30g，柴胡12g，香附9g，怀牛膝12g，杭白芍12g。三剂。

二诊：药后症状大减，闻鸡啼后右耳轰响不显，但又有胃痛之作，今诊脉沉数，再拟肝胃同治。

地龙9g，铁落30g，柴胡12g，香附12g，夏枯草9g，白芍9g，双勾（后下）10g，木瓜9g，炙猥皮9g，川楝子9g。三剂。

按：前人案中有"闻木声而惊"之病，用清胆法治愈的记载。因胆为甲木，胆热之病，或有惊悸之疾，患胆热惊悸难寐者常有之，然"闻木声而惊"者，千万之中难得一人，闻鸡鸣则耳内轰响头胀者，就更为之少见。"闻木声而惊"与高某"闻鸡啼则耳鸣"均属内招外引，同气相求之病，一属甲木，一属乙木，有肝胆不同之特点，应加以鉴别。

罕见之病虽少遇及，但只要选用中医调治时，辄应按中医之思维，运用中医之辨证，中医的理法方药去开拓想象，从中探出该病的病因何为，机理所在。本案虽是假说，但能按法投方有效，就说明这种假说是可成立有效的。从今及古，可以想象古代有多少首次遇及的病证，在不知其病因机理时，该从何入手，怎样处理？我们的先辈们殆多要从整体的、辨证的、天人的三观去开动脑筋，富于想象，探赜索隐地发现问题，分析缘由，找出症结，而拟定处理方药。在历史的长河中，不知经过多少医学之理论家、临床家从理论到实践，又从实践到理论，反复琢磨、仔细推敲、去伪存真，方能成就当今伟大的东方医学和汗牛充栋的医学著作，从而有益社会，造福人类。就科学如此发达的今天，仍还有许多疾病是无知的、甚至是初次遇及的，这就需要我们去探索，去追求，揭开未知之谜，去攻克而战胜之。

悟"壮火食气"疗产后滴漏顽疾

《黄帝内经》有"壮火食气，气食少火"之经文，虽早年习医所读，迄今已数十年矣，尚能熟记于胸臆。对这段经文的理解，由浅入深，了然其义。文中所称之"壮火"，乃亢烈之火，"壮火"的产生实由阴阳失调，阴弱太过造成阳强亢盛，阳亢则演变为壮火。壮火则食（消耗）生发之气。譬之夏季久旱少雨的烈热酷暑，人生活其中，皆有气耗易疲或动辄气促之感。观察鸡犬动物，伏地张口吐舌气喘吁吁，显是壮火食气所致。若得普降大雨，气温下降，人畜皆觉神清气爽，气力大增，精神愉悦，此天人合一，其理相通也。如能运用这一理论指导并运用于临床，可收理想之效。余于1978年冬，治一新产妇，患上有乳汁滴漏，下有恶露不净，竟两月之久不愈而来求治。诊毕细析其病因，顿悟此即"壮火食气"演变所致。于是，在"壮火食气"的理论基础上，随症应变，灵活用药，取效满意。兹录治疗经过如下以供参考。

1978年11月30日，王某，女，29岁。初产一男婴后，历时50余日漏下鲜血不辍，伴有乳汁滴漏，湿透衣襟，观其面色，虚浮苍白无华，饮食不多，精神疲惫。据述产后的月子内，身体尚好，奈因小儿夜啼颇甚，有时通宵达旦抚慰不已。如此昼夜辛劳，夜不能寐，长期下来心烦意乱，急躁易怒，病症有增无减。诊其脉象虚浮滑大，舌淡红，苔薄白微黄，口干苦，汗时出。脉症合参显示产后阴虚血耗，邪热炽盛，阳旺亢盛而气阴越耗，加之辛劳寐差，阳乃弛张而致阴不恋阳，阳亢盛于外，与邪热互结，久而演变成壮火之源也。壮火既生，人体赖以生化之气不无伤损。如同春日和煦之阳（即少火）能生养万物，夏日亢烈之阳（即壮火）则灼损禾苗一样。

患者生发之气阳已遭壮火之戕害，阴血少气阳固摄，血漏不辍反益亏，气阳损则乳汁不固而外漏，气血皆虚则神色疲惫，面无华彩，终日困顿。虽云壮火为祟，实也气血皆虚。疗此之疾，在减壮火之炎威的同时，也应补气血之不足，方无顾此失彼之虑。因此为产后体虚之恙，滴漏许久，更要清敛同步，以防清之过头而殃及其他。

生石膏 30g，知母 10g，黄芪 30g，仙鹤草 30g，生龙骨 30g，生牡蛎 30g 当归 7.5g，五味子 6g，乌梅 3 枚，金樱子 24g，墨旱莲 15g，生地 12g。三剂。另以辰砂 1g，清水调匀涂小儿两手心中，一日两次。

二诊，药后脉稍敛，乳汁滴漏及阴道下血皆得控制，神色转佳，效不更法，守前方继之。改生石膏 20g，知母改为 6g。三剂。

三剂，面色红润，乳汁已固，下血全止，纳谷大增，因小儿已不夜啼，已能安然入睡，后以养荣汤加减调治痊愈。

温补肝肾疗治内颊顽固之溃疡

　　我们在疾病诊断中，对面部某一区域的色彩和形态的改变不可忽视。《黄帝内经》云："十二经络，三百六十五络，其气血皆上注于面，而走其空窍。"这就提示我们观察面部区域之变异对诊治疾病的重要性。古人在长期实践中探索出脏腑与面部的关系相当缜密。将脏腑与面部从区域上划分为：左颊—肝、右颊—肺、额—心、颏—肾、鼻—脾。在诊断疾病时，可按照上述分配，结合病人的临床表现，进行分析辨证。对我们了解疾病的症结所在，会有一定的参考价值，如果我们不懂得或不重视整体与局部的关系，往往会失去精确诊断和针对性的治疗，甚至会铸成大错。今日想起一个关于这方面有研究价值的病案，治疗经过记录于后，借以启发鼓励后学者，多在基础理论上下功夫，掌握了这些方面的知识，对临床之辨治大有裨益，便可运用于临床。

　　郭某，男，30 岁，县印刷厂职工。患口腔内双颊黏膜糜烂破溃已近二年，屡服消炎药及维生素类药，均不能获效，殊为痛苦。曾去芜湖市某医院口腔科检查，该科医生告之，两颊黏膜长期溃烂的原因是双侧下臼齿齿质粗糙，长期摩擦所致，若从根本上解决问题最好的办法是拔去两对下臼齿。患者对此持怀疑态度，同时亦不忍拔去两对无辜之牙，失望而归。1980年 9 月就诊于我，概述治疗经过，恳求我为其解除痛苦。视患者面容黄瘦、憔悴，令其启口，见两侧颊内黏膜紫红，全部破碎溃烂，舌面有绿豆大小溃疡两个。自述头昏乏力，手心干燥，而指端发凉。冷热咸辣等饮食皆引起溃疡处疼痛，十分痛苦。诊得两脉细弱，舌淡红，苔薄。根据脉证分析，认为这种口腔内黏膜长期破溃，按中医辨证显系肝肾阳虚，血气不能上注之故。因为颊颏是肝肾两脏所辖区域，试投右归饮加减，方用：熟地16g，丹皮9g，茯苓10g，附片3g，山药20g，枸杞子10g，山萸肉9g，泽泻10g，白芍9g，桑葚子20g。嘱暂服五剂，再诊。讵知，药后竟获显效，纠缠近两年双颊黏膜破碎溃烂之顽疾已得到控制，痛苦大减。特别有趣的是，平素干燥之双手心，已转湿润，矢气频频。效不更方，嘱原方再进五剂后。病愈神健，双得其益，出乎我之所料。

痢从肺治验案二例

痢疾之病因不外生冷油腻留滞于内，湿蒸热瘀伏而不去，偶为调摄失宜，风、寒、暑、湿、秽浊之感触，故易发此疾。初起病多属实，皆有里急后重，或脓或血，或脓血相杂，一日数次如厕，而便无舒爽者。亦有初起挟有表邪，寒热往来者，凡有表邪必兼解其表，表解而痢自愈。痢疾初起，一般治疗不难，分清表里，辨湿热之偏胜，化积滞之内阻。从脏腑辨证，应宜助运脾气，利导肠胃之壅阻，以冀正复邪解，达到治愈之目的。

然痢从肺治，则很少有人论及。查《医统》论痢疾有"其多发于秋者，因脾主长夏，……肺金亦病……火气下降，肺传大肠，并迫而病矣"。《医统》言"肺金亦病，……并迫而病"，是在治痢理论上开拓了另一个领域，扩大了治痢范围，具有临床指导意义。治疗痢疾从肺经用药，如辨证不误，确能收到意外之效果，我虽经治多例，但缺少完整病历可稽，只儿科有两例完整病案可查，特表之以公同道。

1963年秋，8岁幼女花某患赤痢已十余日，身热不思食，渴饮无度，水入不为溺，随即下趋为痢，里急后重，一昼夜下痢竟达二十余次之多，肛门脱出如红柿，病势危急自不待言，前医曾投白头翁汤加味无效。正现彷徨之际，忽忆起庚辛同属，乃一气相注，拟清热益气肃肺平肝（肝之疏泄太过）之法。药用百合15g，党参6g，川贝6g，粉甘草3g，麦冬9g，五味子3g，菊花6g，金银花6g。三剂，每日一剂，水煎分三次服，此药服后大效，下痢身热皆愈。唯渴饮不已，饮后又下趋为小便，如此饮后即尿循环不已，治从《金匮要略》有百合病不解兼渴者，病机为热壅于皮毛，皮毛为肺之合也，再从肺治。用《金匮要略》"百合病一日不解，变成渴者，百合洗方主之"。意在洗其外，以清其内。当即用百合半斤，清水煎汤作浴，只浴两次，渴饮止，小便亦正常。

又甲子岁暮小孙望祖不满半岁，随父母由江南来合肥，旅途受凉又伤乳食，旋即发热咳哮达一周之久，经治疗后上述之病未愈又复下痢黄白如涕之黏液，或努责后点滴而出，或不禁，或夺肛排出许多。一日夜竟下痢十多次，呻吟不已，稍进乳食即现恶心。因药物难进，人小病重，实为无计可施之境地。目前治疗重点是以治痢为主。因思此孩下痢是由发热喘哮转变而来，病因仍在肺，亦即"肺移热于大肠"也，伏其所主，必先其因。我只用四川松潘贝母6g研细末加入白糖少许，开水调如糊状予服。独取贝母有清化肺气，泄热消痰开郁之功，且少量四川松潘贝母味淡无拒服之弊。每日服三次，两天共服24g贝母，居然痢止咳哮皆愈。可见中医用药只在精不在多，选择道地药品亦不可忽视，吾孙下痢之疾如用一般之贝母，不但味苦难于进口，而且功效亦无此之显著。

汗证治验四则

（一）1984年初冬，因休假携老妻一同回江南，老妻因不能耐受长途乘车颠簸之苦，致将胃内容物呕吐殆尽，呕吐时又必伸头于窗外，既伤中气又感风寒。到家后饮食不慎，胃肠不适，消化功能迟钝，又复溏泻三次，虚上加虚。三天后每于夜半三点钟（寅时）左右，身觉热气烘烘，然后全身蒸蒸汗出，阵出阵收，必迨天明乃止。一周后不能自愈，神气困顿。症见肢凉，脉虚浮，舌苔薄白，饮食少味，此乃外感寒邪内伤脾胃，卫气不和，中土气虚，肺少奉养，阳气走泄，汗随之出矣。夜半后寅时，正是人身气血走注肺经之时，当寅时汗出，是肺气虚，肌腠不密之故。暂拟调和营卫为主，再加益肺固表，潜阳敛汗。方用：桂枝8g，炒白芍9g，炙甘草3g，桑叶15g，黄芪18g，生牡蛎18g，生姜2片，红枣2枚。五剂，水煎服，此方只服四剂，半夜后已不再出汗。

本案汗证实内为正虚体弱，阴阳失调，肺气虚馁，肌腠不密，外遭客邪郁遏在表，又加旅途辛劳，反复呕吐及腹泻，致使营卫不和，腠理启闭失正常之功能，使汗出溱溱不能已。桂枝汤之用，对内有补虚而调阴阳，对外有解表而和营卫，一方而两得其用也。黄芪、牡蛎协桂枝汤以增强益气固表敛汗之用。然本方妙在一味桑叶之加，意在欲要敛之，必须泄之。考桑叶苦甘寒，入肺肝二经，功擅祛风清热，凉血明目。其既能祛风清热，泄肌腠在表之郁热，又能凉血益阴，敛营卫不和之泄汗，一药而泄敛得宜，玄府启闭有权，再配伍于上药之中，表气自固不疏，出汗自当有敛。此虽不是汗证之重者，然能收如此之效，除在识证清晰，立法无误外，选方择药之巧思，配伍之精妙，全在医者之一心也。

（二）汗证向有"阳虚自汗"与"阴虚盗汗"之称，然自汗有属于阴虚，盗汗亦有属于阳虚者。治法仍宜辨证而治之，除阳虚阴虚之外，其它原因导致之出汗证亦复有之。1983 年，合肥某厂工人张某，男，50 岁。半年来两腿无力行路，腰痛难以俯仰，饮食少进，形瘦疲惫不堪，内热口干，终日阵阵汗出淋漓，衣衫尽湿，小便黄，大便不实，舌苔淡黄，脉虚数，屡治无效。阅所服方药，有从阳虚论治，有按阴虚处方，亦有认为肾虚者。我以升降脾胃之中气，清化蕴遏之湿热为法，使升降有权，表里通畅之后，而内蕴之湿热得以清化不再郁蒸于表，则不但汗出可愈，而其它诸症自然亦随之而愈。药用：白豆蔻 6g，桔梗 10g，苍术 10g，炒黄柏 6g，茯苓 15g，白茅根30g，蚕沙 20g，粉葛根 15g，佩兰 10g，通草 6g，干姜 2g，枇杷叶 6g，杏仁 10g，薏苡仁 20g。随证加减为方，共服药五十余剂，汗出止，腰痛大减，两脚有力，已能扶杖而行。

当下湿热二邪蕴遏熏蒸所致的疾病甚多，由其而致汗出溱溱，淋漓不已，且昼夜皆然者，临床并非鲜见。谨刻守"夜汗出者阴虚为盗汗，以滋阴敛汗为治；昼汗出者阳虚为自汗，温阳固里为方，"诚有失偏颇，不切实际。本案临床症状，显示一派内蕴之湿热阻遏气机，脾胃升降失职，迫津外出为汗，不清化其久蕴之湿热，不启动被困之两土，溱溱之汗岂有向愈之望？如此方药乱投，非助湿即增热，又固涩凝滞，无怪无效而加重病情。读书在明理，临床在辨证，诊治病人时勿被书本知识所囿，应从实践临床中求得疾病之症结所在，将书本知识与现实病情有机地结合起来，如此求因探机，再选方择药，则方无白发，病无遁形。

（三）小儿之体稚阳稚阴，肺气不易密固，或因外感余邪未净恋表，或因内伤乳食有伤脾胃，以致肺失所养，久之皆能导致脾肺气阴两虚。常见有小儿入睡之后上半身汗出溱溱，重者汗出如珠，此为"小儿盗汗"。小儿盗汗者一般身躯瘦弱，患儿父母每因此而忧心。如盗汗久延不愈，阴津大量走泄，确能影响小儿之生长发育。医生如遇此病时，审其无外感发热、泻痢之兼症，可用山药30g，糯稻根30g，黄芪15g，桂圆肉5枚，太子参20g，红枣10枚。每天一剂，水煎分三次服，以汗止为度。以上所选用之六种药品，性味微甘温，微甘凉，是有益于脾肺气阴不足之病，功能培土气敛肺气，达到土旺金生，身强汗止之效，且味甘之药小儿又易于接受喂服。此为吾多年研制之方，对单纯之小儿汗证效果明显，百益无一损，可广为用之。

（四）湿与瘀蕴结下焦血分，化热阻络之自汗证，仿"蓄血"证用方而治愈者临床诚不多见。此录一例供参考，以拓辨证之思路，用药之门径。患者陶某某，女，48岁。一年前因腰酸少腹痛，小便淋涩难下之后，继则出现汗出不已，医用滋阴之品病益重，腰酸疼痛几乎寸步难移。患者久病一年并不瘦削，面色红润，汗出溱溱，气虚无力，腰痛不能仰，左侧少腹阵痛拒按，小便淋涩，色黄而混浊不清，舌质紫暗湿润，脉细劲有力，诸医束手。由本院同事介绍前来就诊，我断定为下焦蓄血，实多虚少，攻瘀与清利湿热并投，务使瘀血得下，湿热分化，里气一通，表气有和，腰腹疼痛与汗出之主症自可迎刃而解。药用：蒲黄10g，五灵脂10g，旋覆花10g，益母草20g，丹参20g，萆薢15g，川牛膝9g，桃仁10g，大黄2g，土鳖虫5g，蚕沙10g，藕节10g，白茅根15g，生地10g，桑枝

20g。连服二十剂，大便下溏黑之色甚多，腰腹痛出汗之症得以控制，继以调治收功。下焦蓄血证所引起之出汗，临床并不多见，攻瘀能止汗，颇富有中医辨证用药之特色。

降冲纳气可愈久治无效之顽咳

冲脉起于气街，与足少阴经相并，挟脐旁上行至胸中而散。本脉的病候，除所主有关妇科病外，还主气上冲心。《金匮要略》有"……气从小腹上冲胸咽"，用苓桂味甘汤治其冲气上逆之证。基于冲气上攻所致的诸多病症中，咳嗽即为其中之一。我曾运用此法，治愈过诸法无效之冲气挟饮邪上逆之久咳者。对其投以本方结合病情，适当加味竟获得立竿见影之效。本方的适应证为，凡称气从脐下上冲，阵咳不已，咳时头胀目眩，气不得出，查无表证者，便可考虑以降冲为主。虽只记录病案二则，也足以佐证使用降冲一法，为治疗久咳不愈另辟一蹊径，以解医患之所困。

案一、朱某，女，45 岁。初诊：1980 年 8 月 13 日。

罹病于去年秋冬，产后患咳迄今不愈。咳势日渐加重，尝遍中西诸药不效，医皆束手。患者称每当有气从少腹上冲即阵咳加剧，少痰嘶声，咳剧时小便失禁，鼻塞不闻香臭，食欲不佳，面黄肌瘦，语声低微，病已一年有余，苦不堪言。诊其两脉沉细而数，舌边尖淡红，少苔。证属寒邪郁久化热，下虚上实，冲气不降之咎也。

桂枝 10g，茯苓 10g，五味子 6g，炙甘草 6g，桃仁 10g，冬瓜子 24g，蛤粉 18g，旋覆花（布包）8g，香附 10g，当归 9g。五剂。上方服后诸症大减，既效方药，毋庸更张，原方继服五剂即愈。

点评：本方主苓桂味甘以降冲镇逆而治下，冬瓜子、蛤粉、桃仁以清肃肺金燥热而治上；香附、当归调气行血以治因产后久咳导致气血之逆乱。一年有余的顽固性久咳，服本方十剂获愈。

案二、章某，男，56 岁。初诊：1980 年 12 月 17 日。

素有咳哮之宿疾，病入冬感寒之后，气逆上冲，终日阵咳，胸闷气憋，痰难外排。每日清晨必呕吐甚多痰水，彻夜不能入睡。医投止咳平喘之剂，半月来毫无寸效。诊得脉滑，舌质淡白，少苔。此乃胃中痰水为冲气攻犯之故，法宜降冲以治其本，消痰利水以治其标，守《金匮要略》苓桂味甘汤化裁。

五味子 10g，茯苓 15g，桂枝 10g，炙甘草 10g，沉香 3g，法半夏 10g，旋覆花（包）6g，罂粟壳 8g，紫石英 20g，陈皮 10g。

点评：主苓桂味甘以降冲逆；半夏、旋覆花、陈皮以消利胃中之痰水；沉香、紫石英温纳肾气，协苓桂味甘以镇逆纳冲；罂粟壳敛肺止咳，以缓咳嗽之急迫，仅为治标之设。服五剂后，咯出白色稠痰甚多，胸闷咳喘亦随之而减。再守原方七剂即愈。患者有咳喘宿恙，肺脾肾三脏皆为之虚惫不足，此次咳喘虽愈，需长期精心调治外，饮食起居也应多加注意。

古方今用疗顽疾浅识

《金匮要略·痰饮咳嗽病脉证并治》篇："问曰：饮何以为异。师曰：……饮后水流在胁下，咳唾引痛，谓之悬饮……脉沉而弦，悬饮而痛……病悬饮者，十枣汤主之。"

古人所谓悬饮，据脉证而推与西医所指的胸膜积液十分相似。十枣汤为峻泄之方，虽然为治悬饮而设，证之临床，用于泄逐胸膜积水见长，但若用于治疗无通道出路的胸膜积液似无必要，当以《三因方》之控涎丹更为适宜。以往接触此类病的机会不多，因此对十枣汤、控涎丹的使用经验比较茫然，近接收一例经西医确诊为胸膜积液的患者，经治而痊愈，始对古方的疗效深信不疑。

患者周某，男，47岁，干部。因患前胸闷痛不适，每当起卧则可听到胸胁间有漉漉水流之声，到县医院医治。经胸透摄片检查，诊为胸膜积液。医生告之须抽出所积之液方能缓解症状，患者问道，抽出积液此病是否才有治，医告曰，抽出积液只是权宜之计，须找出产生积液的病因，针对病因治疗，若病因不除，胸膜仍渗液积聚，还要再次抽液。周某闻之恐惧，出院求治于予。诊其脉沉紧，舌苔白润，体质不衰，嘱其作仰卧姿态，果能听到清晰的如囊裹水辘辘之声，殆即《金匮》所称痰水留积胁下之"悬饮"证也，于是试用"控涎丹"利痰泄水，方用甘遂，大戟，白芥子各等分焙干研细末。每服三分，一日二次，温水送服。此方患者共服药十三天，一切症状全部消失。患者告称服药期间大小便基本正常，此病虽服药十三日，费资当时仅用去贰角七分，竟愈此顽疾，且无任何痛苦，医者病者皆十分欣喜。

后曾为患者治疗的西医同道，向我提出一个饶有风趣而我却难以解释的问题，云"周某所患已被确诊为胸膜积液，排除积液不论中医西医都是要采取措施的，只是方法不同而已，腹腔积水，使用峻剂泄水药后水液可通过二便排出。但胸膜积液，如囊裹水，没有出水的渠道，水将从何排出，请予解释以启茅塞"。我只得勉为其难混作答曰："胸膜之所以积液，可以肯定的是其本身发生了病变，我们中医对脏腑生理的认识是：肺居高原，职一身气之运行，调节水液之代谢，人一旦受六淫外邪所侵或七情内伤之害，气机受阻则可出现胸胁闷痛，水液代谢失序，则易停聚胸膜之间为害，水血津液皆为阴性之物，所以能周身运行，内可滋养五脏六腑，外可濡润四肢百骸，全赖阳与气的蒸化推动。聚于腹腔者为水，量多体大，必借二便之通道泻之利之。积于胸膜为液，量少体小，渗之散之即可，不必借助水道也。汝之排水用针管吸放，不仅效速，且可目睹水液抽出，然未能消除病因，水液必聚而再积。吾专用中药，不仅使所聚之水液渗而散之，且可改善病灶及周围环境，抒发其功能，达到症状消失可不再发生，这点可从服药长达十三日之久就不难理解了。中医治本故收效缓，西医治标故见效速，这样解释不知汝满意否。"其实所作上述解释是否妥帖姑且不论，就我从事中医临床五十余年的实践来看，除能够掌握的中医知识和技能外，对于病理演变的复杂机制和中药在体内与疾病斗争的微妙作用知之尚少，我国的中医药学，确是一个取之不尽用之不竭的伟大宝库，我们一定要认真学习，努力发掘更多更好的方药为人类造福。

一例哮证的三次异治纪实

古人云："喘证多虚，哮证多实。"诚然，虽非绝对如此，然从喘哮之病因病机来讨论，喘证之虚系由实而转入虚途，患喘者大都四十岁左右之人，因患久咳或哮证不愈，因由肺病及肾而形成本虚标实。哮证以青少年最为常见，标邪虽急，而肾气尚未见虚，故有完全治愈的可能性，故虚证难疗，实证较为易治也。

然一般哮证病程，时间不长者，如能针对病因，给以及时治疗，当然效果良好。而有些青少年得此病后，一年之中多次发作，或一月之中要发作一、二次，个别的患者每夜都要发作一次，西医说是"过敏性哮喘"，所谓"过敏"，即患有哮证之人，稍感受外感或内伤，便立即发作。像这些"过敏者"，自有他"虚"的一面，肺虚脾虚为主要原因。《黄帝内经》云："邪之所凑，其气必虚。"因此实中兼虚之哮证，其病因与病机是多变的，以刻板式的方法去治疗这种病，是难以取效和根治的，有很多得了哮疾多年难愈，终至转入喘疾而危及生命。

有一罗姓男青年，20 岁，合肥某厂工人。1983 年春得哮疾，初期用西药治疗，或效或不效，延至 1984 年夏，经常发作不休，症状亦趋严重，经人介绍前来诊治。形疲气急，喉中痰嘶响鸣，痰白，面容青晦，汗出如雨，语言断续，不思饮食，脉细迟，舌苔白滑。西医诊断为"过敏性哮喘"，中医辨证为肺气亏虚，寒痰阻塞肺俞，肺气有升无降，急则治标，用宣肺温阳涤痰之法。方用麻黄5g，炙甘草3g，杏仁10g，猪牙皂2g，制南星9g，白芥子9g，紫菀10g，法半夏10g，细辛3g。以此方为基础随证加减，共服五十余剂，已能控制反复发作之局势。守"缓则治其本"意，用六君子加化痰之品调理脾气，希杜绝其痰饮之来源。计半年哮证未发，一切尚好，因母亲去世，不免操劳哀伤，再又过多食荤腥之物，哮证又发，除喉中痰嘶兼咳，气急汗出外，不思饮食，胸脘痞满，大便不通，脉细数，舌根淡黄，仍投宣肺降气清痰之方，投药二十余剂无效，我为之窘甚，几至无法可施了。穷及病因之后，认为胸脘痞痹，大便不通，舌根苔淡黄，乃系腑气不通，肠胃中浊垢攻冲于肺，肺气不得下行，肺与大肠表里同病也，急投釜底抽薪之法，泄肠胃中之积滞，兼投肃肺消痰之方。药用大黄4g，枳实15g，莱菔子15g，川朴15g，杏仁10g，葶苈子10g，苏子10g等，投三剂后，大便通，胸脘舒，哮大减，继以原方少其剂量，续服十五剂，哮全停止。又一年后入冬之际，喉中又有水鸡声，喘兼哮，痰少难咯，每于夜间病情加重，脉细数，舌质淡红，根部有白腻苔。脉舌症合参，必须清宣肺中之痰热，使上焦得宣，痰热易出，则哮证可愈。药用麻黄4g，石膏20g，杏仁9g，甘草3g，桑白皮10g，葶苈子10g，射干10g，川贝10g，僵蚕10g。服上方十剂后，喘哮大减，痰易咯出，接服三十剂，哮得止。

　　从辨证施治体会：本例患者三次用方差异是针对病因病机而施用的，因此可以理解"过敏性哮喘"发作之原因是多种多样的，由此可见，罗姓之哮喘大发作前后三次，发作之症状皆是以哮喘气急为主症，从客观看投方用药出入不大，其实三次发作皆为其特有病因所引起，如机械地投方用药，实难见效。患者三次不同病因而使三个不同方法，这是中医所谓

"同病异治"之辨证特点。首次辨证以"寒痰阻塞肺俞"为依据，用三拗汤加涤痰降逆之品而取得近期疗效，控制了哮喘之大发作。此法确系寒痰深伏肺俞，复感风寒为诱因之喘哮疗治之佳法，功能宣肃肺气，温解寒凝，涤逐痰涎之阻闭，只要药证符合，无不立竿见影。二次辨证以脾气郁结，胃肠积滞，痰浊上冲，以致肺气不能下行，喘哮又作，终以小承气加消导痰滞之品，通其腑气，导其痰滞，因肺与大肠相表里，肠腑清则肺气可降，咳哮乃平。前人有用大黄治哮之经验，是有一定临床价值的。三次辨证以久寒化热，形成标寒内热之病机，治疗喘哮之方法又当改弦易辙，用麻杏甘石汤加清化肺中之痰热，肃降肺气之品，使标寒得解，肺中痰热得清后，并能够顺利排出，肺气不阻而下行，则喘哮自止。本人临床经验，凡标有寒，内有热，或喘或哮，或喘哮并作，苦于胸闷痰滞难咯等，可用麻杏甘石汤为主方，随证加味，患者服药三至五剂后，胸闷渐舒，咯痰较易，喘哮即可减轻，屡用屡验。

疏木培土可解大便深绿之谜团

青绿色大便多见于幼婴脾土虚寒者，经过治疗便可恢复正常颜色。成年人大便呈碧绿色如鲜果菜叶样之干燥粪便，时历半年以上者，在临床上实属罕见。现将我曾治疗的案例记录如下。

1980年6月诊一李某，女，40岁。患者面黄无华，称舌尖发麻，大便碧绿（青色之深者）色如鲜果菜叶样且干燥难解，时有呕恶，两脉沉弦，计有半年以上的病程。虽曾求治多处，病情一直无改变。少见之病，必有其因，我思忖良久，决意以疏木培土，化脾经痰浊，泄心经伏火之法消息之。

防风9g，石菖蒲8g，苍术15g，川连2g，炒白芍10g，甘草5g，僵蚕10g，法半夏12g，枳实10g，桂枝8g。此方初服五剂，粪便转为青黄色且易解下。舌尖已不麻，呕恶止。患者以为病愈而停药，孰知停药三日后，粪便又变成碧绿色，舌尖又发麻，再服原方，诸证又愈。李某接受前次停药反复之教训，坚持服上方二十多剂，一切如常人矣。

点评：肝在五行属木，在五色为青。大便色碧绿，干结难解，舌尖发麻，病必涉及肝心脾三脏。面色无华，时欲呕恶，脉象沉弦，乃脾土虚弱，肝木乘土之候，脾愈虚而木愈乘，乘陷不伸，大便从木化而为青绿色；木郁化火，脾不运津，津被火灼，炼而为痰浊，循太阴少阴之络窜于舌，故舌尖发麻。方中桂枝、防风、苍术、甘草可疏木培土升陷；法半夏、石菖蒲、僵蚕化泄痰浊；黄连、甘草可泄少阴伏火。病久且深，方虽对症取效甚速，然欲铲除病根，须有一定的治疗时间，才能彻底治愈。

化饮行瘀捕捉深藏胃中之"奸"

陆某，男，成年人，干部。患噫气频发不已，胃脘膨满不适，有时噫气不能畅出，散于胸中，即觉胸背两腋下及胁肋间气满，堵胀难受。病已有半年之久，屡服中西药不效，我亦曾为之用过旋覆代赭汤，四七汤等和胃降逆诸法，也无明显效果。一度曾去外地检查治疗，同样失望而归，患者无奈又重返我处求治。症状如前所述，脉弦并疾，舌质淡红少苔。仔细观察面容，发现双目下有一隐约三角形瘀斑。这一发现使我对病情有了新的认识，给治疗开辟了新的途径，目下的隐约瘀斑，可能就是本病的症结所在。于是排除各种迹象之扰，对目下瘀斑的形成之因进行研判，认为目下瘀斑是胃中伏饮与瘀血交结不解而形成。伏饮与瘀血结留胃脘，阻碍中焦的气机升降，气不下行则上逆，故噫气频作。脉弦为饮邪内伏指征，治当改弦易辙，从通阳化饮，活血行瘀，降逆调气方向治疗。

桂枝 15g，白术 20g，茯苓 15g，川芎 9g，红花 9g，当归 9g，干姜 5g，焦山栀 9g，九香虫 15g，月季花 12g，佛手片 15g，姜半夏 9g。

本方服五剂后，噫气大减，胸脘顿觉舒畅。原方去山栀之苦寒，恐久服伤中，又连服二十剂，噫气痊愈。称奇的是，双目下三角形青晦色瘀斑亦随之消失。

点评：此例病案的治愈，从中获得了以下两种体会。一是噫气之病不完全是胃气上逆所致，如不仔细辨证，单纯取和胃降逆通套常法，用于其它病因致噫者，只能是隔靴搔痒，无济于事。关键是要抓住致病之因，才能针对病因作出消除病因的治疗方法，要敢于跳出常规的束缚，才能获得理想的效果。这是我们中医人，口中常说的"治病必求其本"之警语，应作为案头的座右铭谨记之。二是从治疗的效果来看，诊断为伏饮与瘀血交结是致病之因，是准确无误的。但何以在以前的治疗中，医生就未能从这方面去考虑呢？以致将这么一个简单的疾病拖延了半年之久。这恰恰是给我们提出了一个必须引起重视的严肃问题。一般来说，医生在诊治常见和多发病时，多只按常规去考虑问题，沿用常法去进行治疗，往往忽视不易引起我们注意的一点或一处症状或现象，去思考是否为本病症结之所在。而这些被我们所忽视的征象往往就是诊断该病非常重要关键之所在，本案的教训就在于此。饮与瘀对患噫气病来说，已是越过了本患致病的常规范畴。特别是瘀血在这一类疾病中很难引起医者的注意。而患者双目出现的隐约难辨的对称性三角形斑块，也是很难让人联想到它与本病的关系。我也是从该病久治不愈的压力下发现了这一异常现象，并从中受到启发，再把病人的弦脉进行联系，恍然悟出胃中停有伏饮（弦脉主水饮）与瘀血（目下隐约紫斑）互结，是引起噫气之因；伏饮与瘀血阻塞中焦，气机不降而上逆为噫是果。这样分析病因病机就比较清晰合理了。对证进行治疗，效果自然会很好。这种情况，可以用中医常说的"独处藏奸"术语加以解释。这个"奸"正是匿隐于看起来与疾病毫不相干的胃中"饮瘀"，医者在诊断中会轻易放过，竟使病魔逍遥于医药捕捉之外长达半年之久。

温中理气重方可愈胃肠虚寒诸疾

我偶尔翻阅 1980 年第 1 期《辽宁中医》杂志，对"温中理气法在消化系统疾病中临床运用"一文，颇有兴趣。该文阐述了使用附子理中汤合木香顺气汤治疗"胃窦炎"（胃脘胀满、纳谷不香、食后痛重、时而嗳气、喜温喜按）；"慢性非特异性溃疡性结肠炎"（腹痛腹泻及便中有黏液和脓血）；"胃、十二指肠溃疡病"（每日均有胃脘痛、空腹尤甚、少量吐酸、胃痛以夜间为重）；"胃肠神经官能症"（苦于腹胀不适、肠鸣亢进、纳谷不香、腹部柔软无压痛、肝胃检查均正常）。四种慢性病，若按现代医学的观点，这四种截然不同的疾病，无论是从病因病机、诊断和治疗方面，都是互有差异，不可能用同一种方法进行治疗。但经过中医的辨证，只要同属于脾胃虚寒、气机不利者，其临床表现均有：神色疲惫、肢体乏力、少气懒言、纳差无味、口淡不渴、脘痛腹胀、嗳气吞酸、畏寒喜暖、便溏或泻、舌淡苔白、脉沉细无力等，均是温中理气的适应证。文中称此类脾胃虚寒证的患者，皆是久病不愈，经用此法治疗后，效果颇为满意。

上述四种不同的病种，是在临床中会经常遇到且并非特殊的慢性疾病，但治疗起来往往会很棘手。回顾我们在门诊中，患有上述疾病来求医者，比比皆是。所投的方药也不例外温中理气之类方药。按说方药是对症的，但收效却不够理想，原因何在？疑窦难解。通过学习这篇文章后，使我受到很大的启发，找到了问题的症结所在。关键的问题是，药量不足，无力战胜病邪的猖獗之势，给病邪有负隅顽抗的机会。虽然有时获得病症的暂时缓解，但终因无力去瓦解病邪的固阵，必会让残部复聚，卷土重来。反之，如果能药量充足，一鼓足气，彻底摧毁病邪所筑之坚垒，效果可能会好得多了。究其原因，可能是我们这些人受传统用药思想影响太深，保守求慎的心态禁锢既久，缺乏敢闯敢试的精神。除此之外，未能要求病人坚持治疗，以病愈为度，也是重要的原因之一。

兹简择原文中使用主药附子、干姜的用量及坚持长时间治疗的概况于后。虽未窥全豹，也能见其一斑。

近几年来对胃窦炎的警惕性很高，有人认为，本病常可导致胃癌。实践中所遇多例均用中医治疗，效果颇为满意。

一、胃窦炎

周某，女，50岁。二年来纳谷不香，胃脘胀满，食后痛剧，时而嗳气，腹痛喜温喜按，面色稍苍白，舌质淡苔薄白，脉沉细无力。证属脾胃阳虚，寒气壅滞，法当温中理气。

熟附子20g，人参15g，炒白术20g，干姜15g，木香15g，砂仁15g，青皮18g，草豆蔻15g，炙甘草19g。

以上方为主，每服十剂后，休息五天，在不服汤药时，服附子理中丸。遇有症状变化，可随症加减。该患者按此方法治疗六个多月，诸症大减。钡餐检查，胃窦炎已基本治愈。

二、慢性非特异性溃疡性结肠炎

主要症状：腹痛、腹泻及便中含有黏液和脓血，西医效果不佳，既往中医治疗本病，多用柔肝止血，或健脾利湿法。

许某，男，26岁。一年前始见腹泻，每日稀便三四次，便中混有大量黏液，便后伴有腹痛，痛时以脐周或左少腹为重，入夜疼痛转频，面黄消瘦，言语低微，动则气促，苔薄白，两脉细弱，以温中理气法治之。

熟附片 20g，人参 20g，炒白术 20g，干姜 15g，木香 15g，砂仁 15g，青皮 18g，草豆蔻 15g，炙甘草 9g。

此方连服七十剂，大便渐趋正常，每日一次软便。唯腹痛时作时止，又嘱服附子理中丸和人参健脾丸，经治九个月终告痊愈。

三、胃、十二指肠溃疡病

宫某，男，24 岁。二年前钡餐透视为十二指肠球部溃疡，每日均有胃脘作痛，饥饿时痛重，食后缓解，少量吐酸，胃痛常以夜间为重，来诊时少气懒言，精神不振，舌质淡苔白，脉细无力，按温中理气法治疗。

熟附片 15g，人参 20g，炒白术 20g，干姜 15g，木香 15g，砂仁 15g，元胡 15g，草豆蔻 15g，炙甘草 10g。

每日一剂，并用肉桂 5g，研极细末，分两次随汤药早晚吞服，方中加元胡行气止痛，肉桂可散寒止痛。连服上药二月之久，诸证大减，尤以夜间已除，自行停药。嘱其再钡餐检查，除十二指肠球部稍见变形外，余皆痊愈。

四、胃肠神经官能症

胃肠神经官能症为全身性疾病，是由高级神经功能紊乱所引起的胃或肠的功能性障碍，出现胃肠分泌与运动功能紊乱，但无器质性病变。临床上此疾病求治者甚多，服中药后之一二次即愈。

李某，男，49 岁。半年来纳谷不香，腹部不适，肠鸣腹胀，余证不显。苦于胀满而多方求治，经检查，肝胃肠正常，大便亦无异常，来诊时腹软无压痛，稍膨隆，扣之全腹呈鼓音，肠鸣音亢进。舌苔薄白，脉沉细。仍用温中理气法。

熟附片18g，人参15g，炒白术20g，干姜15g，木香15g，砂仁15g，青皮15g，草豆蔻15g，炙甘草5g，莱菔子25g。

此方连服二十多剂，腹胀已减，改用木香顺气丸和附子理中丸交替服用，巩固疗效。经治后患者感觉腹部舒适，排气增多，食欲改善。

通过对本文的学习对我的最大收获是，在用药的剂量上有所启迪，过去因循守旧，对大辛大热之附子、干姜使用上除回阳救逆外，一般用量都不超过十克。像作者这样大剂量长时期的服用，是他在长期临床实践中探索总结出来的经验，是作者师古而不泥，大胆实践所取得的成果。其次对一些慢性疾病的治疗一定要说服病人，与医者配合坚持治疗，不要症状一缓解或暂时消失，便停止服药，要知道那仅是症状之缓解，真正之疾病尚未痊愈。一定要在有效的基础上继续服药，直至症状全无，病灶消失方为治愈。业医者应晓之以利害，努力去做好思想工作。

浅谈"脉大为劳　脉极虚亦为劳"

《金匮》云:"脉大为劳,脉极虚亦为劳。"黄树曾在他著的《金匮要略释义》中解释说:"脉形阔大而按之无力曰大,脉浮而无力少神曰极虚。"又说:"古之所为虚劳,虚与劳有异。虚由于自然,劳因于有作。譬诸器物,虚者制造之薄劣,劳者使用之过当。劳者精伤而气鼓,虚者气馁而精微,故劳者脉必大或极虚也。"又谓:"虚有阴阳气血之不同,劳有损伤之殊异。"今人所为虚劳,多指肺痨,实非如此。凡病因涉及黄氏所说"精伤而气鼓","气馁而精微"辗转演变所致的各种极度虚衰疾病,而见脉大或极虚者,皆属于"虚劳"范畴。治疗方法宜遵经旨,"形不足者温之以气,精不足者补之以味,阴阳气血皆不足者,当调之以甘药"。张仲景治病,不但强调辨证,亦很重视辨脉,他认为脉与证两者是息息相关的。参脉可以窥测病理之机转及预后之善恶。因此在他所著的《伤寒论》和《金匮要略》皆冠以"脉证并治"为题,由此可见中医诊断上必须重视脉证合参。

兹举两例"脉大"及"脉极虚"两种不同脉象的虚劳疾病予以研讨虚劳病人的脉象变化,形成虚劳的不同病因及不同的治疗大法。

例一,黄某,女,40岁,农民。

患者八年前因产后大出血不止,幸经抢救脱险,从此身体一蹶不振,日见衰弱,由于农村各种条件所限,多年来虽四处求治,然病情每况愈下,现已卧床不起。患者由其丈夫扶掖来我处求医，见患者头发脱落，遍身浮肿，皮肤光亮，面色惨白，头昏心慌，双腿无力，站立不稳，摇摆不定，声低气怯，进食即感胃脘膨胀。时在初夏，手足寒冷如冰，月经已八个月不潮，舌质淡光无苔，两脉极虚无力，此乃阴阳气血虚极之候。《金匮要略》所谓："脉极虚亦为劳"，正属此类疾病。考其脉极虚之由来，是因气馁精微所致，拟用炙甘草汤加减，益阴以护阳，养血以补气，务使阴阳气血有生复之机，则大命可保，从甘药调之立法。

阿胶10g，附片6g，熟地15g，红枣5枚，党参15g，炙甘草10g，黄芪20g，当归10g，肉桂3g，仙茅10g，酸枣仁15g，干姜6g，生姜3片等出入为方。经过两个多月的治疗，浮肿消净，手足转温，头昏心慌等症明显好转，已能料理自己生活，脉象亦见有力有神，大有气复精充之象，但舌质仍是淡光少苔，入食脘胀，所谓积重难返，病情虽已好转，但仍应继续治疗不能辍药。谁知患者中途停止治疗，半年后获悉因突患高热神昏之疾，就地医治无效而亡，实为可惜！

例二，李某，男，34岁，农民。

患者于三月前始发寒热，继而身出紫斑，胸腹部较多，齿缝溢血，发热不退，面色惨白无华，行动无力。住县医院治疗，经检查确诊为"再生障碍性贫血"。除输血外，以激素类药物治疗两个多月，病情不见好转，反日趋严重，头昏无力，已不能行动。医院已无能为力，建议去苏州血液病医院治疗。病人对西药失去信心，且经济拮据，转投我处寻求中医治疗。察患者颜面惨白，唇无血色，头昏心慌，自汗出，咳嗽痰多，发热不退，稍动则气促不已。查上身紫斑累累，齿缝出血，脘胀饮食极少，舌质淡胖，齿印重，并有白色雪片块状白苔紧贴舌面，两脉浮大无力。经过细致四诊合参，认定此属虚劳重证，一派气阴极虚之险象外露。若不及时调整气血之逆乱，势必导致阴阳离决而告终。《金匮要略》"脉大为劳"，正与此病相合。"脉大者，精伤而气鼓"，换言之，阴血匮于里，元气失恋无所依附而浮游于外也。治疗之法应培土之气以统血，养金之气以固表，取母子相生之意，使血有所归，气有所敛，宗经旨，"形不足者温之以气，精不足者补之以味"，选保元汤全方，在补阴方面只用知母一味。因从本病的临床症候分析，阴阳两者损伤的孰轻孰重的关系来看，阳虚为主，阴虚在次，即我们常说的"阳损及阴"，因而在此时的治疗上，阴虚只需兼顾，不可专事滋润，否则会妨碍阳气的生长。保元汤配知母，乃取"阳中求阴，阴中求阳"之意。且知母配黄芪，还具有更深的含义。张锡纯说"二药同用，大具阳升阴应，云行雨施之妙"，又说"能助脾气上升，还其散精达肺之旧也"。药用：黄芪20g，陈皮10g，肉桂1.8g，党参10g，炙甘草5g，山药20g，当归6g，炒知母9g，焦山楂20g。此方连续服二十剂，已获效，发热退净，面色稍露红润，舌上雪片样白苔已无，舌质淡红有生意，两脉渐敛，能自己行走一里之遥，但齿缝仍溢血。守上方加炮姜3g，熟地9g，枸杞9g，以温养阴血，嘱再服二十剂。后患者再来求诊时，自述病已愈八九，遂嘱续服此方二十剂以此资巩固。

举以上病案二例，意在澄清"虚劳"一病名，绝非特指肺痨（今肺结核）一病，实际涵盖了许多气血精液虚极，导致阴阳紊乱不能相生相依甚至相离的危重疾病。但肺痨也是虚劳病之一。虚劳病的脉象在临床上的重要意义不容忽略，"脉大为劳，脉极虚亦为劳"中的大脉和极虚脉的形态神态业医者应有所体验，了解它们的形神之态后，我们在切脉时，一遇见此种脉搏，再结合三诊所得之症状，就不难判断此疾之病势病程及预后。虚劳病的治疗不仅复杂，有一定难度，且时间很长。在疾病的发展演变过程中固然要灵活应变，但必须始终坚持"形不足者温之以气，精不足者补之以味，阴阳气血俱不足者，调之以甘药"的治疗原则，虽然很危重的虚劳之病，还是可以改善症状，恢复正常生活工作，直至痊愈的。

从"甘勿施于中满"谈起

中药的四气五味，各具不同功能与作用。就五味而论，《黄帝内经》里早就有"辛散、酸收、甘缓、苦坚、咸软"的论述，把药物五味所起的不同作用作了概括性定论。后世医家在长期医疗实践中认识到五味除《黄帝内经》中所认定的作用外，还有更宽泛的延伸，并做出补充为：辛能散能行能升；甘能缓能补能和；酸能收能敛能涩；苦能坚能燥能泄；咸能软能下能清等说法。

五味入五脏能起到益与损正反两方面的作用，这在《黄帝内经》中曾有论述。经曰："夫五味入胃，各喜所攻，酸先入肝，苦先入心，甘先入脾，辛先入肺，咸先入肾。久而增气，物化之常也，气增而久，夭之由也。"此文的释意是，五种不同之味入胃后，被五脏各自所喜之味而吸收。久服之后就能助长某脏之气，这是物质转化的常态。如果不知节控，一味偏嗜过度，反而会走向反面，使某脏之气过盛，因此而产生不良的恶果，以致夭折。古人在长期的生活实践中认识到，饮食中的五味以及药物的五味，适量正确的服用对人的健康有益，对病的治疗有效，若大量长久的偏嗜太过，或不当的服用，反会对五脏造成损害，对疾病产生不良的恶果。

"甘勿施于中满"，是告诫医者对脾为湿困，气机被遏，中阳不运所致的脘腹胀满的病人，慎用甘甜之味的药物，避免具补益缓和的甘药有助湿腻中之嫌，反增胀满之势。可见古人非常重视药物的气味性能对脏腑所产生的影响。可是在当今的中医业界，已渐渐忽视了对中药气味厚薄，五脏之所喜所恶的研究。处方用药不够严谨，章法混乱，一张处方药有十七八味，多则二三十味，好像堆砌宝塔，遍处撒网，这是对自己用药极不自信的一种表现。这种药用混乱，方剂杂投，靠碰运气的心态如何能治好疾病？殊不知一药之错投会影响整个处方的治疗作用，可使疗果大减，甚至造成不良后果。而医者病者，如处云里雾中，不知问题出在何处。

近有一黄姓患者，男，53岁。为人禀性小心谨慎，去年因丧偶感伤不已，从此精神萎靡不振，身体渐衰。今年初夏间常感脘腹膨胀不舒，饮食不馨，四肢困倦乏力，稍为劳动便觉体力不支，病情时轻时重，缠绵不愈。患者就诊于我，除上述诸症外，察其舌面满布白腻苔，脉象细濡，面色淡黄，病因显示脾阳为长夏湿气所困，阳郁不伸，气机不利，拟苦辛温淡法，健脾化湿芳香理气为治。

神曲10g，桂枝10g，生姜4片，砂仁6g，茯苓12g，川朴15g，陈皮10g，苍术10g，干姜3g，藿香9g。

上方是以苓桂术甘汤合平胃散加减而成，服后效佳，颇感舒适。但停药后诸症又复如故，再服再效，如此多次反复。在治疗过程中，一度出现肢冷畏寒现象，考虑是新感标邪之故，原方去神曲加红枣4枚，意在配合生姜调和营卫，嘱服三剂。讵知药后脘腹膨胀加剧，余症亦不见好转，患者心生疑惑抱怨药不对证。我坚持用药无错，嘱再进三剂，可是药后腹胀更甚。幸患者观察思考较为敏锐，他说：前方前后服了十五剂，皆有显效，为何方中去神曲改加红枣后，不仅失去原方的疗效，本已不甚胀满的腹部又膨胀起来，是否是与药味加减有关？听后恍然顿悟，是我违背了"甘勿施于中满"之训，4枚红枣看似无足轻重，但用于脾气久虚，湿气偏盛，气机壅遏，难以宣透之人，营卫未调和谐，反而起到助湿困脾之害，真叫作"成事不足，败事有余"。经患者点拨，嘱再重服前无红枣之原方。说也奇之，一剂后即觉脘腹胀满大减。患者与我甚感轻快。我想这只是临床上用药失察的小错，虽未造成大的后果，但作为一名手握病人生杀予夺大权的医生来说，应从中汲取教训，以小而见大，见微知著，为医者安能不慎之乎。

石决明配附子治疗心脏疾病之心得

诸凡心脏疾患有先天既患和后天继罹之分，脏器病变和功能失常之别。重者可猝死，轻者虽能带病生存，却严重危害病人的健康和生活质量。其中某些先天心脏器质性重病，经西医手术治疗可转危为安，而大量的功能性或介乎器质性之间的心脏疾病运用中医药合理调治，也可以化险为夷。我在临床上经常遇到一些患有胸闷心慌间歇发作，胸胀满且痛，颧唇红紫或面色㿠白，脉律不齐或呈结代者求治。这些病人大多数是经过西医反复诊治，有诊为风心病、冠心病、二尖瓣关闭不全、传导阻滞、窦性心律不齐、心包炎、心肌炎等病。这些病名在中医书籍中是无法查到的，但病人所出现的症状在古今医籍中多有散见，如胸痹、痰饮、心悸、怔忡等。这些病症从中医角度看，有的是心脏自身病变所致，有些是外周环境影响之果。一般都病程较长，体质羸弱，治疗颇为棘手。如果不能得到及时有效的救治，日久必损害心脏实体，造成不可逆转的严重后果。对于这些病症的治疗，历代医家总结了许多宝贵的经验，可资借鉴。我在十多年的临床实践中对这类疾病也探求出一些有效的方法，取得较好的效果，现就运用石决明与附子相伍治疗某些心脏疾病获得佳效的典型案例介绍于后，供同道参考。

胡某，男，31岁，药材公司职工，1987年5月8日初诊。

自述，胸闷心慌，夜难成寐，已经多年久治无效。刻下病情加重，上月去芜湖市某医院检查，诊断为窦性心律不齐，传导阻滞，慢性心肌炎。察患者形容消瘦，面、唇色㿠白无华，胸闷不舒，精神疲惫，萎靡不振，情绪苦闷，纳呆睡眠极差，头昏且痛，双脉沉细而结，三五不调，舌质淡红，布满淡黄腻苔。综合辨证，诊为心气不足，痰浊内阻，气机不利，处方如下：

太子参9g，郁金9g，藿梗9g，橘红9g，薏苡仁30g，法半夏9g，枳壳9g，茯神15g。七剂。

5月20日，复诊。前投芳香苦辛，利痰浊于气分，连服八剂，脉证无好转，唯舌面淡黄之腻苔渐化，应为久蕴之痰浊标邪有所松动，本着急则治标，缓则治本的原则，拟心肾同治，水火互济之法续治。

桑葚子30g，生地9g，附片4.5g，石决明24g，朱茯神15，炙甘草6g，酸枣仁15g，当归9g，党参9g。三剂。

5月25日，三诊。称药后前列之证未见改善，反有心烦火辣之感，脉舌如前，思之良久，方药应属对症，所现不良反应当是剂量不相对称，前方不变，减附片之量为2.4g，冀能阴阳平衡。嘱再服三剂再议。

5月28日，四诊。心烦火辣之症顿感若失，三、五紊乱之脉象有渐趋正常之势，再以调燮阴阳，心肾同治之法缓为调治。

桑葚子20g，女贞子30g，芡实15g，旱莲草12g，生地9g，石决明18g，朱茯神12g，当归6g，酸枣仁15g，党参9g。嘱服三十剂，以观进退。

7月5日，五诊。患者坚持服药一月，效果显著。初诊时一派慢性虚衰和神色萎靡痛苦病容，业已全无，面色红润几乎判若两人。脉象调和，称最使其欣喜的是饮食睡眠俱佳，对治疗的效果十分满意，信心大增，目前唯觉胸中纵隔处偶有隐痛，要求续为调治，爰拟补心丹加减通补兼施。

丹参 10g，柏子仁 9g，当归 9g，五味子 6g，远志 6g，麦冬 9g，生地 15g，党参 15g，茯神 15g，炙甘草 6g。五剂。

7 月 10 日，六诊。胸膈之痛已失，脉应指下少有结象，神气全复，告之若能将息适宜，调治如法，则愈期不远矣。

丹参 10g，酸枣仁 15g，柏子仁 12g，太子参 30g，当归 4.5g，生地 15g，麦冬 12g，远志 9g，南沙参 15g，五味子 4.5g。十剂。

体会：古医籍中所谓"心下悸"，"怔忡"，"胸痹"，"虚烦不寐"，"脉结代"等症已全部包含在此案之中，上述疾病的成因，有因六淫热病后期所遗留，有因七情内伤所引起，有虚有实，虚实互现。虚者心之气营皆亏，实者寒、热、痰、水、瘀作祟，此五者是致病之邪。它们既可独立伤人，更能互相纠结，狼狈为奸。再从五脏间的生理关系、互有联系而论，一脏有病均可累及他脏，如心肾为水火之脏，心肺乃君相关系，心脾又是母子关系等，正因为五脏之间关系密切，一脏患病可累及他脏，故在治疗上一定要从这些关系中找出他们的因果联系，进行调治。本案中因虚实夹杂，治疗大法当以孰轻孰重，孰急孰缓来制定用药方案。初诊时病人胸闷心慌，心烦不寐，不思纳谷，神情痛苦都是痰浊郁阻，气机难运，虚热内扰，神难守舍所致，应先予清除，所谓急则治标。待痰浊一化，虚火宁靖，胸闷心慌可解，神能安定，则心烦不寐可除。待久居之邪溃退，诸多症状消失或改善，再以益气养血来扶正培本。从辨证求因到组方用药应是清晰明了，层次有序。然初投之药却鲜效，思忖良久，忽悟久病之人肝气必郁，难以疏泄则上逆；肾气被夺，阳虚不能蒸发肾水而上济，故选用石决明从镇肝气之逆，使其下潜而归位，用附片以鼓动肾中阳气，蒸发肾水而上济，一寒一热水火相济，一静一动调燮阴阳，两药相伍并行不悖。初用因附片量稍大有助阴火扰动之嫌，故而出现心烦火辣之症，再诊，原方不变，减半附片用量，不良之症状顿时消失。对附子的使用古人早有训诫，回阳救逆宜重，温肾助阳宜轻，诚为经验之谈。二药在方中出现，乍看与治疗此病有不太相关之嫌，其实我在治疗心脏疾患中经常使用之，只要运用得当都能获得很好的疗效。我尝教诲弟子，业医者辨证必须缜密精细，用药及其剂量定要灵活思巧。

老人罹疾，培土固本不可忘

　　《上海中医杂志》1979 年第二期刊载邹云翔教授的一篇"四种常见老年性疾病的防治"一文（摘要）指出"肺气肿大都由气管炎发展而来，中医认为肺气肿不仅在肺，且与脾肾两虚有关，肺虚不能肃气，脾虚不能运气，肾虚不能纳气，此内伤之病常因外感而发作。有时身发低热，痰多，喘促，纳差，这些外感内伤并发症，中医认为是杂感，祛风、降气、清热、豁痰、和胃，必须先顾肾气。还有西医所谓病毒性肺炎，有时患者高热不退，大汗淋漓，胃气呆顿，时有导致心衰甚或迷糊，脉象或数或迟，肾功能亦有衰弱险象。凡此内伤之症，专用清热泻火，治非其法，变化莫测，此与外感之症颇同而理异。内伤不足之病，苟误认为外感有余之病，反而泄之，则虚其虚也。《难经》云："损不足而益有余，如此危者医杀之耳。然则奈何，惟当以甘温之剂补其中，升其阳，甘寒以泄其火则愈。"东垣遇内伤不足之病，用甘温除热，大忌苦寒之药。我们在临床上此类之病屡见不鲜，甘温除热确有大效。有些老年人患肺气肿兼中毒性肺炎较多，用补气益肾汤佐以养心清肺化痰，往往热退很快。白细胞也易降至正常范围，胃气醒复也快，心衰的症状也自然消失。这些炎症用温补以消炎，生化试验竟然得以正常，这是反佐疗法的妙用，很有科学意义"。

　　肺气肿是老年人常见的慢性顽固性疾病之一。患此病者每当气候骤变，寒温失调，或其它原因而反复犯病，出现恶寒发热，咳嗽痰多，喘促心慌加剧，某些体质虚弱者，若医不及时或治不如法，病情迅速加剧，可演变为心肺功能衰竭，危及生命。古今中医贤达，对此病的认识和治疗皆是遵循"急则治标，缓则治本"的原则。这种原则从理论上说，对一个久历临床的成熟中医应该是心中了了。但一接触到病人往往被诸如高热神萎，胸闷气促，咳剧痰多，心悸，心慌等虚实错杂症状，弄得指下难明了。治疗时孰先孰后，孰轻孰重很难把握，难免方药乱投，铸成大错。邹云翔先生一篇经验之谈，文字不多，篇幅不大，却是要言不烦，言之凿凿，读者一目了然。紧紧抓住了本病属内伤之本的纲领，纵有外邪致病之际，标邪势急且猛，固然要急祛之，但本虚之质切不可稍有忽略。殆内伤之病，多为脏腑功能失调，气血亏虚，阴阳失衡，导致正气衰败，丧失御外之力，常被外感而极易发病。不论发病时的病情轻重，病程长短，在治疗时必须要刻刻顾及到保护肾气，这是文中关键性的警语。并就患有肺气肿，宿疾复感外邪，演变成中毒性肺炎者，大胆使用古人甘温除大热治疗方法。痛斥庸医只侧重一个"炎"字，一见高热不退，纵然出现大汗淋漓，甚或出现衰脱险症时，仍恣用清热泻火苦寒之剂孟浪投之，损不足而益有余，大错铸成，以至恶变丛生。邹先生出于医生的良知，以悲天悯人情怀，大声棒喝，勇气可嘉。最后用他从医数十年所积累的实践经验，总结出治疗肺气肿因受外感诱发的肺炎等并发症时，在治疗方法上应以甘温之剂补其中，升其阳，佐甘寒以泻火，竭力反对使用苦寒之剂，重伤老年人本已衰弱不足的保命阳气。并特别指出使用温补的方法，同样可取得消炎作用的科学意义，很值得我们学习、深思。

为了验证邹云翔先生所谈经验之真实、可信，兹将我近期治疗肺气肿内伤外感并发症病案附于骥尾。

朱某，女，65岁，1979年5月22日初诊。体质素弱，罹咳喘病已有十年之久，每年冬春之际咳喘加剧，近因受风寒之后连续发热已二十一日不退，体温恒在 38.5 ℃上下。咳喘气憋，肢凉，西医诊为肺气肿并感染，曾用青链霉素治疗半月无效。两脉虚数，舌质淡红润而无苔。此乃脾肾之阴阳两虚，复感外邪之证，一味解表清热皆非其法，拟滋阴补气为主，清热疏表为辅。

桂枝 8g，杏仁 10g，蒲公英 15g，生地 9g，炒白芍 9g，瓜蒌皮 9g，黄芪 9g，炙甘草 3g，桑白皮 10g，附片 4.5g。

效果：两剂后发热退净，咳喘亦减。

体会：患者素有肺气肿之恙，现连续发热三周不退，又兼咳喘胸闷肢凉，曾用消炎之青链霉素多日不效。就其因果病机而论，病者久患咳喘，体素阴阳亏虚，再受外感之侵，确系"内伤外感并发症"。若单纯侧重于"炎"症和发热的一面，忽视了顾护正气的一面，虽用抗生素治疗，难以获效。中医治疗若只重视清热解表，忽略护本的重要性，也是舍本求末，很难取得捷效。本案所用之方选桂枝汤以解表，蒲公英、桑白皮清热外，更以生地、黄芪、附片补益阴阳。本方具有混合辛甘、甘温、甘寒之复方，起到很好的治疗效果。通过此案的治疗和取得的显效，我们不仅领会兼印证了邹先生文中所说的宝贵经验，同时从中受到启发。"外感内伤并发症"并不局限于肺气肿一病，沿此思路，应举一反三推而广之，大胆去实践去探索，运用到正气虚衰之人复受外邪所侵的诸多疾病中去。

附邹云翔自制《补气益肾汤》：黄芪 18g，人参 9g，冬虫草 9g，北沙参 12g，淫羊藿 12g，川贝母 4.5g，橘皮 3g，橘络 3g，丹参 9g，远志 9g，生炒薏苡仁各 9g，煎汤代水。（在肺气肿炎症发作时，遇肺小泡破裂形成肺大泡，痰声哮吼加射干、麻黄散风热、消肿毒，有一定疗效。）

小量大黄推陈致新之临床效应

《本草》云："大黄味苦，大寒无毒，主下瘀血。荡涤肠胃，推陈致新，通利水谷，调中化食，安和五脏。"清·邹澍在论大黄条下云："仲景用大黄，每谆谆致戒于攻下，而于虚实错杂之际，如柴胡加龙牡汤，鳖甲煎丸，风引汤，大黄䗪虫丸等方，反若率意者。今人则不然，于攻坚破积则投之，不遗余力。而凡涉虚者，则畏之如砒鸩。殊不知，病有因实成虚，即一证之中有虚有实，虚则宜补，实则自宜攻伐。若撤其一面，遗其一面，于是虚因实难复，实因虚益猖，可治之病变为不治。"最后又说："大黄实斡旋虚实，通和气血之良药，不但以攻坚破积责之矣。"邹氏对大黄之功用了熟于胸，阐发入微精细。学习邹氏之论，检讨一下当今中医对大黄之功用，实用价值及运用范围是如何认识的呢？我以为多数只局限于擅长攻坚破积荡涤宿垢方面而已，真正能领悟到如邹氏所涉及的高深境界者可能甚少。就推陈致新一语，已明确指出人体中所产生的一切陈腐之物，不仅仅致人于病，同时也破坏了新陈代谢的机制，阻碍了人体必需的新生物质的生长，使人身体虚羸。因此急需清除，即所谓推陈，疾病可愈，虚弱可复。如果我们看到患者体虚不支，防其生变，盲目施补，就会犯虚虚实实之戒。这里就涉及到因与果的认识问题，因陈腐之物积聚，致病属因，因病致虚属果。譬如原本富庶之地，物阜民乐，因遭匪寇长期作乱，百姓受害，民生凋敝，难以生存。政府发放钱粮，抚慰饥民，所发财物，重遭匪劫，民越贫，匪越獗，看似济民，实为助寇，匪患不除，民无宁日。因此应急除匪寇（推陈），再助民富（致新），这里所述的民众贫困，是因匪患所致，匪患是因，民贫是果。厘清因果关系，对邹氏所说的"推陈致新"就有了透彻理解了。就我对大黄认识和运用，之前还停留在荡涤腑实的层面，很少考虑和运用到更多方面，尤其是对于它具推陈致新作用，思之很少用之几无。近几年，由于在临床上遇到一些无法解决的疑难棘手问题，不得不寻求古训助我解围。重读邹氏之书，细细揣度大黄一药的推陈致新作用，令我大彻大悟。果断地推而广之运用到多例极其复杂的疾病之中，竟收到满意的效果，使我笃信前人的宝贵经验不欺我辈也，只恨自己读书太少，学习不精，特举病案一例，供参考。

李某某，女，30岁，农妇，1978年8月15日初诊。

三个月以来，腹满胀痛，月经错乱，先后参伍，常有浊水如污渍状漏下，头昏纳少，中脘隐痛，大便溏而不实，日必二至三次，舌淡红苔白，脉细弦。历经多处医治不效。四诊合参，诊为湿热内蕴，由气及血，气血乖张，虽病之体弱，必有陈宿之积作祟。治当推陈致新，法宜动不宜静，药宜走不宜守。

大黄2g，薏苡仁18g，益母草12g，夜明砂9g，白豆蔻6g，藿香9g，赤芍9g，菊花9g，粉甘草3g，七剂。

9月1日复诊。缠绵三个多月淋漓污渍色经水已止，纳谷已馨，稀溏之便已能成形，小腹胀痛大减，病已向愈。唯劳累之后仍有赤白带下。血瘀廓清，肠垢将净，湿热之邪固宜清利，重点仍在血分。

茯苓15g，薏苡仁18g，金银花12g，益母草12g，大黄2g，粉甘草3g，赤芍9g，丹参9g，夜明砂9g，四剂。

本例患者所罹之病，虽然不是严重病证，从月经淋漓呈污渍色漏下三月，大便稀溏，一日多次，伴腹满胀痛，也迁延三月以上，屡医不效，身体羸弱等诸多病症观之，诚是颇为棘手之恙。此时就临床症状分析，既有月经淋漓，腹满胀痛之妇科疾病，又有大便稀溏，一日如厕二、三次，伴有纳差，中脘隐痛之消化系统疾病。两种不同系统的疾病缠于一身，且淹滞长达三月之久，应如何处治？若从妇科经血漏下而论，当治漏血为急，胶艾四物虽为治漏止血之常用方药，但对久泄不止之病症只会有害无利。反之若投六君平胃益脾止泄，对经血久漏不止又有何益？既有投鼠忌器之嫌，又有顾此失彼之虑。这就要医生仔细辨证，找出两种不同疾病同时交集出现的病因，从而本着"治病必求于本"的原则拟定方药，取得一箭双雕的效果。综合分析本病的成因皆是湿热内蕴，气失畅顺而致血脉阻滞，瘀血不去，新血焉得归经；湿热不化，积滞宿垢留于胃肠，纳腐传导怎能复职。病因查明，治则应运而生，使用推陈致新之法，推陈就是使用适当的"下"法，即"留者去之"之义。这就不要考虑二者俱是漏泄之症，再用下法有悖常理之戒了。方中除了使用清化湿热药物外，加入小剂量大黄不以攻下为目的，而是借其斡旋气血，达到推陈致新的效果，来安和五脏，调畅气血。通过对本病治疗和所取得的佳效，益信大黄在中药方剂中之作用十分广泛，不可小视，应予以重点关注。同时也提醒我们，多读前人书籍，从中吸取养分来充实提高自己，古人云：书到用时方恨少，事非经过不知难。切记！切记！

肿瘤治疗勿伤生生之气

近二三十年来，罹患各种肿瘤疾病之人群尤多，在经西医传统方法治疗后，求得理想疗效者又甚少，其毒副作用之大，负面效应之多，生活质量每况愈下，多数病人在不到一年的时间内，不是原灶复发就是多处转移，只得再次继续传统方法治疗。大多数病人在一两次的治疗后，已面目全非，形体衰败至极，生存率一减再减，有的被反复放化疗折磨地生不如死。这种流水线式的传统疗法带来的弊端，现在医学的权威专家们也认为是造成癌症患者在很短时间内高发及转移的原因。因为手术治疗是肿瘤治疗的首选，虽能迅速去除病灶，但术后容易复发转移。放疗是利用高磁辐射线作用于生命体，是生物分子结构改变，达到破坏肿瘤细胞的目的，但肿瘤细胞容易转移复发，因而难以根治。化疗是将药物经血管带至全身，人体内细胞无论是否善恶，都会受到破坏，因此化疗在控制肿瘤细胞的同时，对人体的毒副作用较多。这三种传统方法虽能暂时去除肿瘤，但对于癌细胞的复发，或者病灶转移，却始终束手无策，这种所谓流水线式的传统方法值得反思的。

余常见诸各大报纸，翻阅许多医学期刊，发现当下对肿瘤的治疗有许多新观点，新方法。诸多专家学者论述出了沉积多年的内心话语，认为肿瘤的治疗应"消灭与改造并举"，"治疗肿瘤必须攻守兼备"，"手术、放化疗也可能致癌"，"抗癌，一场打不赢的战争？"，"三分之一病人是被治死的"等等。阅读这些报道后，使我联想起并及经本人治疗的一些肿瘤病人真实经历，也有上述报道之同感。

从现实临床来看，肿瘤病即是一种常见的慢性病，与其他慢性病并无两样，如慢阻肺、慢性肾炎、糖尿病、高血压及一些结缔组织性疾病，也应该是长期的规范化、个体化、精准化去治疗。从某种意义上说，一些肿瘤疾病的预后并不比上述几种疾病差，这就要看你如何对待及怎么样调治了。因肿瘤病人复发率高，生存率低，经治疗后的毒副作用大，生活质量差。只要一提到癌症就如同见到了恶魔，遇见了猛虎，神情立刻失色，精神马上崩溃，如大难临头，掉入了万丈深渊，再加上医生的严厉话语，与查出肿瘤前简直判若两人，病人从此一蹶不振。其身体的免疫系统受到无情的摧残，代谢内分泌也立马发生变化，许多病人就这样被吓倒了，所谓三分之一被吓死的，就是这种原因。接踵而来的就是传统的手术及放化疗的流水线式的治疗，使本已伤损不堪的形体再次受到摧残，抗病免疫系统又一次次地遭受伤害，在"杀敌一万，自伤八千"玉石俱焚治疗法则中，人体正常细胞也受到大量杀伤，即中医所谓之防病、御病能力之正气无情地受到伤害。现在医学认为，当骨髓及免疫系统受到破坏后，使得残存的肿瘤细胞有可乘之机，导致肿瘤细胞不断再生。另一方面，由于肿瘤患者之抑癌基因本来就低下，而经放化疗的治疗后，对普通正常细胞又产生了破坏作用，故容易引发肿瘤之再犯或转移，使之卷土重来。一旦进入这样的恶性循环，病者又能维持多久？三分之一被致死的也就不无道理了。

现在西方医学及国内肿瘤的顶级专家们，也在反思这种治疗之成败，希望从中吸取教训，找到更好的治疗方案。就目前来说，一致意见还是在如何通过增强机体自身免疫系统来攻击癌细胞，而不是采用对细胞有毒杀作用的化学物质直接杀灭细胞，并且开展根据每个人特点的个性化精准治疗，将是有效治愈癌症的出路。或在提高机体抗病免疫能力的前提下，使其对肿瘤细胞的遏制及肿瘤的围堵，不让他们在体内再生及发展，致使其"改邪归正"，或只允许其原地不动，不允许其异地乱串；或只允许其生存，不允许发展等带瘤生存的治疗方案。实际上许多与瘤共存的人们，在未查出体内某部位的肿瘤时，他们无痛无痒生活地很好，且这些肿瘤还不知在体内生存了多久，它也未构成对人身的伤害，这不是人瘤共存的最好诠释吗？设若不经那种流水线式的传统方法去治疗，不去破坏他们的自身免疫系统及代谢内分泌系统，而采取扶正祛邪，攻补兼施，增强自身抗病免疫能力之中医中药的个体精准化治疗，他们会生活地更好，生存率会更高。我国著名肝病专家，汤钊猷院士经过多年发现手术放化疗与癌胞转移之间存在一定关系，《自然》《科学》《癌症》等国际权威刊物上也屡屡出现抗癌副作用的报道。如2007年美国科学家发现患乳腺癌小鼠在服用化疗药物阿霉素或接受放疗后，一种信号蛋白立刻吹响"集结号"，指挥癌细胞向肺部迁徙。沿着"副作用"线索顺藤摸瓜，研究者发现在癌症分子靶向治疗领域十分热门的抗血管生存药物，其实也是双刃剑——短期抑制肿瘤周围血管生存，长期反促癌细胞扩散——这种治疗方式往往只能让患者生命延长几个月。种种迹象提醒研究者，常规癌症疗法好似一只"潘多拉盒子"，在利与害之间，医生究竟如何选择？汤钊猷说：十五年的肝癌转移研究给了他不少启示，癌症既是局部病变，更是全身性疾病，是生活环境，癌细胞体内微环境和人体之间相互作用的结果。因此行之有效的抗癌方式应该是一边消灭肿瘤，一边从免疫、内分泌、神经、代谢等角度综合干预，调变肿瘤，最终令残癌细胞改邪归正。他特别强调在"驯化"肿瘤方面，中医药无疑

"技高一筹"。(摘文汇报2009年10月14日)

从这段文字之表述可以看出，当代西医已觉察到对肿瘤那传统流水线式的方式应从新思考，更加优化，既治疗了肿瘤，又保护了身体，或驯化使其改邪归正，或和平共处带瘤生存。本人虽不专事癌症病症之诊治工作，但每次门诊总有一些肿瘤病人求治，他们大多为西医流水线式治疗后来诊者，或手术未放化疗者，或年事已高，又是晚期患者，有经查出后放弃西医之传统治疗，而专程求治于中医者。来诊病人之肿瘤不同，症状各异，且年龄、性别、身体状况、神色形态等千差万别。中医向来就是本着个体化的辨证论治，求病因，探机理，而选方择药，除注重其局部肿瘤治疗外，更注重整体之调治，每人一方，绝无雷同。且一周半月随服药后之变化及临床出现的症情而有方药之调整。中医中药之辨治主要在助其不足，泻其有余，或攻补兼施，或先祛邪后扶正，或先扶正后除邪，刻刻顾护正气，以保生生之本，务使阴阳调燮，气血活泼，五脏和谐，六腑通畅，使被伤损之正气逐日恢复，发挥其御邪抗病，围堵扼杀肿瘤的目的。

余宗其旨，守其法，慎其用。故在这些年的肿瘤治疗中，所获得的疗效十分满意，其中有一例肺癌带瘤生存近二十年的年近九旬老翁。有肺癌两次手术并伴支气管胸膜瘘，经治疗后非但未见转移，且支气管胸膜瘘也已痊愈，生活质量亦如常人的女性患者。有肝癌术后经治疗，现已七年未见复发及转移，且形体康健，生活质量颇佳，宛如常人。一些如脑部肿瘤，乳腺癌，颈淋巴瘤，胃癌、肠癌等术后皆于调治后达到了十分满意的效果。中医治疗肿瘤的理念，本人认为，扶正为本，攻邪为标，扶正一定要个体精准治疗，勿以一方统治诸病，或温阳益气，或滋阴养血，或两补脾肾，或阴阳兼顾，或脾胃双调。

攻邪也应从疾病之具体症情出发，千万避免集苦寒清热解毒消癥化瘀，及寻觅近年来见诸报道之抗癌药物而堆砌为方，也应配合扶正之法去清化宣透，散寒理气，芳香化浊，活血逐瘀等法，达到气血通调，纳馨寐香，脘腹舒泰，神情愉悦之效果。如此能坚持治疗，使逐日裨益之正气去抗击扼杀围堵残存的肿瘤细胞，何患体之不健，病之不减。此如同强盛之国，万民皆兵，加之国防、公安、武警发挥其强大的震慑之力，少数不法分子、流寇歹徒，也只得被老实监控，接受管制，无以骚动为害，时间一长，从善者有之，归正者有之，消亡者有之，这不是最好的治疗方法吗？

再者，还有一种无形的免疫杀伤剂，即精神之恐吓，神情之焦虑，而致肿瘤患者终日郁闷沮丧，长此以往处于"谈癌变色"、"罹癌即亡"的生活环境之中，这种状况对治疗十分不利，再好的药物也达不到理想的疗效，一定要将他们从这泥潭中拯救出来。告诉他们肿瘤并不可怕，也就是常见病，多发病，慢性病，比其他一些慢性病预后可能还要好。且要过好每一天，一定要心情愉悦，配合治疗，提高生活质量，适当锻炼，不要总想那些不愉快之事。人生在世就这么几十年，消亡是不可避免的，也没有什么可怕。如果他们能从这种消沉抑郁的环境中解脱出来，对治疗、对预后大有好处，能去掉这被吓死的三分之一，再加上被治死的三分之一，中医治疗肿瘤的效果不知要胜过那西医传统疗法多少倍。

腹水证治杂谈

徐洄溪云："胀之为病，有气胀，有血胀，有食胀，有水胀，有鼓胀……"等，又云："腹胀之证，虽在形体，实内连脏腑"，此等病"千头万绪，最难调治"。现代医学诊断之肝硬化腹水症，殆即徐氏所谓气、血、食、水、鼓胀之类。病人一旦肝硬化形成，腹水之出现，诚如徐氏所言之病机、病理千头万绪，病因包括气血运行之乖异，水液通调之障碍，脏腑功能之失调……。像这类疾病在初、中期的发展，到晚期的加重，一直到不治死亡，每个病人都要经历过各种不同的治疗，患者不但经受了病痛之折磨，精神上还长期困扰在痛苦与忧伤之中。肝硬化腹水证是以腹水为突出症状，这是医者与患者所共同关注的中心问题，在治疗上的成败也在于斯。治疗方案皆围绕着形成腹水的各种病因、病理变化，有针对性的立法遣方投药，以消除腹水之潴留为急务，因为水不去，胀满何以消失，病机何由逆转，这是毋庸置疑的首要任务。因医者谨四诊，慎八纲，用八法去辨证论治，去探究源委，根据病情之需要，确立使用一法或几法综合运用，如寒者温之，热者清之，虚者补之，实者泻之，本虚标实者补消同用等，只要洽合病机，对证用药，方可与病有济。然此类病证正虚邪实，久病之下往往阴病及阳，阳病及阴，腑病及脏，气病及血，病程较长，机理繁杂，体质已尪羸至极，多数病人正气已不足以支撑。医者对待这些患者，在诊断上特别要小心翼翼，查明病史以及病程治疗经过情况等，在理、法、方、药方面，更不能粗枝大叶，见病治病，见水逐水，套用成方，对号入座。考肝硬化晚期出现重度腹水，可以说绝大多数是濒于死亡的边缘，以套用成方，对号入座的方法来处理这类极其危险的疾病，这是医生之所不取，即使侥幸得效，症状有所好转，也只是暂时缓解，绝不能持久和稳定。我们见到许多医者对腹水之治疗，抱着舍本求末的态度，热衷于"有水必逐"，水去了，意味着这阶段的治疗任务也就算完成了。其实盲目逐水之后，看似消除了病邪，实却又伤害了一次正气，这样的治疗是永远完不成任务的，因为在每次强行逐水之后，不久腹水将会再出现，而且每况愈下。因此医者治疗腹水病人，是仅以消除腹水为目的，还是找出形成腹水的成因而治本，是两种截然不同的治疗方法。查逐水之剂，也是治疗水气病（包括肝腹水）不可缺少的方法之一，并不是一概禁用。只能在病情需要和治疗需要时方能运用这一祛邪方法，但是决不能不顾虚实长期滥用而伤残正气，导致病情日益恶化。沈仲圭老中医深有体会地说（见1983年，7期，辽宁中医杂志）："1966年前，我院曾和北京协和医院协作，临床研究门静脉性肝硬化治疗规律，我院组成治疗小组，笔者任副组长。深切体会用峻下法治疗肝硬化腹水，后果极差，并有虽用峻下剂仍不得泻的。"因此鼓胀之病，朱丹溪《格致余论》所言最为恳切。他说："医不察病起于虚，急于取效，病者苦于胀急，喜行利药，以求一时之快，不知宽得一日半日，其肿愈甚，病邪甚矣，真气伤矣。"杨慈云亦深有感慨的说（见《肝硬化腹水证治》一书）："以个人三十余年之临床经验来看，对肝硬化腹水症经治人数也不甚少。十年前，对治疗本病的认识是专求速快，不顾善后，见胀用消，见水即攻。病人希获一时的松快，个人也觉得是一条好的经验。所以一见本病就取单方，验方，效方，只要脉证相似，毫不过细考虑，就将这一类方药拿上来了。结果幸而治愈的，都是正气不虚，体质强壮，能驾驭消导攻利之剂，所以获得一些疗效，缓缓而愈。其因治疗不当的，则认为体质虚弱病重，药不及救，命该如此，与医无关。"杨慈云敢于自我批评，以"初生之犊不怕虎"的反躬自问精神，在不断临床实践中，从得失两个方面吸取教训，明确利害关系，是值得我们学习和深思的。关于"攻坚"剂之运用，也不能掉以轻心，无原则的滥用或长时期的使用也是贻害无穷。它与逐水剂是两把双刃剑，用得不好，后患无穷。古人有谓"攻之不当，痞散为臌"之告诫。这是指肝硬化早期，医者见有痞结之存在，见坚就削，不顾病情之错综复杂，概施攻坚之品，重如水蛭、虻虫，轻如三棱、莪术等，结果是事与愿违，症结不但未消，气血却已受损，水液调节代谢功能因之紊乱，就这样足以促使腹水之早日出现，所谓"痞散为臌"是有道理的。其次是腹水减轻期或近于消失期的肝硬化的治疗，更是一件值得注意的问题，这个时期也是正气初复之时机，百废待兴的好苗头，医者要抓住这大好时机，全面调治，适当配合活血化瘀之品，冀其机体渐渐恢复，以气血流畅为治疗目的，不能以攻伐肝之癥块为主要大法。否则"斧入柴中，不能自拔"，造成两败俱伤，症结丝毫未动，腹水迅速又起，这叫作"虚虚之祸"。胡源民老中医，语重心长，从经验中所得告诉我们说（见 1983年第 4 期，辽宁中医杂志）："对于肝脾肿大，肝硬化，古往今来，其方剂药物不胜枚举。我们曾试用鳖甲煎丸，大黄䗪虫丸，膈下逐瘀汤及丹参、三棱、莪术、土鳖虫、鳖甲等药物，疗效不够理想，且多不宜长时或普遍应用。如有的引起心悸，心慌，结代脉（丹参，三棱，莪术）；有的出现胃脘不适、恶心、食欲减退（大黄䗪虫丸，土鳖虫，鳖甲等）；还有的出现血瘀加重，肾脏受损如血尿，腰痛等副作用。"杨慈云也说："使用攻法的原则，不是一定要使用'峻下剂'才算是攻。我们临床使用疏肝，行气，活血，化瘀，软坚，利水等法，也就是攻的含义。不必拘泥于大戟、芫花、甘遂、巴豆、二丑始为攻水；槟榔、枳实、青皮、大黄方为攻气；三棱、莪术、虻虫、水蛭才算攻瘀也。"这段话充分体现了《黄帝内经·素问》上所说"坚者削之，留之攻之，结者散之，客者除之"的用药基本精神，不能刻板机械地去理解古人的治疗法则，盲目处方用药，误将有治愈可能性的肝硬化腹水病人，反而推上因用药不慎而导致恶化的边缘。

当下此病日益增多（大多以慢活肝发展而成），死亡率不断上升，是因治疗上又精少粗多，方法单调，无的放矢。面对着日益增多的恶魔，作为医者敢不敢去应战，全要看我们所筹划的战略战术，能否抗衡。古人说："知彼知己，百战不殆"，我们确信肝硬化腹水一病，固然相当严重，难于调治，但能去粗求精，细心认真地去辨证施治，伏其所主，先其所因，用药不能仅求速效，一味逐水和攻坚，而应从久病缓图与标本缓急立法，才有希望将这些与鬼为邻的病人拯救过来（除真脏败坏者外）。

本人从事中医临床工作五十多年来，对此病的诊治不多，没有治疗经验可谈，此仅将过去经治的病案作一记录，谈点心得体会，供后学者们参考。

一、章某某，男，54 岁，住合肥市，干部。患者于 6 年前曾患过黄疸肝炎，经过诊疗后，当时症状消失，治疗亦随之而中断。次年又出现轻度黄疸，就医治疗，症状不久便消失。到第三年秋末，一度因疲劳及心情不畅之后，常被脘胀纳少、恶闻油腻之物、面黄无力少神等种种病情所困。再到某医院检查，肝脏质地稍硬，诊断为"早期肝硬化"。患者自悉是"早期肝硬化"病后，精神突趋紧张，求医心情更切，但是愈抓紧医治，病情却愈走下坡路，很少有起色。到了1982年夏天，终于出现腹水，蜘蛛痣亦随即出现于胸、面部。中医，西医，单方，验方皆已尝试，而腹围是越来越大。当年初冬在报纸上获悉，某地某某医院对治疗肝硬化腹水症疗效显著，治愈率高达75%。患者欣然赴至某某医院住院接受治疗。住院病号大部分都是从各地来的腹水病人，病情有轻有重，治疗用药是以中药为主，其他药物为辅。病人每天服中药一剂，观察腹水之轻重，每隔三、五、七天服"逐水剂"一包，由大便泄水三、五次，腹水很快见到减轻，如腹水再起必又再泻，以不使腹水猛增为准。住院病人治疗方法皆大致相同。据章某谈，"逐水剂"成为住院患者依赖的神丹妙药，必不可少，否则腹水必将猛增，医院对消除腹水唯一方法就是以此逐水，其实早已种下不堪设想的恶果。章某某共计住院7个月，腹水时增时减，疗效极差，其他同住病友，亦多如此，根本看不出什么75%的治愈率，患者都是面面相觑，无言可说。章某某只得抱着失望的心情，怅然若失回到合肥。1983年2月9日，在附院又延中医治疗。患者面容憔悴，脘部膨胀，腹水明显，小便少，饮食差，神疲无力，语言声低，舌苔淡白，脉虚弦。辨证为中气大虚，虚多实少，当以照顾中气为主，辅以行气利水之法，药用益气补中之芪、术；养血疏肝之归、芍；行气利水之陈皮、香橼、沉香、益母草、大腹皮、肉桂；健脾助运之谷芽、鸡内金、干姜等加减为方，前后计有七诊，服药将近五十剂。初治尚可，再服便有中满不适，欲吐之感，小便更少，腹水益多，非得逐水剂再用不可，大便畅泄之后方能轻松几日，但精神日益疲惫。患者又失去治疗信心，我却无能为力，中止来诊，以后情况不明。

按语：章某某之腹水形成，系于六年前患黄疸肝炎失治之后为前因，以久病正虚，自不待言，当腹水初起时，如能细心辨证施治，探本求源，调治得宜，医者不以见水逐水，见胀消胀为前提，曲尽病机，遣方用药，耐心守方守药，轻度之腹水是可以消除的。而对病体气血运行之乖异，脏腑功能之失调，可以得到部分甚至全部恢复的可能。不幸的是，章某某从前期治疗之失策，不仅长期使用逐水剂，同时也长期服用大剂量苦寒清利攻坚克伐之品，如扁蓄、瞿麦、大腹皮、槟榔、三棱、莪术、茵陈、白花蛇舌草等，大伤中气，损耗脾元，脾失运化之功能，纵有神丹入胃，药何由运，虚何由复。自忖我为其所立之法，所用之药，为何不见寸效，反增胀满欲吐呢？应归咎于久服克伐之品，以致酿成"虚虚"之祸。预后不良可以肯定。前车之鉴，后事之师。

二、李某某，男，60岁，住肥东县，大队干部。5年前患黄疸肝炎，经医治后，黄疸消失，其他症状亦随之逐渐减轻，因没有根治，病根一直是在隐匿之中，每当出现有肝区不适或胀痛时，常以"老慢肝"往返于医院之间，年复一年。于1983年秋天病情突变，腹部渐渐胀大，到秋末腹大如抱瓮，行路气促。同年10月底在附院延中医治疗。患者年已花甲，久病缠绵之下，体质较差，面黄唇色暗淡，腹水明显，小便短少，饮食不多，大便溏，胸、脘、腹部苦于胀满，脉虚弦，舌苔淡白。辨证为脾肾阳虚，水气不化，投实脾饮加减，药用：附片8g，干姜6g，白术20g，枳壳20g，茯苓30g，泽泻20g，大腹皮15g，砂仁4g，益智仁10g，神曲15g，当归6g，肉桂5g，川厚朴15g等前后以此方为主，共服中药约六十余剂，腹水基本控制，胀满若失，饮食增加，大小便正常，精神转佳。

患者自以为病愈，停服中药。1984 年春，患者突又再现脘胀甚，腹部似有水起之势，饮食不思，来附院治疗，据了解系因父子口角之后所引起，从四诊所得亦符合"气胀"诊断，当即为拟疏肝和脾为方，药用：厚朴花 10g，合欢花 10g，月季花 10g，白蒺藜 10g，柴胡 5g，苏梗 8g，香附 9g，绿梅花 10g，麦芽 30g，白术 10g 等，多以轻可去实之意，嘱服十剂。二次复诊，脘胀腹水随即消失，再服十剂，以资调治。

按语：李某某，腹水初起未曾用过攻逐伤正之品，脾之运化转输功能未受到戕害，虽然年高病久，经过对症治疗后，腹水能够获得逐渐消退，再度因气恼后复发，又得疗效，原因是具备了两个较好的条件。1. 脾肾阳虚型的腹水病人，较其他型的腹水病人治疗时效果要好得多，因为这型病理和病机复杂性要少，用药两难性亦少，我以健脾温肾，化气行水之法为主，便能见到良好效果；第二次因气郁而反复，我改投轻可去实之疏肝和脾法，亦获得立竿见影之显效。如此所谓"气胀"者而用前之健脾温肾，化气行水之法，不但不效，必将导致气滞水留之病变。这就是我们所常说的辨证论治先决条件。2. 因脾气未受到攻逐之剂之损害，中运功能尚可，与章某某因长期服用攻逐之药，脾元伤残，脾不运药有异。脾能运药这一理论是治疗慢性病必具条件之一，不能忽视。

三、杨某某，男，61 岁，山东人，农民。患者嗜酒，十年前患过黄疸肝炎，因限于经济条件，治疗断断续续，以致未能根治。1983 年入夏后，出现轻度腹水，因患者有个弟弟在合肥工作，故来肥投亲行疗治之方便。1983 年 11 月 17 日，在省立医院检查记录摘要："巩膜无黄染，面部及胸部毛细血管扩张及蜘蛛痣，腹软，肝脾未满意触及，有移动浊音。"超声检查结果："肝区较集低小波。"拒绝住院治疗。11 月 19 日转延中医治疗：患者形瘦面苍，身材矮小，面部赤丝缕缕如蟹爪纹，胸部亦然，腹水明显，小便短少，大便如常，饮食减少，舌质鲜红苔黄垢，两脉细弦而数。辨证为湿热壅塞中焦，水气通调失畅，以致血瘀络阻。为拟清化湿热，利水祛瘀，调气血通络阻一法，药用：益母草30g，鸡内金10g，半边莲30g，大腹皮30g，川朴15g，海金沙16g，香橼皮30g，白术15g，茯苓皮20g，苦参15g，炒黄连5g，丹参20g，土鳖虫5g，广木香10g，黄芪20g。嘱服七剂。

11月27日二诊：为了顾护肝阴，上方加白芍15g，生地10g，又七剂。12月5日三诊：腹水开始消退，尿量渐多，其他症状尚稳定，但脉、舌、苔如前未有变化，湿热之邪伤阴阻络之候急待清理，药用：鸡内金10g，泽兰30g，枫果30g，半边莲30g，苦参20g，川连5g，广木香10g，香附10g，黄芪30g，防己20g，丹参20g，藕节16g，马鞭草20g，大腹皮20g，茯苓皮30g，白茅根30g，川朴花20g，炒白芍15g。七剂。12月13日四诊：腹水已不明显，脉、舌、苔皆有改善，患者因久离家园，思乡心切，取药十六剂回山东。1984年3月底，患者又从山东来到合肥复查，据述自服最后十六剂中药以来，腹水基本消尽，饮食尚好，大小便正常，但肝硬触知，蜘蛛痣仍有，腹水虽消失，危机仍伏。我当据实相告，希继续认真治疗，以防可能反复。

按语：此病如此严重，只以短暂之时日对症治疗，能获得腹水之消失，说明本质不差，正气未伤，且未曾长期服用攻逐之剂再损脾元。因此，以脾能运药，病因虽复杂，疗效却满意。

四、周某某，男，45岁，住长丰县下店，农民。因腿肿腹胀，纳差无力等症在合肥市第一人民医院住院检查，诊断为："乙肝，肝硬化腹水，脾亢……"等。1983 年 9 月 22 日就诊于中医，患者面色晦暗紫黑，目珠黄，腹水明显，大便溏，小便如柏汁，饮食大减，舌质红润，苔黄厚，脉浮滑。辨证为湿热挟瘀壅阻于中焦，气血失调，脾肾阴阳皆虚。罹此病症不久，正气未衰，取"急则治其标"意，主以和中通络，清化湿热为法，药用：海金沙 12g，鸡内金 8g，川连 5g，茵陈 60g，苦参 20g，广木香 10g，香附 10g，云苓 16g，泽兰 20g，川厚朴 18g，白术 20g，益母草 18g，赤小豆 30g。每日一剂，每剂水煎分早、中、晚三次服，嘱取十二剂。10 月 4 日二诊：脉舌如前，目黄渐退，大便仍溏，腹水已消其半，应予乘势利导。药用：半边莲 30g，丹参 20g，枫果 3og，苦参 20g，川连 5g，茯苓 20g，大腹皮 30g，白术 24g，川朴花 20g，泽兰 20g，丝瓜络 10g，香橼皮 20g，女贞子 20g，生地 18，益母草 30g，鸡内金 9g，茵陈 20g，白鲜皮 15g。又十剂。10 月 28 日四诊，与 11 月 8 日五诊，这一段时间所表现的症状是：舌质红微干，黄厚苔已转成白腻苔，脉弦，面色稍转红润，腹水虽日见消退，但中虚阴伤，湿热尚有深伏之势，两诊用方不变，只于某些利水药酌减其量，以防阴伤之故，再于方中加养益肾阴之黄精，益脾之山药等，每诊皆取药十剂。11 月 18 日六诊：目黄不见，腹水几乎消尽，面色转红润，饮食大增，惟脉象细疾，舌质红润苔薄白，此乃脾肾之气阴不足，拟方善后，以资巩固。药用：山药 20g，云苓 20g，女贞子 30g，车前子 16g，生地 10g，炒白芍 16g，马鞭草 16g，黄精 20g，月季花 16g，丹参 30g，白蔻仁 3g，鸡内金 9g，南沙参 30g。二十剂。

按语：周某某起病前后只三个月，病程虽不长，已暗露脾肾两虚，本虚标实之象。我使用急则治标之法，不是不顾虚实而浪用攻、逐之猛剂，而是以清化湿热通络化瘀之重剂为前提，泻中寓补，消息相机行事，稳扎稳打，随证加减用药。前后就诊六次，只服中药不到一百剂。虽未用过逐水峻剂，也同样收到水消胀除的效果，而且病情相对稳定，原因道理何在，足以深思。

五、张某某，男，40 岁，住肥东县高刘集，农民。原有"慢肝史"，虽然每年不断治疗，未得根治。于 1982 年 10 月出现腹部胀满不适，曾在当地经过中西医医治，效果不好，以后近半年里腹水日益明显。1983 年 5 月 26 日初诊：患者腹大如箕，小便短少色黄，大便或溏。面部有蜘蛛痣，饮食大减，精神困倦，舌质嫩红无苔，脉象细数。辨证为湿热羁留，络脉阻痹，气阴大耗，虚中挟实，虚不胜邪，病情颇重。为拟益气和阴，清利湿热，兼事搜络一法试服，药用：白茅根 50g，泽泻 20g，黄芪 30g，车前子 20g，泽兰 20g，益母草 15g，丹参 20g，鸡内金 8g，冬瓜皮 30g，土鳖虫 6g，通草 8g，赤小豆 30g，防己 16g，生地 16g。嘱服六剂。6 月 9 日二诊：药已对症，腹围已见缩小，小便量增多。上方生地改为 20g，加丝瓜络 9g，瞿麦 30g 以加强益阴利水，通络之力，又十剂。此病治疗约为三个月，治疗始终以益气养阴，清利湿热通络为法，共服中药约八十余剂，腹水基本消失，以后情况不明。

按语： 此病案与周某病案在病因上皆以湿热为标邪，在病理上亦具有相同之处，而在病机深处则有邪多虚少，邪盛虚多之异，因此在治疗过程中，虽多从阴虚为本，湿热为标而立法用药，自有轻重、缓急之不同。周、张之腹水皆以消失，达到殊途同归的愿望。至于以后病情之如何发展，很难预测。但像这类阴虚挟湿热，导致气滞血瘀的腹水病，治疗的效果往往是很不理想，因为要补益气阴必有碍湿热，清利湿热，亦必有伤气阴，用药既两难，中病又何易。如仅以简单诊断，草率从事，见水便逐，不顾病情之复杂，邪正之消长，峻烈攻逐之剂入咽之后，势必造成气血、阴阳、脏腑生理功能更加乖异逆乱，导致邪正两败，玉石俱焚，终至不可收拾而后已。

六、叶某某，女，49岁，家庭妇女。患者寡居多年，向有哮喘之病，每年入冬必犯，天气转暖自行缓解。唯独1983年入冬以后咳哮加剧，痰白黏难咯，随即胸闷气急不能平卧，日夜只能靠在床上，喉中有痰声，脘胀难进饮食，腹部亦肿胀如鼓，头面亦浮，两腿漫肿，按之没指，皮肤呈紫暗色，扶之灼热，唇色紫暗，小便点滴色黄，脉浮虚滑，舌苔白腻。辨证为肺气本虚，痰浊中阻，水热互结，三焦失宣，病情危笃。拟补虚泄实一法，药用：黄芪30g，赤小豆30g，泽兰20g，枇杷叶20g，南沙参30g。煎药每日一剂，分二次服。另用控涎丹每服0.6g，一日服二次，开水送下。第一次服控涎丹后，到夜晚共泻水样便三次。次日仍按原煎剂与控涎丹原剂量再服，又共泻稀溏粪便四次，余无不适，头面之肿开始消退，气促稍平，小便量逐渐增多，精神尚可，已能平、侧卧床。方药既效，补虚泻实之法宜乘势再进，不可失此良机，仍以五日为期，方药、服法与往日相同。治疗七天后，腹水几乎消尽，唯两腿仍肿，皮色仍光亮紫暗，按之微有热感。嘱再服控涎丹剂量减半，煎剂药与量皆不变，继服十七剂，腿肿全消，气平喘定，大便亦正常，完全恢复如昔。

按语：此病案不是肝硬化之腹水症，本不应列入本文讨论，虽然病理病机不同，但中医对治疗"水气"一证无不从肺、脾、肾入手，辨证施治亦超脱不出"补虚泻实"这一准则，水饮病如此，水肿与鼓胀亦是如此，只不过是应如何根据病情需要，去做出正确的诊断，合理的治法，故特录此非肝硬化腹水病案以佐证之，我在治疗此病时，因病情需要并不排除使用逐水剂之控涎丹，并以补虚泻实之法，补攻同用，以达到邪去而不伤正的目的，药证相投，迅速见到良效。然治疗腹水症并不是禁用攻逐之剂，必要时攻逐之药诚为治标陷阵之急先锋，发挥其主导积极作用。但只可暂用而不可久施，用法是先补后攻，或先攻后补，或攻补同用。全在视具体病情而权衡之。叶案因肺虚是本，水气是标，故采用攻补兼施，因症状之逐渐减轻而控涎丹量亦随之减少，以中病即止为原则。通过此病之治疗，更说明逐水剂仍是医治水气病时不可缺少的一法，问题是要正确对待，把辨证准确合理使用，和不晓机因见水就逐且长期使用者区别开来。

方药运用

五积散之临床运用

《局方发挥》之五积散一方，共有十八味中药组成，初看庞杂而乱，临床似无可取，其实本方用药调理分明，杂而有序，综合方意是以麻黄汤、四物汤、二陈汤以及平胃散等方加减组成。功能外祛客袭经络之风寒，内和气血，通调痰湿血瘀之凝聚。凡感受风寒之后，未能及时散解，以致标邪由经入络，经络不和，气血运行功能失调，引起臂、腿、腰、背、筋拘作痛，关节疼痛及流痰肿块等症，如能对证投之，皆有显效，惜今之医者，每每忽视此方，今特举数例，以彰其功效。

例一、县车站李某某于1971年突然两腿僵硬筋脉强急，寸步不能行，不红、不肿、不疼、亦不痒，略有恶寒之意，舌苔灰白脉浮缓。诸医不识何病，抬来我院门诊求治，症状如前所述，病已两日。我根据症状脉舌表现，诊为寒湿袭入三阳之络，络脉为之阻塞，筋骨为之不用，肌肉为之顽痹，故突然出现上述症状，投以解表、燥湿、活血之五积散，一剂知，二剂已。次年夏该病又发作，症状如前，复投五积散二剂，效如桴鼓，今已五年余，重未复发。

例二、1984年初夏，皖北界首县汽车驾驶员马某某，男，27岁，在同年春末因驾车长途行驶，日夜兼程，突遇整夜大雨，路阻车停，遍身雨淋衣湿历经三小时之久，次日回家后，即发寒热身痛病，经治旋愈。约二十天后，突然两下肢无力，行动须要别人扶持，有时两大腿抽筋作痛，不久两臂也无力，不能上抬，如遇天气变化则大腿拘紧疼痛，且强直不能忍受，甚至呼号啼哭。但在天气晴朗之际，手足尚可短暂活动，腿亦不觉疼痛，曾就医于当地，月余未效。因马某某的姐姐在合肥工作，故来合肥就医。经安医、省立医院多次检查皆确诊为"重症肌无力"，用新斯的明当时有效，药力一过病症如故。失望之余，最后只得求治于中医。某老中医认为症属"重症肌无力"病，因遇雨受寒所致，当属脾肾阳虚，寒湿入络无疑，为拟温经散寒、补肾健脾一法，药用：桂枝，制川草乌，炒白术，独活，生芪，仙灵脾，陈皮，薏苡仁，泽泻，补骨脂等，服上方二十剂后，不但病不减反而腰痛频繁，四肢更加痿弱无力。又更某医，用药与前医大致相同，服药五剂，亦无寸效。旋又经人介绍来我处医治。初诊时 1984 年 4 月 22 日，患者身体瘦弱，四肢冰凉，两腿肌肉稍萎缩，软弱无力，行动困难，大腿筋骨又见强硬不灵，两臂下垂不能举起，穿衣进食皆须别人帮助。两脉沉细附骨，舌质淡白，苔白如霜，时有恶心，小便色如米泔，手心烦热。细思以患者之脉、舌、症合参，认为前医用药不谬，为何无效反而病情加剧，其原因何在。穷其根源，恍然大悟，因前医只知一味温里，忽略了苔白如霜风寒外客之标邪仍在，未在温里剂中加入表散之药，失察了小便如米泔，手心烦热，乃寒湿之邪又将化热之机，纯用温里是顾此而失彼了，无怪药不中病，实乃治不如法，致将该病证之关键处未能纳入辨证之中。我以五积散加减为方，取其外解表客之风寒，宣通寒湿阻络之痹闭，兼透泄其由寒湿久郁化热之病机。药用：蚕沙 15g，麻黄 3g，白芷 10g，丝瓜络 16g，桂枝 10g，法半夏 10g，苍术 9g，炒黄柏 8g，桑枝 30g，川朴 10g，枳壳 10g，茯苓 18g，陈皮 9g，炒白芍 8g，僵蚕 10g，地龙 15g。嘱服五剂。二诊时病大为减轻，但脉、舌仍无变化，药已对症，毋须更方，再服五剂。三诊时手足能动能行，大腿筋痛消失。后以此方为主随证加减约五十余剂，病愈回家。

例三、一农妇，30 岁，开始发冷发热不已，右臂隐痛，三天后臂痛处之肌肉逐渐肿起坚硬如皮革状，面积有小碗口大，皮色不变，抚按之觉微热酸痛，影响右臂活动，脉弦紧，舌苔淡白。予谓此属"流注"初起之病，急宜和营卫，调气血，消痰化瘀为法。投以五积散作汤剂水煎服，每日一剂，又在患处涂以玉枢丹，三剂后寒热净，五剂后肿块消失疼痛亦止。

小青龙汤加减的临床应用

小青龙加石膏汤及小青龙汤去麻黄加附子，二方皆为仲景方，前出自《金匮要略》，后出自《伤寒论》。考小青龙汤本为外感风寒，内有停饮而设，《伤寒论》云，"伤寒表不解，心下有水气……小青龙汤主之"。"表不解"指恶寒身痛表实而言；"心下有水气"指夙有寒饮内停之咳喘，心悸等证。小青龙汤是发汗蠲饮，表里两治之方，凡内有寒饮而造成喘咳的患者，即使无表证之寒热身痛亦同样取得良好效果。但是素有内停寒饮之病人，随着正气之强弱，气候之变迁，饮食之差异，往往病机亦随之而转化，临床症状表现却有大同小异之处，病人咳喘是突出的大同处，病理转化出现小异的兼症时，是在使用该汤时一大关键处，加减得当效如桴鼓，否则疗效不显。咳喘患者乃属常见之病，特别进入冬季时发病较多，年老人尤其如此。如属久病体弱之患者，必素有伏饮内停，一旦外感寒邪，外邪又触动伏饮，于是咳喘发作或兼表证，按脉症投以小青龙汤则治愈可待。而对有些患者从症候上符合小青龙证，但用小青龙汤却无效，原因何在？问题是着眼于大同之咳喘，忽视了某些小异之兼证，也是辨证用药不足的地方。如患者久咳久喘，口干，痰厚难咯，胸闷气急，膝凉不温，脉浮细滑，舌质淡红苔白，此虽外邪内饮相搏，但久寒热化，病机已有所变化了，如一成不变地去用小青龙则无效，或使痰更难咯出。若在小青龙基础上加石膏一味，寒温并进，水热俱蠲，这就把小青龙汤在使用上搞活了。使用小青龙加石膏汤辨证要点是：口干，痰厚难咯（或微有黄稠色），舌质淡红等热化的特有症候，因此石膏之加入，正是恰到好处。

另《伤寒论》小青龙汤方加减法有，"……若噎者，去麻黄，加附子一枚，炮"。我对这条加减法的体会是，小青龙去麻黄加附子在临床上未曾用过，而以小青龙原方不动再加附子却是我的常用方剂。适应证是：久患咳喘之人，大都皆有寒饮内停，如患者阳虚不甚，肾气尚充，投以小青龙汤祛寒消饮自可见愈。如素有伏饮，年高阳虚，阳气虚则不能鼓动正气，托邪外出，此时虽用温化水饮之小青龙汤亦无能为力矣。喘咳兼阳虚者，其症候有咳甚或喘，痰清稀味咸，四肢清冷，洒淅畏寒，脉细紧，舌苔淡白，饮食无味等。应于小青龙汤原方加附子以外祛标寒，中消水饮，下固肾气，使小青龙汤在温化水饮时，更有画龙点睛之妙。1985年冬，我因一连几次出诊，感受寒邪触动伏饮，旋即洒寒微热，咳甚微喘，痰色清稀味咸，投以小青龙汤服五剂未效，咳益剧，几无宁时，肢凉如冰，不敢起床，西医诊断为肺部感染有炎症存在，注射青、链霉素七天，亦未见寸效，病症如故。因思素有伏饮，加之阳气本虚，式微不足之阳焉能鼓邪外出，急投小青龙原方加附片6g，药服三剂诸症消失。

一张胃病特效方——仓陷甘芍汤

某妇患胃痛，曾延某医治，次晨其夫以妇病咨询于我，据云服某医药后反而痛甚，满床乱滚，呕吐不已。余以盲目求医，自造后果，因此医实为当地骗人之庸医，也即"读方三年，便谓天下无病可治"之医，嘱其以后应引以为戒，许其可以一剂止痛，其夫信余之诺。翌日，扶妇就诊，诊毕，我颇有悔意，信口于前，如失效于后，则未免冒失，人将讥我与前医，笑五十步与百步何异。只得曲运神机，开一张必胜不败的药方，稳住阵脚。

按语： 神疲面黄，中脘阵痛，不可以按，按之则痛甚，呕吐黄水，脉舌亦无重大变化。此痰热蕴遏，寒热互结，胃失舒缓，气机不调，亟拟苦辛通降，泄痰热，解郁结为治。

瓜蒌皮3钱，焦山栀3钱，藿香3钱，粉甘草1钱，蒲公英（炒炭）4钱，生姜3片，黄连8分，煅瓦楞5钱，乌贼骨3钱，生白芍3钱，玫瑰花2钱，制附片2分。

服一剂，痛果定，乘胜再追。

复诊按语： 痛势已减七、八，尚觉气攻背胁，昨夜不欲饮食，舌苔黄腻。

煅瓦楞5钱，焦山栀3钱，甘松3钱，降香3钱，焦山楂3钱，制附片8分，藿香3钱，陈皮3钱，九香虫7分。

此方连进三剂，已全无痛感。

考当下胃病之恙—经胃镜检查，大多为慢性浅表性胃炎、十二指肠球炎、胃窦炎、胆汁反流性胃炎、腐蚀性胃炎、感染性胃炎、嗜酸性粒细胞性胃炎、萎缩性胃炎或伴肠上皮化生等等。但由痰热内蕴、寒热互结、气机不调者颇多。临床所见其疼痛发无定时，或胀痛兼作，口干苦，喜饮，或中脘畏寒，嗳气频作，纳差，大便或结或烂，舌红，苔薄黄黏，脉浮滑数，或沉弦且滑。此显系痰热中蕴，胃失和降，寒热错杂，气机不调，热毒久蕴，伤损黏膜。治痰热内蕴之小陷胸汤为最为合拍之方。考黄连苦寒入胃经，有清热燥湿，泻火解毒之功；半夏辛温入胃，擅燥湿化痰、降逆止呕为胃疾常用之品；瓜蒌甘寒入胃经，有化痰清热润肠之用，药虽三味，但配伍严谨，清化之中有温燥之味，俾胃中痰热消，热毒解，不但胃和逆降，更有胸宽结散之效。小而精之小陷胸汤诚为痰热蕴胃不可多得佳配。仓卒散为《金匮翼》之方，由附子与山栀组成，其辛热与苦寒相使并用，旨在借附子之温阳散寒止痛，与山栀之清热散结泻火，而达寒散、火泻、痛止之效。芍药甘草汤也为仲景之方，其方之配伍以其酸甘化阴缓急止痛为其独擅，参于小陷胸汤及仓卒散方中对缓急止痛可助一臂之力。蒲公英一直为中医外科常用之品，因其俱有清热解毒、消浊散结之功，擅主治乳痈肿痛、瘰疬结核、疔毒恶疮以及外敷痛疽。近有胃镜之深层"视诊"，使得藏而不露之内景曝于视野之中，故对各种胃炎之黏膜充血、水肿、糜烂及肠上皮化生所产生之"外科"症状也促使内科医生产生了一些应变治疗措施，其清热解毒、消肿散结诚为不可或缺的方法之一。虽《外科全生集》有蒲公英炒炭治胃痛之记载，但对此机理尚不明晰，能用这种方药去治疗，实也突破了传统的治疗大法，亦难能可贵。煅瓦楞子咸平，入胃经，有消痰软坚，散结止痛及制酸之功能，对胃痛吐酸，消化不良脘腹胀痛有一定的治疗作用。张石顽曾称其"消血块，散痰积，治积年胃脘瘀血疼痛"，可谓对应用瓦楞子的进一步发挥。

故仓陷甘芍汤对痰热内蕴，寒热互结而致之胃痛、胃胀之效诚非一般之精配，对属上述机因之各种慢性胃部之炎症，予本方稍事化裁，也有十分满意之疗效。

填精补髓治疗足跟痛效方一则

临床上常见一种脚后跟痛病人，患者自述脚后跟不红不肿，外观正常，但行走时脚跟一落地，则感脚跟骨端痛如针刺之状，有的久治不能愈，患者深以为苦。如舌淡嫩红，苔薄白，脉沉细弱，或兼腰背疼痛，头目昏眩等症时，余常用熟地1两，女贞子1两，怀牛膝5钱煎汤内服，以愈为度，确有显效。

年届40岁后，不论男女，罹此恙者并非罕见，其症状外观虽不明显，但疼痛却难以忍受，苦于缺乏理想之治疗，常经年累月拖着病痛的脚而跛行，或依赖足之前半部分着地，或在鞋之后跟部位铺上较厚之棉絮。短时还可以，长期又怎能坚持下来。考脚跟乃足少阴肾经所经之处，又肾主骨，其部位疼痛与肾之亏虚，精血不足不无关联，再结合其年龄及其舌脉之症状，如腰酸背痛、头昏耳鸣、记忆力减退等等。治从填补精髓，补益肾气，强筋壮骨为其必用之法。因本恙为慢性之疾，非朝夕为功，故择药简效显，口味好者为方，才能长期治疗下去。故吾辄选用上述三味为常用之药。熟地甘微温，入肝肾经，功擅补血益精，滋肾养肝，为"填骨髓、长肌肉、生精血、补五脏"不可多得之品。张景岳盛称其功谓："阴虚而神散者，非熟地之守不足以聚之；阴虚而火升者，非熟地之重不足以降之；阴虚而躁动者，非熟地之静，不足以镇之；阴虚而刚急者，非熟地之甘，不足以缓之。"所谓阴不足者，补之以味，熟地足以当之。故本病之足跟之痛属肝肾阴血亏虚，精髓不足，非此无以填充滋补也。女贞子又名冬青子，为本犀科植物女贞之果实，苦甘平，入肝肾两经，功擅补肝肾，强腰膝。为治阴虚内热，腰膝酸软，须发早白之佳品，对肝肾亏虚、精血不足之足跟痛者也为重要药物之一。牛膝有川、怀之分，川牛膝以活血通经，宣通关节为主；怀牛膝以舒筋健骨，补益肝肾为主，凡属肝肾不足，腰膝痿弱之病，当选怀牛膝，且可引药下行，走而能补之效，方虽三味在相须之配伍中有补肝肾、益精血、利关节之功效格外明显，能久服者必效显。如系湿热为患，脚跟红肿而痛者，此方则非所宜，可选用分利肾家湿热佐以活血通络之剂。

红眼病验方

暴发红肿羞明生眵之目疾，多有风热夹瘀壅于上焦，无论大人、小儿，投以重剂千金苇茎汤酌加疏风之荆芥、菊花、蝉衣等，用必有一剂知，再剂已之疗效。异病同治，乃中医之长处也，余常用皆验。

红眼病有暴发与散发之不同，暴发期罹患此者颇多，常一家一户，一村一校相互感染，能逃逸者少。疗此疾中医方法也多，然以重剂千金苇茎汤再加上疏风散邪之荆芥、菊花、蝉蜕还是一种法外之法。

考红眼病之暴发虽大多为互相感染，但与内蕴肺系之郁热，络脉为之瘀阻不无相干。目虽为肝窍，但白睛还为肺主，若素本郁热内蕴，加之络瘀相随，非清化通络不为功。又遭客邪风热之外袭，治当轻而疏之，清而凉之，如此内外兼投，且又从肺系论治，其疗效自当显然。千金苇茎汤由鲜芦根，薏苡仁，冬瓜仁及桃仁组成，有清肺化痰、逐瘀排脓之效。芦根甘寒清轻入肺，功擅清热解渴，尤能解肺经之郁热及脓疡；薏苡仁色白入肺，有清肺泄热之功；冬瓜仁也为清肺化痰利湿排脓之佳品，对手太阴肺经有痰热湿热者，无不择用；桃仁为苇茎汤活血通瘀之品，配于方中有助痰热之清、热毒之消，用于红眼病随三味专入肺经之药，对白睛之红肿羞明有一定的血活、瘀通、络畅而促其早日向愈之辅助作用。这就是利用治疗肺痈千金苇茎汤之清宣肺系，消肿散瘀之功能来治疗红眼病药物机理。再荆芥、菊花、蝉蜕之加以轻透客邪之侵袭，如此清宣一方，内外并疗，常收一剂知，再剂已之显效也就在意理之中了。特志之。

麻毒内陷之急救药——紫雪丹

麻疹属小儿的急性传染病，上世纪五六十年代，每年至冬末春初罹此疾者甚多，就诊于中医者不少，一些顺症、轻症都能逐日向愈。但遇一些逆症险症则有生命之危险，如并发肺炎、心肌炎、喉炎、脑炎及合并痢疾等。以患儿年幼体弱，或护理不当者为多，其变化之迅速，症候之险恶，常为医者措手不及。如逆险之症候大多在出现麻点之四五天内，此时高热肢凉、无汗、烦躁不安、唇焦齿燥、麻点深红或紫色。最应注意的是麻点密布后，在一两天内渐有收没之势，气粗声嘶，舌尖红，上罩有黄垢之苔，脉多洪实。如此见症，即为热毒内陷，由卫气进入营血，侵犯心脑而伤及肺金，不以最快、最精、最简之药物去清解之、宣透之、醒脑熄风，恐缓不济急，难救万一。趁其邪正尚在交锋之际，应以有效措施，急解此围。如再延误病机，正气一溃，纵有神丹妙药，亦恐难于挽回小命。余常用紫雪丹水调灌服，每次视病情之轻重及年龄之差异而有不同。如3岁以下可每次两分，3—5岁为每次三分，5岁以上每次五分。服药后病情缓解，第二次可隔三至四小时再灌服一次，无粮之师，利在速战。大多数患儿在药后两三小时内即可脱险，可见渐收之麻点，又复红活于体表，烦躁之象，亦能稍缓。因内陷之麻疹有重复外透之机，热毒亦随之而外泄。此时可随症状之逐步缓解轻减，再视病症之差异，予以相应之方药调治，以期疹透热退而向愈。此病急症险，来势凶猛，用药应当机立断，速战速决，容不得优柔迟疑。考紫雪丹为救治垂危温病热入心包营血三宝之一，由滑石、石膏、寒水石、磁石、羚羊角、犀牛角、木香、沉香、丁香、升麻、玄参、甘草、麝香、朱砂、朴硝、硝石组成。功能清热开窍，镇惊安神，且其炮制程序井然，工艺精炼。药用量少，很适合幼童之灌服，大有事半功倍，效如浮鼓之捷。因其尚具芳香开腠，熄风凉血泄毒之功能，对麻疹之热毒留恋气营，热势颇甚，疹出不透时，也可择为防治之运用，无须必待神昏痉厥时方用。当然，有虚寒之见症者，则不可浪投。

蜈蚣蜇伤效方一则

去岁暑月，余夜卧于竹席，正朦胧间，左足大趾被蜈蚣蜇伤，惊醒之余，伤处痛不可忍，状如火灼、针刺。一时无计可施，次子国俊检阅《外科大成》，载有一方，即依法使用，俄顷疼痛若失，真神方也。

其法用表芯纸裹雄黄细末，若纸捻状，蘸香油于捻上，火点着，烟熏痛处，以痛止为度。

被蜈蚣蜇伤时有遇及，其痛伤之程度各有不同，病情严重者被蜇之处很快红肿灼热并速漫四周，痛如针刺。数小时后可有心慌、头昏、目眩之症，急诊入院救治者有之。考蜈蚣含有两种类似蜂毒的有毒成分，即组胺样物质及溶血性蛋白质。当其蜇伤人后有毒成分迅速进入体内可产生局部与全身性病变，为防止其向全身扩散，应迅速施药外用，以解毒消肿，在局部症状能很快减轻同时，其全身症状也会得到控制。中医治疗蜈蚣蜇伤之方药颇多，但显效之方不易探求。本方在急诊之时偶得，遵方使用确收桴鼓之应，神奇之效出乎我之预料。细诠其简、便、验、廉之方，得悉功擅燥湿、祛风、杀虫、解毒之雄黄，经研末，卷入纸捻后，再蘸上香油，点火烧着，以其烟直熏痛处，较只用雄黄研末水调外敷效果要好。其理殆在经过雄黄之烟熏热烤之后，其蜈蚣蜇入体内之有毒成分会很快分化消解，不但局部之症状会很快轻减，一些全身症状也不会发生。虽然历代医家对蜈蚣蜇伤有不同的治疗方法，及医籍也登载了一些疗治实例，但如此将雄黄研末、卷捻、油蘸、烟熏之法实不多见，诚"千方易得，一效难效"。特志之，以为同仁之备用。

甘遂末治疗小儿喉中痰阻险症

1962年冬月，凌笪公社书记田某某之子甫三岁，因患喉病乘车驰城就治于县医院，医生见其呼吸困难，面色青紫（此际该儿尚能进些饮食），谓将窒息之白喉重症，急施抢救，行气管切开术，术后插一管于切开口处，专车送芜某大医院。讵知车行中途，患儿大叫一声，真窒息而死。田愤极，讼之于法院，谓医生妄行手术，草菅人命云。

小儿马脾风、喉蛾、缠喉、白喉皆有轻重不同之喉间阻塞，如痰声辘辘，闭阻气道，诚属险候。若脉象微细，面色青晦、口张、目直视、汗出如油、四肢厥冷，内闭外脱之危象毕露，纵有仙丹，亦难挽救。若无上述严重现象产生，中医治疗方法尤多，每每应手取效。

考喉间阻塞，病起于暴者，多因痰热瘀结于咽喉要塞之处，病实则泻之，或针刺少商放血，或用土牛膝根煎汤饮以豁痰涎，或以巴豆霜，或以甘遂之属峻施吐下之，对症用药，亦可转危为安于顷刻。

回忆1953年冬，郎溪锡剧团演员吴某某之子五岁，患马脾风，壮热，喉中痰声辘辘，呼吸极度困难，面色阵白阵紫，脉浮数，有难保朝夕之虑，中、西医束手无策，后由杨碧霞介绍求治于余，余谓痰热胶结之候，非泛泛之药可以斩关夺将，径投以甘遂末少许，缓缓吞下，下胶痰尤多，旋愈。

白喉致死，多因喉头阻塞，此确为白喉治疗时医者应密切关注之症状，正气未败，邪气方张，施治得当，并非难事。余已遍查诸书，终难获得善法。偶翻阅《江苏中医》1962 年 8 月号有"白喉临床观察"一文，载有精致利喉散一方，兹简录于后，以备试用。

处方：巴豆霜 20g，黄连末 30g，猪牙皂末 50g。（以上药味分量，均系净末重量）

配料法：先将黄连末与牙皂末二味合研极细末，至无声为度，再将巴豆霜兑入，混研一至二小时即成。但制巴豆霜时，不要用油黑色的巴豆，同时亦不能将巴豆油去得太净，否则疗效较差。

一般剂量，每服 0.4g 至 0.8g 为宜。取适量开水和服，服后即用自制"杏桔水"及一比二千单位青霉素溶液，交替作喉头喷雾吸入，每次四十毫升，每隔一至二小时一次，俟呼吸平稳后即停止喷雾吸入，服药后必须进行严密观察，视其在一至二小时中是否发生吐泻，如未吐泻，可再次服第二次；如已吐泻，则续服与否，根据呼吸情况决定；如服药后呼吸已经缓解，仍须继续严密观察六至十二小时，喉间仍有少许阻塞，可反复再用，直至呼吸完全平稳为止。

临床具体用量与次数，可根据喉阻塞症状之轻重、年龄大小、体质之强弱等等情况而定。总之，在临床使用时，必须严密观察，细心应用，灵活掌握剂量与次数，当可获效。如患者已呈现极度心力衰竭或中毒现象特别严重者，则须慎重使用。

附杏桔水处方：杏仁泥 4 两，桔梗 8 两，上二味共加水八千毫升，煎至四千毫升，过滤去渣后，再兑入复方安息香酊四十毫升，混合均匀，即可应用。

另二圣散：治咽喉风热缠喉、一切肿毒。鸭嘴胆矾二钱半，白僵蚕五钱，共为细末，每用少许，以竹管吹入喉中，立吐痰涎，极效。方出《陆定圃医话》，此方亦颇简捷，足以取用之。

肝燥咳嗽古方二则

《金匮翼》之咳嗽统论，云有一种肝燥碍肺之咳：其症咳而无痰，胁痛潮热，女子则月事不来。此不当治肺，而当治肝，盖本非肺病。肝血燥，则肝气强而上触肺脏也，滋之调之，血液通行，干咳自愈。附方二则，以豕膏丸内服，上清丸口噙。

上述之症也是一种阴虚内热、骨蒸痨瘵之病，医者立方，大都以加味逍遥及生脉六味合剂等法，似效非效，良有已也。豕膏一方，鲜见也。

考猪膏润燥，发灰养血，杏仁清肺（当用甜杏仁佳），药简而力专，实为久患干咳无痰、虚惫之极者增一法门。

附方如下：

千金豕膏丸：发灰，杏仁熬令黄色，二味等份研如脂，以猪膏和酒，制如桐子大之丸，每日三次，每次三钱，神良。

上清丸：清热润肺，止咳嗽，爽气定神。白砂糖 8 两，薄荷叶 4 两，柿霜 4 两，硼砂、寒水石、乌梅肉各 5 钱，樟脑 5 分，为末，甘草水熬成膏，和丸芡实大，每用一丸，噙化。

咳嗽一证诚为十分棘手之恙，历代医家虽将其分为内外两途，论治颇详，方药俱备，但治疗时还是难尽人意，有些病程可长达数年之久，或终身不已，对此证情业医者也非鲜见。在余临床数十年之中，遇及各种证型之咳嗽，效者有之，无效者亦复不少。在勤求古训，探索百家之际，对《金匮翼》两方甚感兴趣，其方之配伍及加工炮制有其独特之处，对由阴虚内

热，木火刑金而致之燥咳有一定的治疗效果。此久咳之由，实
系燥热耗阴，肺失滋润，肝血有损，燥火上犯，而致金不制
木，反被木侮，其病症在肺，而机因则在肝。疗此者则非一般
之滋阴降火润燥宁咳之法可治，而别出心裁地选用了剂型相同
的丸药，一以内服，一以噙化。内服之千金豕膏丸，以临床少
用之猪膏发灰，及杏仁为方配制成丸，每次三钱，每日三次，
有神效云。考豕膏即猪脂膏，由猪脂肪煎制而成，性味甘咸
平，有滋阴润燥之能，《本草备要》云"老人燥痰干咳，更须
肥浓以滋润之，不可执泥于猪肉生痰之说也"。可见豕膏之于
阴虚燥火刑金，而致肺失滋润之干咳是为可选之品。发灰又名
血余炭，即为人之头发煅制而成，为消瘀止血之常用之药，其
止咳之作用少为人知，但如朱氏《集验医方》即有治咳嗽有
血，用"发灰，入麝香，少许，后下"之记载，《别录》也云
发灰有"主咳嗽……"之作用。此方之杏仁当为甜杏仁，甘
平入肺经，为润肺平喘治虚劳咳嗽之良药。此方（除杏仁外）
实从仲师主治"诸黄"及"胃气下泄，阴吹而正喧，此谷气
之实也"之猪膏发煎脱胎而来。旨在润燥消瘀，再加甜杏仁
则对阴虚内热，燥火灼肺之咳嗽自当有效。

噙化之上清丸，从其配方即可看出其养阴清热、润燥止咳
之作用也非一般。如硼砂、寒水石皆性寒凉味甘咸，具有清
热、降火、消痰、止咳之用，乌梅酸甘敛阴止咳，柿霜甘凉有
清热润燥化痰之功，薄荷、樟脑辛香散热宣透，辟秽调味。再
由白砂糖及甘草水熬成膏制成药丸，非但服用方便，且其甘甜
酸凉，又十分可口，配合内服之千金豕膏丸常服对肝燥之咳嗽
必有非常之疗效，实为阴虚燥咳又开辟一治疗门径。

小儿泄泻常用效方四则

泄泻为小儿常见病症之一，因其禀赋各异，感邪不同，加之在疗治与护理过程中出现之差错，故致使泄泻证情之病因机理也各不相同，就常见之证型有如下四种：

一、中气虚怠、运化失司。此型多为脾土乏镇守敛摄之能事，患儿常低热不退，口干不喜饮，纳差，面色萎黄，神情困顿，目光呆滞，不欲言语，年幼者常啼哭无声，腹微胀，大便溏薄，舌淡，苔薄白，脉虚浮无力。治当予《小儿药证》七味白术散最灵，方由党参3钱，白术3钱，茯苓3钱，木香2钱，甘草2钱，藿香3钱，葛根3钱，煨姜3片。此方健脾化湿，行气止泻，且有补中而敛浮阳之用。如治一江某女孩，6岁，大便溏薄2月余，纳差，神疲，伴低热不退，屡经中西两法调治少效。来诊时症状如前，形瘦神疲，大便一日五六次，无腹痛，舌淡，苔薄白有痕，脉虚浮无力，此脾气虚弱，运化失司，阳浮于外也，治拟七味白术散化裁：党参10g，白术10g，茯苓10g，炙甘草6g，葛根15g，木香6g，藿香6g，干姜3g。一剂热退神健，五日后泄减过半，再一周即愈。

二、脾阴亏虚，水湿不化，此型大多为素本阴虚之质，加之泄久纳少，而致营阴暗耗，伤及脾阴，而致脾土失营阴之滋充，也使健运之乏权，谷物不消，水湿不化，出现纳少脘痞，口干欲饮，唇红形瘦，面色少华，久泻不止，或如鹜溏，舌淡嫩红，苔薄白，脉虚浮细数，亟拟六神汤化裁最妙，即四君子汤加山药、扁豆也。陆定圃与小儿筏均载有此方。太子参3

钱,白术 3 钱,山药 5 钱,扁豆 3 钱,茯苓 3 钱,甘草 2 钱,有养阴益气,健脾止泻之效。尝治李某,男孩,4 岁,便溏如鹜三月,屡治少效,形瘦如削,脘腹膨胀,纳差,口干,唇红,溲少,舌淡嫩红,有花剥苔,脉浮细滑数。此脾阴亏虚,邪热内蕴,加之久泻不止,营阴日益暗耗,亟拟滋养脾阴以健其运,清化内热以撤耗阴之邪。山药 20g,太子参 10g,白术 10g,茯苓 15g,扁豆 15g,川连 6g,甘草 6g,葛根 15g,石斛 10g,生谷芽 15g。三剂泄止,再五剂即愈。

三、中阳式微,客邪恋表。此型大多为脾胃阳虚之患儿,又遭外邪之稽留,而致便溏泄泻,心下痞满,恶寒发热,纳谷不思,神色疲惫,无精打采,常于一周半月难已。舌淡润有痕,苔薄白,脉沉细弱。此为内有太阴虚寒,外有太阳表证,内外交困,治当内温外疏,桂枝人参汤最佳。此汤为《伤寒论》方,又名人参汤,由理中汤(干姜、党参、白术、炙甘草)加桂枝组成,功擅解表温中,治伤寒太阳病,表未解而复下利,属外感风寒兼中焦虚寒之证。故罹此泄泻者非此方莫属。曾治张姓女孩,7 岁,素体阳虚,脾胃不健,稍有不慎则便溏腹泻,不思谷物。此次发热恶寒兼纳差腹泻半月,服药少效,来诊时手足欠温,恶风畏寒,低热不退,大便溏薄一日四五次,脘腹微痛,口淡乏味,不思饮食,舌淡,苔薄白有齿印,脉沉细,显系中阳不足,外遭风寒,桂枝人参汤颇合病机。桂枝 8g,党参 10g,白术 10g,干姜 6g,炙甘草 6g,生白芍 10g,骨碎补 8g,大枣 3 枚,生姜三片,三剂即已。

四、暑湿内伏,伤及胃肠。此型以夏暑之季,罹患颇多。小儿夏月吐泻,不外寒热两途,有暑热内伏之泻者,其症:四肢清冷,两脉细微,洞泻如水,口渴,入水即吐,烦躁不安。此时最易误认寒象,再审视舌干黄,溲短赤,肚腹灼热,所下之物皆酸臭之味，则暑热内伏毕露。如浪投理中辈，则火上加油，燔灼而死。若投七味白术散及六神汤也与疾无补。有效方于后：吴茱萸七粒，黄连 5 分，扁豆 3 钱，陈皮 1 钱，薏米 3 钱，六一散 3 钱，茯苓 2 钱，泽泻 1 钱 5 分，千里泥一撮，荷梗 1 尺。此方苦辛开结，清淡解暑，法最轻灵，效最敏捷，此为曾伯渊验方。如治一男孩，10 岁，暑假在家饮食不慎，加之感受暑湿之熏蒸，发热身灼，口干喜饮，大便洞泻一日多次，不思谷物，只索饮水，但多饮之后常出现呕吐，汗出阵阵，尿少色黄，舌淡红尖赤，苔薄黄黏，脉浮滑数。一派暑湿交蒸之势，亟拟清暑化湿，辅以和胃降逆。川连 6g，吴茱萸 3g，鲜荷梗 2 根，薏苡仁 20g，滑石 20g，茯苓 20g，藿香 6g，泽泻 10g，扁豆 10g，马齿苋 20g，甘草 6g。三剂热退泻减过半，守上方再五剂即愈。

牙痛验方两则

忆昔从先师汪泽民学医时，先师有效方2则，每年求方者颇不乏人，一为牙痛方，一为种子方。牙痛方用生石膏5钱，炒白芍3钱，黄芩3钱，法半夏3钱，粉甘草5分，升麻2钱，连服三剂痛必愈。据先师称此方能治风火虫牙诸痛，对虫痛之效果较差云。嗣后我亦常用此方为牙痛者治疗。据病人反映是有效的，但亦有说效差或无效的。后经探索本方，风火所致牙痛者效颇满意，但牙痛虽小恙，致痛原因亦很复杂。吾以本方为基础方，凡牙痛属内郁风火、外束寒邪者加细辛、防风以辛温发散之；如系虚阳上越兼内有风火者加姜、附、桂以潜引之，效果显著。此乃裁化心得与临床探索之经验也。

至于虫牙致痛有一方能立止痛，附方为：白芷、细辛、荜拨、甘松、防风，每味五钱，共研细末，贮入瓶中，兑入高粱酒半斤浸一周，时时振荡，过滤去渣澄清，分贮二钱或半两之小瓶中。遇有属虫牙痛，随时以药棉少许蘸药汁塞入蛀孔中或口含药液，使药汁渍于蛀孔处，其痛即止。如临时无备者，可用上药每味五分研粗末加高粱酒适量煎去渣，用法如上述，亦同样取效。另有友人传一治风火牙痛单方，法用竹筷一根，筷之前端系一细小条青布，蘸桐油（如无桐油菜油亦可），点火烧着，嗣青布烧至极热时，急去青布，张口，乘竹筷前端热度，熨烫痛牙其顶部及珐琅质中部，筷冷则罢，牙痛即止，最多不过二次，且永不再发云。

牙痛虽为小恙，但痛起来确实使人受不了，每见一些病人捂着腮帮，愁着脸面来就诊，甚至连话都说不出来，开些消炎止痛之药回家服用，但疗效不显者多。有的实在痛不可忍，无可奈何的情况下便求将其拔掉以绝后患。余得先师之方后，经化裁疗治风火牙痛（也即是炎症性牙痛）效果确切，常一、二剂解决问题。方中重用生石膏以清泄阳明内热，法半夏和胃降逆，协石膏可清降上逆之胃火以治其本。白芍、甘草以缓急止痛，加黄芩清热消炎，升麻升散郁火、解毒泄热，治其标。如此清散兼行，标本同治，郁遏手足阳明之风火，一经清泄宣透即刻肿消痛止其乐洋洋。如兼寒邪凝束者，再加辛热透发之细辛、防风可助其升发散火之力。若属下元虚冷，龙火内燔又兼阳明风热者，在本方基础上再加辛热温阳之干姜、附片，一则温补不足之下元，一则导潜内燔之龙火，双管齐下，也收理想之效。

虫牙即龋齿，临床也为多见，修补者有之，临时止痛者有之，上方诚集辛散止痛之品为一炉，浸以高度白酒，直接用药棉蘸汁塞入蛀孔之中，其止痛效果非常可靠。至于用竹筷蘸桐油烧着后，趁热势未减而直接熨烫痛牙，即能止痛，方法简单，无须服药，特记之，以备某些特殊情况下运用。但方法有点险恐，不会操作者少用，以免发生意外。

外治胼胝效方——山甲猪膏

　　胼胝俗称"老茧"。手掌或足底因长期摩擦引起的局部皮肤保护性角层曾厚，边缘不明显，质地坚实，呈淡黄色，一般无疼痛感觉。足跟部胼胝，因继发感染，坚硬肿痛，触之痛剧，妨碍活动甚则不能行走的，则要予以治疗，否则会越来越重。一般经常用温水浸泡待其软化，用利刀修脱，但此种方法只能图一时之舒适，但移时如旧，因其病证顽难，尚无有效之法，许多患者则困于病痛之中。余常思穿山甲去瘀散结，消肿溃痛，削坚止痛为其独擅，是理想之软坚散结消肿止痛之品，较之鳖甲、地鳖虫及全蝎皆有过之而无不及。又因其胼胝角化无液，坚硬粗糙，只用山甲粉无法敷贴，故辅以滋润之猪油调成软膏状，有润泽松软之作用。

　　配制好的山甲猪膏，一则滋润其粗糙角化之表皮，一则攻坚克难其增厚之角化层，此法以坚韧善窜之山甲治角化之胼胝是物从其属也。但胼胝之疾，是经年累月而形成的，其坚、厚、硬、痛之恙，顽难之程度可想而知，欲要使之消减软化，也须要有一定的疗程，坚持每日一、二次之敷贴，直至其软化脱落，步履如常态为止。

白石榴花合夏枯草善治咯衄

　　大凡咳嗽咯血衄血者多属木火刑金，络脉灼伤而血乃溢出也。可用白石榴花3钱，夏枯草4钱煎汤分两次服用，每日一剂，根据病情的需要可以连服多剂，收效甚捷，且无副作用。考白石榴花酸甘性平，色白入肺经，功擅止血，涩肠，对咯血、吐血、衄血、便血皆有很好的治疗作用，《四川中药志》曰有"散郁结，治肺痨吐血及衄血"之用，且药性平和。夏枯草苦辛寒，入肝胆二经，能清肝散结，且有补养厥阴血脉之功，尚有清泄肺经之郁火而消症结之用。二药合用能奏肺宁咳减血止之效，且药性平和，久服亦无流弊之虑。

　　曾治一老翁年逾七十，鼻衄时作，查鼻咽无特异，但血压偏高，头目时或昏眩，口干苦，舌淡红，苔薄白微黄，两脉弦细滑，此风阳上扰，侵袭肺系，伤及鼻络。因畏惧服药，遂嘱其自购夏枯草500g，每次用20g，放入吾妻赠予之白石榴花约150g，每次放入10朵，煎汤一日两次分服，服至第三日，鼻衄即止，并嘱其将剩余之药继续服用，对高血压有一定的治疗作用。

　　张某，男，50岁，宿罹肺结核有年，经医院系统规范治疗后，肺结核症状控制，胸片显示钙化，但咯血或痰中挟有血丝，总是时止时现，经久不已。深觉其有癌变的可能，经胸部CT查后也予排除。来诊时，即予上方调治一周，咯血未作，痰中血丝也少，二年间未闻有出血之症状，可见白石榴花与夏枯草合配，对肺系之咯血、衄血诚为简便验廉之方也。

　　然白石榴花药肆大多不备，急用时求购无门，老妻在家园中种有一株，每年5—6月开花季节采摘、晒干，小心收藏，遇有咯血、衄血、吐血者，辄无私赠送以救急，每年将收贮之花都能全部送罄，确实也救治不少咯衄的病患。

汤火烫伤之良方一则

民间之单方验方颇多，大都为勤劳智慧的民众在长期的生活实践与病痛疾患的治疗探索中慢慢积累起来的有效方剂，它们药材简单，采集方便，配制也不繁琐，但疗效却非一般。本汤火烫伤之方，数年前友人传我，经我配制试用于临床，效果非常满意。此方对中、小面积之汤火烫伤效佳，涂药后立即止痛，几日后便可生肌痊愈。疗效确切，值得推广。

方药配制：猪蹄鞋（即猪蹄甲）数量不拘，置炭火中炙成炭（不令成灰），待冷却后研极细末，用麻油调涂患处。

用法：如汤火烫伤后局部有水泡，可用针挑破将水放净，再涂以上述之药，一日外涂二次，至愈为度。

考猪蹄鞋即猪四足之蹄甲，味性甘咸平，有补血通乳托疮之用，常主治妇人乳少，痈疽疮毒等疾。为宰杀后与猪毛全都作废物而抛弃，但历代医家发现其有一定的药用价值与治疗功能，便将其录入医书药籍，将其临床疗效代代相传。如《别录》谓其"主伤挞诸败疮，下乳汁"；《本草图经》谓其"行妇人乳脉，滑肌肤，去寒热"；《本草纲目》谓其"煮清汁，洗痈疽，溃热毒，清毒气，去恶肉"；《随息居饮食谱》更谓其"填肾精而健腰脚，滋胃液以滑皮肤，长肌肉可愈漏疡，助血脉能充乳汁，较肉尤补"等记载。此诚如韩愈在《进学解》中所谓之"玉札丹砂，赤箭青芝，牛溲马勃，败鼓之皮，俱收并蓄，待用无遗者，医师之良也"。

"控涎丹"外用治疗"流痰"阴疽有效

流痰多为先天不足，肾精亏虚，骨质生长障碍而至骨质疏松是病之本，风寒乘虚侵袭，痰浊凝聚，或有所损伤，气血失和为其标。在整个病程中，其始为寒，其久为热，当化脓时，寒化为热。"阴疽"常为情志内伤，肝脾两亏，气滞挟痰凝结而成，以漫肿无头，坚硬疼痛，恶寒发热等为其特点，虽属外科难治之疾，但能精确辨证，合理用药，坚持内科方药治疗，常可收肿消痛止，消无芥蒂之捷效。

"控涎丹"为《三因方》之方，又名子龙丹、妙应丸，是在《伤寒论》十枣汤的基础上去芫花、大枣加白芥子为方。是由白芥子、大戟、甘遂三味中药所组成，本为内服丹药，为消痰逐水之猛剂。考白芥子辛温有利气豁痰、温中散寒、通络止痛之功能。对痰饮之咳喘，胸胁胀满疼痛，中风不语，肢体痹痛麻木，阴疽肿毒及跌打肿痛有其独擅之治疗作用。因其性味辛温，凡属阴凝寒痰，络脉壅阻，水湿不化者皆可选用。如朱丹溪曾谓其"痰在胁下皮里膜外，非白芥子莫能达，古方控涎丹用白芥子正此义也"。《本草正》也谓"白芥子清痰癖疟痞。除胀满极速，因其味厚气轻，故开导虽速，而不耗气，既能除胁肋皮膜之痰，则他近处者不言可知"。此二段名言告知我们，白芥子不但对胁肋皮里膜外之痰浊有攻逐消散作用，其他别处也有同样的效果。大戟苦辛寒有毒，有泻水消肿化痰饮，消瘰疬及痈疽肿毒之效。甘遂苦甘寒有毒，也为泻水饮、破积聚、通便之峻药，主治水肿胀满，结胸留饮，癥瘕积聚，二便不通。三药之配虽主消痰逐饮，但还是偏于温通，对水饮留积，寒痰凝滞而致之痛、疽、流痰者效优。故吾根据其温化痰凝、利水消肿之功能，用于治疗外科凡属白色漫肿无形、坚硬疼痛、恶寒发热之"流痰"阴疽，能迅速起消散止痛之效。在使用外敷法的同时，可配服五积散，收效更捷。其法用白芥子、甘遂、大戟各等份研细末，以好醋调作饼敷于患处，每日一换，以愈为度。余在临床凡遇阴疽之类疾患，每多使用本法而获效，特录之。

再则五积散为《和剂局方》一张药味多、主治广、功能优之名方。有发表温中，燥湿去痰，散痞通络等功效，用于本证痛疽流痰之内服，再配控涎丹之局部外用，诚起内外兼治，表里协力之作用。

痈疮良药"凤仙花"

凤仙花俗名指甲花，夏秋之际到处皆有，其茎名透骨草，子名急性子，皆入药用。凤仙花全株有清热消肿解毒之作用，故对外科疗痈之疾有良效。

本方所用即凤仙花之全株植物，实为凤仙透骨草，包括根、茎、花、叶。透骨草的药材品种比较复杂，有珍珠透骨草，主产于山东、河南、江苏。甘肃、山西、陕西亦产。凤仙透骨草主产于安徽、江苏、浙江、江西、河北、新疆等地。此外还有羊角透骨草、铁线透骨草及东北地区尚用豆科植物山野豌豆，广布野豌豆及假香野豌豆之全草也称透骨草。云南、贵州地区则用杜鹃花科植物，云南日珠树的枝叶作透骨草等。此方所用之透骨草当为安徽盛产之凤仙透骨草，它由凤仙花、急性子及透骨草组成。凤仙花性味甘微苦涩，有祛风活血，消肿止痛功能，对痈疽疗疮，跌打损伤有效。且由浸润液在试管试验中对色毛菫癣菌，许益氏黄癣菌等多种致病真菌均有不同程度的抑制作用。用于煎剂对金黄色葡萄球菌、溶血性链球菌、绿脓杆菌、伤寒杆菌和痢疾杆菌也有不同程度的抑制作用。其茎透骨草味甘辛温，有祛风、除湿、舒筋、活血、止痛之用，对风湿痹痛、筋骨挛缩、寒湿脚气、疮癣肿毒有效。其子急性子苦辛温，有毒，更具消积软坚破血之力。《本草正义》即谓其"治外疡坚块，酸肿麻木，阴发大症，研末熬膏贴患处，极能软坚消肿"。

余每遇患疗疮痈疾，红肿痛热，尚未成脓时，即用凤仙花全株连根，洗净泥土捣烂如泥状敷患处，外以纱布包扎，每日一换。可奏热清、肿消、痛止之效，屡试屡验。

　　本人虽为中医内科之全科医生，但对一些常见中医外科疾患也都能在内科服药之基础上再配合一些简便灵验效显之单方、验方，并告之病人如何配制，怎样使用，嘱其自己处置。以求奏效快，费用省来迅速解除疼痛，并可减轻其经济负担。

"蜂矾合剂"治神经性皮炎有效

神经性皮炎是一种较为难治的顽固性皮肤病，相当于中医的牛皮癣，顾名思义即可知其皮损之糙厚，及治疗之顽难了。好发于项及上眼睑、会阴、大腿内侧与肘弯、腘窝等部。皮损初起为有聚集倾向的扁平丘疹，干燥而结实，皮色正常或淡褐色，表面光亮。久之散点将融合成片，逐渐增大，皮肤增厚干燥成席纹状稍有脱屑，瘙痒不已。考其成因实为风湿热之邪蕴阻肌块，壅遏积久，气血凝涩，风痰郁痹，肌络失养，或营血不足，血虚生风，皮肤失养而成。常与情绪波动关系密切，故不论内治还是外治，祛风燥湿，清热化痰止痒诚为其对症之疗法。很多患者都有十余年病史且经多方治疗，稍瘥即犯，不能根治，精神极为痛苦。吾自采用蜂房明矾合剂治疗此病后，通过临床观察，疗效确很满意，有些患者竟能根治。但亦有部分患者因病程冗长，症极顽固，治愈后又易复发，但近期疗效还是很显著的。经治疗后表皮亦无痕迹遗留，如能再坚持用药，持之以恒，还是可以根治的，看来关键问题是贵在坚持。其方药为：蜂房 1 两（焙后），白矾适量，海金沙 4 钱，南星（生）5 钱共研细末和匀，酒精浸一周后浸搽患处，一日两三次。嗣后又阅广东省某医院刘某医师，用巴豆 1 两去外壳，雄黄 1 钱共研碎，用三四层纱布包扎紧，每天搽患部三四次，每次约一二分钟，直到痒感减退为止。如搽后患部红肿或起泡，可停搽，三四日后待水泡自行消失吸收，痂皮脱落，再搽数天，痒感即可消失而愈。此法吾尚未使用，如疗效较蜂矾合剂为优，愈而不复，乃患者幸甚。

　　蜂房为胡蜂科昆虫大黄蜂或同属近缘昆虫之巢，性甘平有毒，具祛风杀虫，攻毒作用，治疗恶疮、风痹、瘾疹、瘙痒等有效。天南星辛苦温有毒，功擅搜风祛痰，燥湿通络，其治痰功同半夏，然半夏虽也辛散，专理胃湿痰，仍有内守之意；南星则辛开过之，专主经络风痰，故对神经性皮炎之皮损增厚，呈苔藓化，瘙痒等症有显效。海金砂甘寒，非但能清热通淋，尚有解毒，疗治皮肤湿疹与带状疱疹之功用。白矾酸涩寒，有毒，有消痰燥湿、止泻止血、解毒杀虫之功能，用治皮肤之疥癣早有记载。本方共四味浸酒精（如无可用高度白酒亦可）一周后即可浸擦患处，其燥湿祛风，化痰止痒即为治疗神经皮炎之大法，如能坚持运用，一些顽固之神经性皮炎还是可以治愈的。

流火（丝虫病）偏方一则

数年前与一病友闲聊，无意中得一治流火（丝虫病）之偏方，据病友称，效果非常可靠，也很经济易取。方用团鱼（即鳖）一只，剖腹洗净后加入适量之红糖，煮熟服之。

丝虫病引起"流火"的症状是因淋巴结肿大疼痛和触痛。急性淋巴结炎，局部先有淋巴结肿大疼痛和触痛，可与周围软组织分辨，表面皮肤正常，病变加重时形成肿块，难以分辨淋巴结的个数，疼痛和触痛加重时，表面皮肤发红发热，形成脓肿时有波动感，少数甚至破溃出脓。

索条状红线硬且触痛，急性淋巴发炎时，病变部位有一条或多条红线向肢体近侧延伸，硬而有压痛，深层淋巴发炎时，不出现红线，但患肢肿胀有条形压痛区。全身症状病人可有憎寒高热，头痛，全身不适和食欲不振、口干口苦、便秘尿黄等症状。此病一年可有多次发作，大都在病人体质下降，过度劳累或感受寒邪等诱因下犯病，对症治疗也可在数日及一周内缓解而向愈，欲要断根尚属不易。

考团鱼即甲鱼、鳖，为人们餐桌上的一道美味佳肴，它性味甘平，有滋阴凉血，补虚强体，更有通络逐痹，软坚散结之功能，对体质虚弱，络脉痹阻，偏于阴虚血热者效优。用此单方治验丝虫病引起的流火，我还是第一次使用在老妻身上。因得此方时她宿恙之"流火"正犯，憎寒壮热，全身疼痛，右小腿红肿热痛，可见有索状红线，不能触碰，当即投以此方试服，岂知只服一次即愈，至今已数年未发。

流火（丝虫病）之疾多为寒湿阻于下肢络脉，血瘀不通所致，俗名凉气腿，乃受凉即发之意。但蕴久化热伤阴，寒热互结，气血凝涩不畅，从症状表现可见，也在意理之中。甲鱼善走窜络脉之间，补益亏耗之阴血，扶助不足之正气以御内蕴不解之邪；赤糖甘温，除有补中暖肝更有温散血瘀之效，两者合用，取意走窜通络、温寒散瘀之意耳。

去腐生肌之"贝叶膏"

外科中凡遇到痈疽发背及一切疮口深陷、腐肉紧贴及久溃不能生肌愈合者，余在临床上每以贝叶膏外贴，每日一换，非常有效。

余在上世纪六七十年代用"贝叶膏"治疗外科之痈疽发背及一切疮口深陷、腐肉紧贴及久溃不能生肌愈合者，有十多年的历史了。它药物简精，制作不繁，疗效甚佳。因白日诊务繁忙，只得利用晚间抽空配制装瓶，以备急用，皆由吾妻免费为患者清洗疮面，敷贴药膏，直至痊愈为止。她从不厌烦，有些疮面大，疮陷深者则需一二月方可逐渐向愈。现将该方附录于后：

贝叶膏（《医宗金鉴》）：真白蜡1两，头发1团，约鸡蛋大小，麻油1两。

制法：先将乱发用清水洗净晾干待用。将麻油置铜锅或铁锅内，再将洗净晾干后之乱发放入油锅中，小火煎枯后滤去发渣，将白蜡乘热倒入搅匀，冷却后即成软膏。

用法：量疮口之大小，将膏刮出铺匀于消毒之纱布上，敷贴创口上，每日一换，至愈为度。

白蜡性温味甘淡，有止血生肌定痛功能，属止血药下属分类的收敛止血药。适用于溶化调制成膏剂，用治金疮出血、尿血、便血及疮疡久溃不敛之症。

麻油即为普通家用之芝麻压榨出的食用油，性味甘凉，有润燥通便、解毒生肌功能，对疮肿溃疡、疥癣、皮肤皲裂有治疗作用。

发为血余，用人发经麻油煎熬枯黄后其功能与血余炭无异，它不但有消瘀止血之作用，与麻油、白蜡混用后其养血敛疮的作用尤强，三者炮制为膏剂后，外敷痈疽及一些腐烂久溃不能生肌收口者，将起着活血化瘀，消毒止痛，滋润清养，祛腐生肌的作用，对于久溃不能生肌之下肢溃疡只要坚持治疗，有着非常好的疗效。六十年代初，邻近数位下肢溃疡农民苦于求治无门，又乏经济资助，经吾妻数月的耐心清洗疮面敷贴该药后，一些近十年未愈之下肢溃疡均获痊愈，经实践获得的一效之方特录之以供同仁临床使用。

小儿暑疖外用良方

暑疖为夏秋气候酷热干燥，感受暑毒而成，或因天热汗泄不畅，暑湿之邪阻于肌肤而引发，以小儿及新产妇为多见。发作部位以头面居多，少则几个，多则几十个，初起局部皮肤潮红，次日即肿痛，结块高突如累累芡实粒状，呈圆形或椭圆形，胀痛难忍，患处不能着席，哭闹不休。若因痱子瘙痒而引起的，多密集成群，簇生一起，俗称珠疖。患者头部若因过分挤压或跌仆碰伤后，往往可以导致毒散，转成疔疮，或突发高热不退。此证轻者可无全身症状，重者可有寒热头痛，便秘溲赤等症，一定要在当未化脓时速予此方外用。方为明矾九分，青黛一分，研细末，贮瓶备用，用前取鲜马齿苋或芭蕉根捣汁一杯，调入粉末搅拌，不时地蘸涂于疮上，次日即可痛止肿消，经试用非常灵验。此药只宜当天调当天用，最好不要过夜后再用。如一时难觅马齿苋或芭蕉根，单用清水调药末亦可，同样生效。此方曾试用于成人热疖及多发性疖肿与小儿脓疱疮等均有一定效果。

明矾性味酸寒，功擅燥湿祛痰，杀虫解毒，外治痈疽疔疮，疥癣早有记载。青黛咸寒，有清热凉血解毒之效，治温病热盛，斑疹吐衄，咯血，小儿惊痫，疮肿，丹毒及蛇虫咬伤。对疮肿疔疖之外用常配合其他药而发挥清热解毒，清热消肿作用。本方九分明矾，一分青黛即为辅助明矾而起到相使之效也。马齿苋与芭蕉根捣汁作为溶液之调配剂，更有清热解毒凉血消肿之用。考马齿苋酸寒，清热解毒，散血消肿特显；芭蕉根甘大寒，其清热解毒之功甚强，对痈肿疔疮，丹毒有其很好的疗效。故是用两者之一捣汁调配明矾、青黛粉，其清热解毒，消肿止痛之功效会成倍增长，何患痛之不减，疮之不消。

吴茱萸末外敷涌泉穴的临床实用价值

许多内科急重险恶之疾病，在内服方药不能迅速取得效果或方药配煎尚须一定的时间，缓不济急时，一些外治中药却能起到立竿见影之疗效，再如婴幼儿之一些口腔病症治疗不便，服药困难，运用中药外敷也能收满意之效果。吾在临床上经常根据不同病症而采用不同方药，敷贴不同穴位，皆能取得一样的结果，那就是非常满意，意想不到的疗效。

吴茱萸辛苦温，有毒，功擅温中、止痛、理气、燥湿，主治呕逆吞酸，厥阴头痛，脏寒吐蛔，脘腹胀痛，脚气疝气，口疮溃疡，齿痛及湿疹，黄水疮等疾。皆以配方内服为主，用其外敷穴位治疗者少，急重危险病症者更属罕见。余据其性味辛热，又入足太阴、少阴、厥阴经之特点，认定其外敷涌泉有引热下行导火归宅之效。如先用热水温洗双足，并用酒调其药末，引导之效会更速，故在临床上对咽喉口腔的急发病症，如急性乳蛾，婴儿之雪口，马牙，重舌等及急重症之高血压之头痛头胀，晕眩，或脑溢血前期之降压功能尤为显著，对一些中风患者两目转瞬失灵，言语不清，面色潮红，外敷此药后即能迅速好转，可转危为安，化险为夷。如20世纪70年代初，吾治一50余岁的男性患者，夜半急诊，抬至医院，体胖，神志朦胧，云头痛如裂，面颊赤红，呼吸气粗，口干且臭，大便三日未解，舌红，苔薄黄，脉浮大弦急，测其血压收缩压已顶血压表最上线230mmHg。急病急治，在嘱其家属用温水洗脚之同时，吾即配吴茱萸末用酒精调匀，十分钟后敷其两足涌泉穴,一小时后病人清醒,临床症状缓解,再测血压已降至160/100mmHg。于翌日上午再测血压又降至140/90mmHg。在外用药之同时并根据其脉舌辨证处以相应方药调治半月,临床症状痊愈,血压基本在130/90mmHg左右。

方法:生吴茱萸若干研末,酒、面适量调成稠糊状,外敷两足之涌泉穴后,贴以橡皮胶固定,一日一换,即可。

但此种外敷方法,今之医者多不重视,屈乎于此药,颇为叹息。我的经验是外敷方剂须配以内服药,内外结合更能发挥它的作用,此亦所谓相辅相成、相得益彰也。

鲜马齿苋汁治疗前列腺炎(增生)效显

　　一次在诊治一位历经中西诸法疗治多年的前列腺炎患者，在陈述其小便频急，涩痛及会阴处坠胀，弄得不知所措，茶不思、饭不香，日不安宁，寐差多梦等症状时，被另一位胃痛就诊患者听着，插话说：我患此疾也有多年，不知去了多少家医院，也不知服了多少大量的抗生素。医生说对于前列腺炎症的治疗，小剂量抗生素无效，既要量大，还要时久，弄得我此病未治好，还带来了许多副作用，如胃痛、纳差、口干、乏味、大便秘结、肝区隐痛、小便色黄等等。后在一位乡下草医那里，只服了一周的鲜马齿苋汁，就彻底地治好了我的顽疾，真神奇啊！插话之前也是一位朴实的农民，其胃部症状就是因服了一年多的抗生素带来的病患，特来求治的。当我问及如何配置，怎样服用及注意事项时，他却一一道来，从不掩饰，毫无保留地告诉了我们。他说用鲜马齿苋每日八两（400g），清水洗净，捣烂绞汁，滤去渣，少掺白砂糖搅匀，上下午两次分服。一般三次就有效果，一周可痊愈。另告曰：马齿苋捣烂外敷，治疗红肿热痛之疖肿及关节炎也相当有效。

　　本次就诊患者经四诊合参后，除小便有上述症状外，见其舌红，苔黄腻，脉沉滑数，口干且苦，腰骶坠胀酸痛，大便秘结等一派湿热下注，络脉瘀阻病机时，决意不开汤药，嘱其回家暂服这位献方人的鲜马齿苋汁五日再说，以观后效。五日后该患者欣然告曰：此药真神，小便所有症状减去过半。见其舌转淡红，苔仅薄黄，口无干苦，大便畅通，一直难愈的腰骶酸痛也减去六七，余嘱其隔日一次，再服五方。遂愈至今未发，也已五年之久了。后以此法在无新鲜药物的情况下，药房之干马齿苋也有同样疗效，但效力稍差，可增加疗程，或配以它药相助。

对此单验方能治此疾，我不持怀疑态度。因急慢性前列腺炎有湿热下注，热毒壅遏，络脉瘀阻者较多。考马齿苋性味酸寒，有较强的清热解毒，散血消肿之作用。对热痢脓血，热淋，血淋，带下，痈肿恶疮，丹毒，瘰疬皆有非凡的疗效。用其治疗前列腺炎（增生）之属湿热、热毒蕴结者，诚是千古之绝方。在此次实践中又证实了它的作用，多年难愈的顽疾，竟十天半月即获显效，且价廉物美，到处可采集，真是简便廉验之药也。

《本草正义》云"马齿苋最善解痈肿热毒，亦可作敷药……陈藏器谓治诸肿，破疣癣，止消渴，皆寒凉解热之正治……苏颂谓治女人赤白带下，则此症多有湿热凝滞，寒滑以利导之，而湿热可泄，又兼能入血破瘀，故也治赤带。濒湖谓散血消肿，利肠滑胎，解毒通淋，又无一非寒滑二字之成绩也"。由此观之，可见马齿苋治疗由湿热内蕴、热毒壅结、络脉瘀阻之急慢性前列腺炎（增生、肥大），确是一效难求之佳方也。

话说松木皮疗风湿骨痛

松木皮为松科植物马尾松或其同属植物的树皮，有祛风、胜湿、祛瘀、敛疮功能。凡风湿骨痛，跌打损伤，肠风下血，经年久痢，痈疽久不收口及金疮，汤火伤者均可择用之。其药材虽到处可采，且药源十分广泛，但药肆、药房则很少觅见，须用此药时，还得上山现采。20世纪90年代初，本省一位领导患慢性肾炎，两下肢浮肿，肢节疼痛颇甚，西医屡治少效。转诊时症状依然严重，腿浮、膝踝肿痛，舌淡红，苔薄白黏，两脉沉细滑，此显系肾督亏虚，风湿凝滞，虽按证择方，有效但不显。再诊时决意在原方的基础上加松木皮50g（均系现采之药物），十四剂后，下肢之浮肿疼痛明显轻减，此松木皮之功效也。

考松木皮与松节皆同属松树之体材，松节性味苦温，有祛风、燥湿、舒筋、通络之用，其皮非但有松节上述之功用，还是以皮走皮，更可消皮间之水肿，渗腹肠之瘀湿。此药民间草医用之颇多。余涉足其屋时，可见墙壁上挂满了许多一条一条干燥清洁之松木皮，与其聊其松皮之功效时，草医们辄侃侃而谈其功效与主治，常与川草乌、桂枝、威灵仙、羌活、独活、松节配用，不知治愈了多少风寒湿痹症。一味随处可得之良药，在城市药店和大医院之药房有难觅消失之危险。因其性味苦温，若属阴虚内热或湿热偏胜者，当属禁用之列。

余在20世纪50~60年代，或主或辅以此药疗治风寒湿痹疼痛病症颇多，因患者大多为贫病交加之民众，昂贵之药材他们承受不起，我在不损减疗效的前提下，尽量使用药源广，价

格廉，效疗佳的药物去给他们治病。有些药物还可以嘱咐他们
自挖自采。因新鲜之品，质佳、味浓、液足，故疗效甚好，深
受广大病员之喜爱。凡属风寒湿而致之各种肢节、腰腿、颈
项、颈椎、脊椎等痹痛者，吾必配松木皮在其方中，对疗效确
实增色不少。在今日少见或不用之中医的临床上，吾特将此药
著于本册，希冀唤起同仁们之关注，将一些价廉物美效优的中
草药，再度从新运用于临床，发挥其最大的治疗效应，也能多
少解决一些看病难，看病贵的难题。

"四虫丸"治疗扁平疣有效

扁平疣多为外感风热病毒及内动肝火而范，好发于青年男女，尤以青春期前后之少女为多。常对称性发于颜面及手背，有时亦见于前臂及肩胛等处。它起病突然，损害为由米粒至黄豆大的扁平隆起，颜色浅褐或正常皮色，呈圆形、椭圆形或角形，境界明显，数目很多，呈零星分散或簇聚成群。有的互相融合，有时由于挠痒，新的损害沿着表皮剥蚀处发生而成一串。其自觉症状缺乏，愈后不留瘢痕，时或自行消失，然不久又可复发。疗此者有内服外用之诸多方法，但疗效都不甚满意。罹此恙者不但有碍青春之颜值，更有精神上的伤害。余在过去门诊上曾遇到过几例，亦不知从何处下手治疗，患者抱满腔希望而来，却只得惆怅而去。后检阅诸书，偶阅一小册名曰《熏洗疗法》，载有治疗此病之内服方，用"四虫丸"（地鳖虫、炮山甲、蜈蚣、全蝎）加入破瘀活血之丹参、刘寄奴、红花、当归等，改丸剂为汤剂，服至扁平疣消失为止。

1975年冬，适有中桥某男青年，患扁平疣，满面皆是，来门诊求治，当即书上方与服，服十余剂后居然痊愈。病虽治愈，但对病理和方药之理尚不甚了然。后悟及面部属阳明所辖，阳明又为多气多血之腑，青春发育之际气血旺盛，风热之病毒又易外袭，或兼有情思郁遏或激动，造成气机郁滞，血脉瘀阻，气壅血滞，长期郁结之下，脉络不通，盈满而溢于肌表，于是疣成矣，搜络通瘀、祛风散结是攻阳明过旺之气血，通络中之郁结也。四虫为本方之主体，皆具通络逐瘀，祛风散结，软坚消癥之功效，再增丹参、刘寄奴、红花、当归活血养血，使血活络通，血养风祛，如此峻猛之方必收显著之效也。

另有外洗方，据云效果满意，见某中医杂志 1961 年第 1 期，方用鲜马齿苋 1 两（干者也可），苍术、蜂房、白芷各 3 钱，细辛 2 钱，蛇床子、苦参、陈皮各 5 钱，水煎乘热洗患处，每日三五次，连洗数日即愈，须注意此方不可内服。

临床医生除饱读经典，勤求古训外，还得应博览群书，参阅百家，对于一些简便小册或期刊杂说也须细读，许多珍贵有效之方药往往就藏伏于其中，本人深有体会。

芫荽、芹菜、荷叶透发麻疹应有季节之分

麻疹俗称"痧子"，由麻疹病毒引发的一种急性传染病，中医认为是由感染时邪病毒所致，为古代最常见的传染病之一，建国初期也是其为流行。

小儿麻疹在发热二三天后，疹点必先见于唇内黏膜，耳轮后侧，继现于面部，再及于胸背，并延向四肢。疹点畅透与否，关系到病毒排泄的程度，疹出愈透，排泄愈彻底。如因高热炽盛或风寒外束，以及体虚之质，皆可使疹出不透或疹出后俄顷又没，若此则有麻毒内陷致变的危险。当此时刻，应辨明病机及时施治，总以透疹为急务，务使疹点红活透现于肌表。除体虚辅之以补益托邪外，皆可投以"轻可去实"之法，于清宣透达之药物中选加芫荽、芹菜、荷叶之属，如能根据季节，配合适宜，有事半功倍之效。但民间乡俗之相沿习惯，一遇麻疹，不辨病因，不分季节，悉用芫荽一大握，煎汤让患儿急饮，以发表透疹，即或一般所谓的儿科医生亦常用芫荽加入表散药中，认为芫荽是治疗麻疹不可缺少的特效药。考芫荽性味苦辛、燥烈，绝不可孟浪用于热毒内甚、高热疹出不透之病儿。夏月天气酷热，对麻疹患儿更不相宜。否则，以热济热，抱薪救火，无异于火上加油，必有遗患，如口疮、牙疳、目翳鼻疮等。以我多年的经验，芫荽适用于严寒之冬月，属寒邪外束、热郁于内者；春月天气温和，可用微辛升透之芹菜以助透发；夏月炎热，可选用性平之荷叶为宜。

以上三种新鲜透疹之引药，既可单独使用，也可配合于其他方剂之中。应视病情之轻重和季节的差异而选用之。另有鲜芦根一味，其性味甘寒中空，尤具宣透肺气，托邪表疹之功效。可用麻黄三分，将其纳入破节的鲜芦根中，对热炽伤津、麻疹出而不透者，不分冬夏，如应用得当，效果显著。

当下因预防接种普遍开展并持之以恒，麻疹患儿确已日益少见，但是作为临床医务工作者，对此病情及疗法也应了然心中，有备无患。上述点滴经验为本人之浅识，仅供参考。

多头疽外用特效方——"鲫鱼膏"

多头疽是一种多枚脓头深嵌于肿硬腐肉之中的肿毒，它状如蜂窝，四周根盘红肿，疽身高突焮热，疼痛剧烈。如偏正对口疽、背疽、腰疽等。如在早期不能及时消散，最易迅速扩大蔓延，进一步发展化脓坏死，形成大面积溃烂，长期不能愈合，变成坏疽。我家的"鲫鱼膏"具有很快拔出脓栓，消肿止痛，愈合疮口的效果，更可免除外科手术创面大、收口慢之苦，诚为疗效快、无痛苦又省钱之良药。鲫鱼为人们最常食用之水产品之一，它产源广，繁殖快，适应性很强，多生活于河流、湖泊、池沼之中，尤以水草丛中、浅水湖和池塘等处最多。全国各地皆有分布，其肉嫩味美，价格低廉，很受人们喜爱。它性味甘平，无毒，功擅健脾利湿。主治脾胃虚弱、纳少无味、痢疾、便血、水肿、淋病，对痈肿溃疡也有治疗作用。其调补脾胃、利水渗湿为其寻常之作用，故一些体虚、纳差、稍有水肿之人，常煮服数日，即有脾健水消之效，产后之调补也为一些区域风俗之习惯。然用其捣烂成膏，外敷治疗多头疽实未见有记载与报道。本人传承数十年之家方而加以运用，在屡次实践中，发现其疗效显著，对多头疽之治疗远较其他方药多简便验捷。曾见背疽及对口疽溃败化脓有碗口之大小疮面，那种剪挖去腐肉，挑剔出之脓头之鲜血直淋之过程，病人咬牙之忍痛，只见一片片之腐肉及脓栓堆放在托盘之中，实不忍睹，一大片溃烂之伤口，何日才能肌生口收，不敢想象。如能在初起即用鲫鱼膏外敷，使之尽快脓栓拔出，红肿消散怎么会有上面所呈现那惨不忍睹的治疗过程。

　　鲫鱼膏的配制及使用方法：取新鲜活鲫鱼一条，野生最佳，一般约一二两重即可。用布抹去泥水，不需去鳞及肚杂，整体捣烂如泥状，再加入少量红糖调匀。根据疽的大小，取纱布一块，将鲫鱼膏平铺于布上约二分厚，敷贴于疮面上一日一换，鲜制品如敷上半日内自觉干燥，也可一日换药两次，外敷之膏总宜湿润为宜。此膏连敷数日后，如见肿消脓栓全部拔出，便可使用生肌药收功。此方应使用在红肿硬痛尚未化脓破溃时最佳。

鲜车前草汁能愈血尿症

车前草，江南人俗称蛤蟆草，夏秋之季乡间田野到处皆有生长。叶扁阔伏地而生，茎丛生。夏月阔叶中央会抽出茎来，其上开淡紫色细花。所结子名车前子，黑色粒细小。人皆知车前子能利尿，殊不知车前草更有利小便治血尿之功。唯其用量要大，一般用60～100g，少则无效。如小便尿血者，取鲜车前草一握，洗净泥土，捣烂取汁一杯，煮热服之，一日两次，必能见效。盖鲜车前草不仅利尿，更有清热凉血作用。如此廉价物美，遍地皆是之草本药物有这样好的功效，在医疗费用日益高涨、看病难、看病贵的今天，谁能将它们很好地收蓄运用起来，便是一个既精湛高明，又能接地气的好医生。

考车前草有其秉性味甘寒，既入上焦可清肺祛痰，又治目赤肿痛，喉痹、乳蛾，又能入下焦治小便不通、淋漓带下、尿血，尚能入中焦解酒毒并治小儿食积，是一味作用较广的通治三焦内外由湿热热毒而致的多种病症的良药。如《科学的民间草药》谓其能"镇咳祛痰"。《药性能》称其有"治尿血。能补五脏、明目、利小便、通五淋"之功能。《贵州民间方药集》还称其能"外治毒疮疔肿。"可见其疗效之广，作用之大，诚如《本草汇言》谓其"能散、能活、能清"，诚不虚言。

本验方之效，也在车前草性秉甘寒入下焦，在清热利小便之同时更能凉血止血，且无伤正害体之弊。《本草备要》即谓"凡利水之剂多损于目，唯此（车前草）能解肝与肠之热，湿热退而目自清矣"。这段文字说明车前草在清热利尿、凉止止血之同时，对肝肾无损、气血无伤，尚有"补五脏"之功能。

余用此法疗治尿血之由急性泌尿系感染如尿道炎、膀胱炎、急性肾盂肾炎及肾结石等皆有显著之效果，但一定要鲜者并捣烂取汁，每次鲜药不少于60g，一日两次，连服数日辄效。

新制顽咳验方一则

俗话说"千方易得，一效难求"。指的是在无数的方剂中很难寻觅到一则非常有效的方药，去疗治你所要诊治的病痛。中医书籍浩如烟海，中医方剂更是如恒河细沙，不计其数。即使是一个经验很丰富的医生有时也被弄得雾里看花，心无主见。我有时在诊治疑难疾病时，反复查阅古今医籍，结果仍是举棋不定，一无所得。若能做到"一方在手，用即有效"，这不是执简驭繁的一大快事吗？当然这种想法，对我们从事中医工作的人来说，是不现实的，因为它背离了中医必须遵循的辨证论治的原则。执方治病，这是古往今来业医者大忌之事，绝不可取。但是如能对某一病证，搞清它的发病机理、演变规律，在此基础上筛选出某些确有疗效的药物组集成方，再经临床反复使用，反复验证确有疗效，将它固定下来，再去结合临床，据证而适当加减，像这样形成的经验方，与执一方来应万病的执方治病是完全不同的概念。一个从医数十年，经验丰富的老中医，在长期临床实践中，经过艰苦的探索和反复验证，对某些疾病总会总结出属于自己的确实有效的经验方剂，这些经几十年的实践，运用智慧和汗水所取得的有效方剂，是客观科学的宝贵财富，能为推动祖国医学发展创新做出极大的贡献。

现在就从久咳病（慢性气管炎）谈起。所谓久咳，当然是指患咳嗽有一段较长时间，或一月以上，或一年之久，甚至是数年不愈。说明这种经过多方医治难以见效的慢性久咳，是医生们很感棘手头痛的痼疾。一般治疗，不外乎化痰止咳祛风肃肺，但效果甚微，有的遍尝古方都无济于事。对这种病应该怎么办呢？我以前在治疗这方面疾病时有过不少失败的教训。但在失败中不断去探求，寻找原因，狠下功夫，努力从导致这种久咳不能治愈的病因开始研究，搞清它的演变过程和规律，从中寻求一个恰合病机的方剂，坚持服用，一定要克服过去方药杂投，今方不效，明改它方的弊病。医者病者果能确立信心，互相配合，只要方药切合病机，我相信定能拿下这一难题。

经过梳理，我认为此病的演变过程是：当客邪未能及时外解而被郁遏于肺时，因病邪之留恋而致开合不利，肺之治节、肃降乏权，此咳嗽之由来。肺主气，肺气闭阻，久必引起血滞，气血壅阻，即易引起气管痉挛，这是因肺气闭阻造成气血运行不利的结果。痰浊的滋生不能及时顺畅地排出，必致气管壅塞，由咳而演变成喘。被禁锢于肺的病邪有进无出，日积月累，不仅娇嫩之肺脏受害尤深，且可因脏腑之间的生理关系而影响损害其它脏器。另外病邪也可随人体禀赋不同，或从寒化或从热变，或寒热交错，病势至此就已经够复杂的了。从上面对久咳病的病理演变发展分析来看，止咳化痰已非根本治法，肃肺定喘也只能缓解于一时，我认为应乘其正气未衰，邪实未坚之际，投以开泄肺气，重启肺的开合之机，调气血、利痰浊、通络、解痉综合为法，坚持时日，缓缓调理，以冀恢复肺脏的原本功能，方可达到治愈之目的。根据以上认识，自拟处方如下：

五味子6g，干姜2.5g，射干9g，桑白皮9g，香附9g，法半夏9g，桃仁9g，地龙9g，白芥子9g，炙甘草6g。

方解：干姜、五味子温而辛酸合用，以利肺气之开合；桑白皮、射干寒而甘苦并施，以利气道之清泄；法半夏、白芥子利痰降浊；香附、桃仁调理气血；地龙通络解痉；甘草甘缓宁咳，调和诸药。偏于寒象者，干姜量加重，再加附片；偏于热象者，干姜、五味子减量再加知母、葶苈子；兼有哮喘患者，加麻黄、旋覆花。

此方治疗久咳正气尚未大衰，即累脾肾及心脏而形成的肺气肿，甚或肺心病者，只要随证加减，坚持服用，一定会取得较为满意的效果。

跌打损伤、筋骨疼痛之药酒方

凡遇跌打损伤，以及劳力过度，筋骨疼痛久而不愈者，可用此药方泡酒服用确有良效。一般患者服此酒几天后便会感觉疼痛减轻，继服之，可缓慢消失。此乃一老搬运工秘不传人之方。因其患一痼疾，我曾为其治愈，他特将此方相告，以示感谢。处方如下：

细辛 6g，白芷 9g，甘松 15g，六轴子 6g，三奈 15g，川芎 9g，落得打 9g。

用白酒一斤，将上药纳入酒罐中密封，浸泡一周，每服一杯（约 30 毫升），一日一次。

考本方六轴子为杜鹃花科植物羊踯躅的果序，苦温有毒，其祛风止痛，散瘀消肿之功尤擅，对治疗风寒湿痹，历节疼痛，跌打损伤皆有明显效果。为防止其中毒副作用，服用时应从小剂量开始，如出现头昏，肢体发麻，胃中灼热，或恶心呕吐，出冷汗，眼发黑时即停后服。严重者如心动过缓，血压下降，小便失禁，烦躁，脚抽搐，全身震颤，瞳孔缩小或扩大，皮肤黏膜苍白，神志不清时，应急送医院急救，予阿托品解救之。药方虽好，还要会运用，会驾驭，扬其所长，避其所短，将毒副作用控制在最小范围，诚功同良将之上医也。

灰碱腐蚀剂之制法

外用灰碱腐蚀剂，为矿灰、石碱等量所制，其优点是腐蚀力强，刺激痛苦少，药品来源易取，配制简单。治寻常疣、胬肉、黑痣等有必要使用腐蚀剂者，皆可采用。灰碱腐蚀剂虽然效果好，但若制不得法，也难收到满意的腐蚀作用或者完全无效。曾见有人将灰碱打碎加入少量水和匀而成，殊不知灰、碱和水三者不能混为一体，好像水和泥沙一样缺乏粘性。由此可见，这样的制作不能起到化学作用，无法达到腐蚀的目的。再者，它们之间缺乏粘合性，即使涂在患处，亦易流淌失去，何以取效。殆用这种方法配制是未得门径也。

考生石灰为不规则的块状物，白色或灰白色，不透明，质硬，粉末白色，易溶于酸，微溶于水，暴露在空气中吸收水分后即逐渐风化而成熟石灰。其辛温，有毒，具燥湿杀虫、止血、定痛、蚀恶肉之效。碱主要含碳酸钾，碳酸钠等无机物质，又含淀粉及蛋白质等，性味咸苦温，有轻坚、消积、化痰、退翳之功能，合二药治痣黡疣赘早有记载。如《圣济总录》即有"花碱，矿灰，以小麦秆灰煎汁二味，令干，等分为末，以针刺破，水调点之，三日之上，须新合乃效"的载录。

现将我常用的灰碱腐蚀剂的制作方法介绍如下：取新矿石灰（已风化者无用）、石碱等量，同打碎，置入杯中，加入少量上等白酒，调和成干湿适宜状，再覆以小杯盖紧，放入饭锅中加热之后，便成为灰白色糊剂。使用时将制成之糊剂厚涂在应腐蚀之患处（不可使用手指涂），腐蚀剂不要侵犯好肉，约二分钟后，被涂之疣、胬肉或痣微有火辣感，立见充血肿大，继而坏死脱落。只要精心配制，谨慎使用，对须要腐蚀去除之物，无不起到一定的治疗作用，而不会伤损正常的肌肤组织。

毒蛇咬伤民间单方一则

毒蛇咬伤之后，如果得不到及时有效的救治，轻则致残，重者可危及生命。民间医治毒蛇咬伤的草药、单方、验方甚多，是否皆有特效，亦难肯定。必须经多次使用试验后，才能做出结论。被毒蛇咬伤者，多为偏远山野之人，那些地方不仅医疗条件差，及时救治或急速转诊都非常困难，因被毒蛇咬伤后，病重势急，如同救火，分秒时间都是十分宝贵的，不可能也不允许我们医生用道听途说的药物和方法从容地在病人身上去试验观察，这也是摆在我们临床医生面前不敢大胆作治疗尝试的一大难题。但是亦不能因此而把流散在民间确有特殊疗效的一些中草药单方、验方淹没，甚至失传。因此广为挖掘收集确有特效的草药单方、验方是一件十分有意义的工作。

搜集民间单方验方为吾之嗜癖，只要有人传一单方，力争亲历试用，做出疗效评价，即或无使用机会，也必会录之于册以传将来。关于毒蛇咬伤单方，已介绍过两种治法。现兹将最近搜集到的单方一则再公之于众。

友人王某善治毒蛇咬伤，他曾以这一单方救治被毒蛇咬伤多人，效果极佳。其方法是：大活蜘蛛二只，活地鳖虫二个，人耳屎少许，共捣烂，先用温开水冲洗伤口后，再将捣烂的药品外敷创口上，以消毒纱布轻松包扎，每日换药一次，次日换的药品必须新制。据友人云：此为治毒蛇咬伤最可靠的方法。凡被毒蛇咬伤后，便觉双目视物不清，可立即觅取上述三物，如法配制外敷愈早愈好，不可延误。外敷后，伤口会不停地流出黄水，渐渐肿消痛止而愈。窃思此友人为人诚实，又经常治疗毒蛇咬伤，有一定的经验。既愿主动传授于吾，定不会欺吾。此方治疗毒蛇咬伤之轻、中型中毒者，或可收捷效；若中毒过深，出现极度危险重症者，是否有效不敢确定，尚待有机会使用后才能做出客观的判定。

考蜘蛛种类繁多，据有关文件记载，不下十余种。本文所用之蜘蛛即为皖南地区最常见的圆网蛛科动物大腹圆网蛛等的全虫，其性味苦、寒、有毒。有祛风消肿解毒功能。对蜈蚣、蜂、蝎、蛇、螫伤有一定的治疗作用。如陶弘景即有"蜂及蜈蚣螫人，取置肉上，则能吸毒"，及《唐本草》"主蛇毒"，《本草图经》"蛇啮者之余其汁"等记载。

地鳖虫又名䗪虫，为症瘕积聚、跌仆损伤最常用中药之一，性味咸、寒，有毒，有逐瘀破积通络，理伤之功能，用于本方以疗蛇毒，殆借其消肿止痛理伤之作用。

耳屎在古代也认为是一位中药，具有清热解毒之功效。其对毒蛇咬伤是否有特殊作用，本人尚未见文献记载，此暂且不论。蜘蛛能解蛇毒是可以肯定，与地鳖虫与耳屎配合捣烂，外敷伤口协同起着解毒，排溢黄水，消肿止痛，而达治疗之效应诚属可能。

独味榧子肉巧治食土顽疾

1965年秋，县车队陈某之女，5岁，面黄形瘦，头发脱落稀疏，两腿微肿。几月以来饮食不多，而最喜自挖泥土嚼食，食土如食糖果，津津有味，其母看见必止之，女则啼哭不已，大便三五日一次，屡治不效。曾到外地诊治，多以不明原因，而无法治疗。求治于吾时，诊毕告之购榧子肉三斤，炒令黄脆，碾磨细末，拌以适量红糖，贮于瓶中，勿令漏气。每次取一汤匙约3—6g，温水调服。一日三次。榧子粉加糖后味甘可口，颇受病孩喜爱。患儿如法服完此料粉末，已不食泥土，至冬月饮食正常，身体康复。

又1967年夏，一乡村农民范某，手携一布袋黄土，来我处就诊。视其面色憔悴，气怯神疲，一面谈话，一边食黄土。状如啖水果。问其为何食黄土，不嫌其秽浊乎？答曰："几个月以来终日心中嘈杂难受，非此物不能解。"诊其脉弦长，舌苔白腻，亦告之购榧子肉粉末常服而愈。

方书有嗜食茶叶、稻米、烛花、生盐、菜油、泥土等异物的记载。然毕竟非常见之病，但亦非奇异之恙。查大人、小儿嗜食异物之病因乃是肠道寄生虫作祟，如钩虫、鞭虫、蛔虫等。此类疾病如不及时治愈，会引起一些不良反应，肠胃长期贮留无法消化吸收之异物，不仅营养吸收缺如，胃肠壁亦会受到异物的刺激损害，造成消化代谢功能紊乱，身体也会因此而极度衰弱引发多种疾病。

榧子肉味甘平，入肺、胃、大肠经，杀虫、消积、润燥，其杀虫疗效可靠。正如《日用本草》谓"杀腹间大小虫、小儿黄瘦，腹中有虫积者食之即愈"。《本草新编》云："榧子杀虫最胜，但从未有用入汤药者，切片用之至妙，余用入汤剂，虫痛者立时安定，亲试屡验，故敢告人共用也。凡杀虫之物，多伤气血，惟榧子不然。"可见此品，多服常服，绝无毒性反应。再经炒黄研末并辅以红糖，香甜可口，作为小儿杀虫剂，诚为首选之品。

跌仆损伤外敷特效方

凡系跌仆之后，不拘任何部位之外伤，局部瘀血肿痛者，用下方外敷，可收消肿止痛之效。此方系一商贾秘不传人之方，吾自获得此方后，屡经试用皆获速效。不敢自秘，今将其公开为之传扬，以便有遇跌扑损伤者使用。

方用鲜万年青根（去皮须，打烂），食盐少许（如皮肤破溃者勿用），酒少许（陈酒为佳），鸡子白一个，面粉适量。以上五味捣拌和匀，敷贴患处。敷后逾时药物干燥者，可取下再加酒或醋，调以湿润再敷之，每日一换，三五日可愈。

万年青在我皖南常系医园栽培之观赏物，也有野生于阴湿林下或山谷间，大都分部于江南各省，全年可采集。挖取根及根茎，须除去茎叶及须根洗净即可。其性味甘、苦、寒，有毒，功擅强心、利尿、清热解毒、止血，对心力衰竭、咽喉肿痛、白喉、水肿、鼓胀、咯血、吐血、疔疮、丹毒、蛇咬、烫伤有效。但对治疗跌仆损伤记载与报道实不多见。只《江西草药》有"万年青根二钱，水煎，酒对服"的记载。本人在得此方后曾多次运用于跌仆损伤之患者，按上述方法炮制，敷贴患处后，都能在一二日内肿痛减，二三日后肿痛消，三五日后诸症向愈。如无鲜者也可用药肆中之干燥药物，浸润软化捣烂或研末也可。

邻居一男孩曾从桌上跌下，伤及右外踝及足背，当即肿痛，不能履步，渐肿甚，有瘀血。余遂即从医园中挖取万年青根一截，洗净，捣烂，加入少许盐、酒、面及鸡蛋清一道搅成糊状，敷贴于患处。翌日上午肿痛减轻，二日后肿消，紫黯色瘀血浅淡许多，五日后基本肿消痛止而行走自如。

人参不怕五灵脂

人参与五灵脂相伍是否会削弱或抵消人参的"补益"作用？甚至会产生毒性反应，危害人体的健康？目前医家对此仍有争议，迄今疑团未解，是非未定。1980 年《浙江中医杂志》第 1 期载有宁波市医药科学研究所以"人参和五灵脂的同用"为题，作了一篇报道，援引《东医宝鉴》的人参川芎汤中有人参与五灵脂同用的记载，为了证明两药同用是否存在配伍上的禁忌，该所进行了动物实验。实验的方法是用四十只小白鼠分为四组，每组十只，前三组每只注入三种不同含量的人参、五灵脂药液，后一组每只注入生理盐水作为对照，同时以游泳法进行抗疲观察实验，测完小白鼠的游泳时间，从而得出结论，其结果是五灵脂不能抵消人参的补益作用，或产生不良的毒性反应。

关于"人参最怕五灵脂"这个"最"字，给中医界留下了很深的影响。学者们虽不能了解二药合用后会产生什么样的危害和后果，至少认为二者合用后人参的补益效果会被五灵脂破坏。前人著书立说旨在传授，后者敢不尊崇接受？尤其是关系人类健康生命的医学，谁愿承担不必要的风险去大胆尝试。

"智者千虑，必有一失"。前人著书立说，以垂后世，书中精髓固然恒多，值得后人学习传承，然谬误糟粕也在所难免，后人不应盲从。今天我们既然已察觉到前人的著述立论在某些方面存有可疑或错误之处，不去大胆地纠正、批判，而怀着抱残守缺的保守思想是很不可取的。

本着既要认真虚心向前人学习，又要敢于大胆地向前人谬误论点质疑挑战的精神，我在近十年来对人参五灵脂同用的问题，曾做过无数次的临床实验。实践证实，二者相伍，人参的功用丝毫不受五灵脂影响或破坏。在实践中还证实二者合用于某一处方，在药性气味综合作用的有利条件下，反而能起到互相促进、相辅相成的作用，给治疗上创造了积极有利的可能性。

实验方剂来源于《冷庐医话》"疳门"证治准绳方"集圣丸"为依据。陆定圃推崇此方为治疗小儿疳病之良方。其不但药性平和，而且疗效极佳。该丸内有：人参、五灵脂、莪术、蟾皮、砂仁……，猪胆汁为丸。十五年来为了验证人参、五灵脂的关系，我特以此方如法配制成丸，专治小儿疳疾，不下五十剂，皆获治愈。其中给我印象最深的是一姓戴的5岁女孩，夏季患疳疾，毛发脱落，面黄憔悴，肌肉瘦削如柴，而腹大如箕，低热不退，大便溏臭，病已两月，诸药不能愈，已属"疳痨"，小命垂危。我为之配制集圣丸一料，不尽剂而获痊愈。由此可见，人参与五灵脂在同一方剂中使用，经过反复实验，并未发生任何"相畏"的恶果，从而可以肯定，"人参最怕五灵脂"是一错误的论点。（我所配制的集圣丸中，有的是用党参，也有的是用人参，都未出现不良的后果。）

药物配伍禁忌中的"十八反"、"十九畏"是初学中医者的必读歌诀，并一直延续至今。我们现在已经发现并经实践证明，"十八反"、"十九畏"确实存在一些谬误和值得商榷的地方，不迅速予以纠正，仍在教学中沿袭前人的错误，贻误后辈，这又是谁的过错？在国家十分重视祖国医学的传承，要求我们努力培养中医事业接班人的今天，我们应本着对前人负责、对后代负责、对人民负责的高度责任心，用实事求是的科学态度，不能一错再错、以讹传讹地延续下去，束缚后人手脚，损害中医事业的发展。值此呼吁国家卫生中医药管理部门，从事中医药教研机构及书籍出版部门应把中医药教材中的"十八反"、"十九畏"歌括中部分谬误之处纠正过来，如"人参最怕五灵脂"一句，改正为"人参不怕五灵脂"为妥。这才是从事自然科学，特别是从事中医药临床工作者应有的科学态度。

野菊花可防治鼻咽癌

野菊花又名满天星，性味苦辛、寒，功擅清热解毒，为治疗痈肿疔疮肿毒之要药。近有一友人介绍用全株野菊花（根、茎、叶、花）洗净泥土，每日用大量（约 200 克）煎水代茶恣饮，有抑制癌细胞作用，若早期服用，有治愈之希望。据其告之，有一中年男性的亲戚，经常反复鼻衄，初以棉纸塞鼻止血，后渐用简单止血方法无效，伴有头胀痛，又发现左颈侧有一肿块，去医院治疗时被诊为鼻咽癌晚期，西医治疗不见好转。因家境贫困，又听说此病凶恶无法治好，只得听天由命，在家等死。后听人说，用全株野菊花煎服可以治愈，遂以死马当活马医的心态，挖取许多野菊花，大剂量煎水饮服，从不间断，数月后衄血停止。头也不痛了，左颈侧肿块略有缩小，病势已被控制，现已坚持近两年，仍在服用观察中。

考鼻咽癌之病因，从其早期出现的鼻塞鼻衄、头额胀痛，伴随颈旁出现根盘坚固、推之不移的大小硬块来分析，为风火痰毒壅阻于肝胆肺胃诸经，清火泄热、化痰解毒是本病的治疗大法。野菊花就具备这些作用，全株野菊花的力量比单用花蕾要大，单味大剂量使用力专功宏，能使蕴伏坚深之痰火清化，猖獗之热毒溃败，对遏制病势的恶化应有一定的作用。此药大江南北遍地皆生，采挖容易，药性平和无毒，不费资财，可长期服用。

当前各类癌症频发，猖獗之势难以遏制，给人类的生命造成极大的威胁。世界各国的医药工作者都在积极探索治疗癌症的有效方法。野菊花全株使用治疗癌症，本人未经实践，不能作疗效的评价。但从药理作用分析，它很适用此类疾病的治疗，任何一种疾病能取得稳定确切的疗效，都必须要经过大量的临床运用、反复实践来验证，仅靠某个人的能力是有限的。因此不愿自秘，特公之于众，希望广大的同仁在试用中总结，在总结中提高，岂非善事。

蟢子浆点目消翳

蟢子，蜘蛛的一种，亦作"喜子"、"喜蛛"，即蠨蛸，性味咸、平，擅治喉痹、牙疳、鼻衄、痔疮下血及金疮出血等症。多以外用为主，可捣汁涂、研末敷或吹喉等。其体扁，灰褐色，头胸部呈心脏形。常单独生活，夜出捕虫。喜栖于水草、树间或阴暗墙壁上结网成车轮状，秋季在墙壁上抽丝织造白色卵囊，扁圆如钱，蛰伏守护其中。民间称之"壁钱"。安徽歙县民间常用蟢浆点目治疗风火眼疾所引起的云翳、星翳效果极佳，对老翳无效。

其使用方法是：如果患风火眼疾，白珠生翳，羞明刺痛，视物模糊，可捕捉蟢子，轻轻挤出尾部白色如人乳之浆液，用灯芯或新笔蘸白浆点于翳上，闭患目约二十分钟，每日二次，以翳消退为度。每只蟢子只能取浆一次。此乃民间久传之验方。吾曾亲睹患翳者使用本法很快获效。至于蟢浆退翳的药理功能，我也是知其然不知其所以然，尚待研究。

吾业医数十年，虽小有成就，但对民间所传之偏方、验方从不小视。在长期的临床实践中，往往有些连中西医大家都殊感棘手的病痛，却被民间之单、偏、验方轻易治愈。这些方法只要对症，不仅效捷，且不须耗资，深受人们的欢迎。只可惜业医者，以其为雕虫小技，难登大雅之堂，不予重视。以致于大量宝贵的民间偏、单、验方因缺乏文字记载而失传。祖国医学历史悠久，若追溯其渊源，初始就来源于民间并植根于民间，它是几千年来劳动人们在与各种疾病长期斗争中而成长起来的一门实践性很强的学科。今不吝笔墨记录下这一很不起眼的小验方，意在引起我们广大中医同道们的注意，不仅要对散落在民间的小方小药重视起来，还希望大家去收集挖掘，再通过实践去检验，对疗效确切的验方用文字记录下来，供医学者们去深入研究，造福人类。若果能如愿，也不枉吾之苦心也。

谈药物监制之妙用

（红花汁拌炒丝瓜络，鳖血炒柴胡）

中药有寒热温凉之性，升降浮沉之能，有毒无毒之殊。在临床运用中，针对不同的病证，有时须取其味去其性，存利去弊，方能达到预期的效果。所谓立法全在组织严谨，中药之炮制妙在别出心裁。有了客观科学的辨证，又有组织严谨的方剂，再加上独特监制的药物，就能对复杂的疑难疾病收到出奇制胜的效果，这也是祖国医学的奥妙之处。一个学识经验丰富的医生，对中药的临床使用，必须要掌握灵活炮制的技巧，方算得上是位技艺高超的医生。现就我在临床中常用红花泡水取汁炒丝瓜络，治疗肝热络阻之疼痛；用鳖血拌炒柴胡，治疗肝阴不足、肝气郁结而化热阻络所致病证能常获捷效。举案例二则如下：

一、蒋某某，女，44岁。半年多来胸胁常痛，体质瘦弱，五心烦热，夜寐不安，饮食减少，大便干燥难解，两脉弦劲有力，舌苔白厚。医曾用活血通络止痛之法，药后疼痛加剧。究其原因，殆系浪投辛燥耗血之弊，宜用清肝泄热，通络而不燥血为妥。

石决明24g，丝瓜络12g（红花5g泡水拌炒），生白芍12g，粉甘草6g，桑叶9g，川楝子9g，夜交藤18g，牡蛎24g。五剂。

丝瓜络功可通络，红花力专活血，络阻因于血滞，取红花泡汁炒丝瓜络既可增强疏通经络之力，还可以减少红花燥血之弊，对因热瘀阻络之肝络疼痛确有佳效。

复诊，患者称现胸胁痛已止，要求继续服药。前方去石决明加生地12g，以滋水养肝再服五剂，不仅胸胁痛愈，心烦难寐、便燥等症均有改善。

二、章某某，女，39岁。婚后八年未孕，月经超前，每月经前左少腹有一长疙似索状物抽掣而痛，月月如此已成规律，近两月又增乳房胀痛之苦，脉象细弦，舌质鲜红苔薄，此属肝郁化热，肝气急结，络脉被阻之候，疏之利之为不易之法。

柴胡9g，茺蔚子10g，南沙参12g，丹皮9g，枫果10个，月季花10朵，川楝子9g，金橘叶12g，白芍10g。三剂。

上药服完后讵知病痛不减反增，又加心烦头昏，夜寐出汗等症，患者认为药不对症，请予再细诊。余思，所投之方药于病无不合之处，何以病不减反增他症，仔细推敲，恍然大悟，可能是受柴胡升发之害。然肝郁之病，柴胡为必用之药，但患者肝阴不足显见，柴胡升发之性似不相宜，应设法纠其升发之偏，使其内走厥阴，发挥其正常的疏肝解郁功能，又不因其升发之弊而耗阴，决定原方不变，将柴胡一药用鳖血同炒，嘱再服三剂，三日后果然心烦头晕夜寐出汗等不良反应未再出现，前述之症亦大有好转。

盖龟鳖同属至阴之物，善于潜伏，鳖血之性纯阴且敛入血分，柴胡得鳖血的监制，升发之性大减，两者各得其所，相得益彰。

以上所举红花汁炒丝瓜络，鳖血炒柴胡的施治技巧，通过炮制使两药之间起到相互监制之妙，并举案例两则，它们仅是中药通过炮制的方法使药物原本性味、功能发生变化，来加强药物疗效的范例，意在启发后学多读前人的医籍，从中吸取历代医家的聪敏智慧，在实践中创造出更多的炮制方法和技巧，去除药物中不利的一面，存留治病的药性，化解消除药物之弊，而促成有益于疗效之利，起到互相监制的作用。值此希望中医药同仁不但要学好用好前人的经验，而且要在实践中大胆去探索去创造发挥。前人所创造的宝贵经验，不是上天赐予的，而是在长期的医疗实践中摸索出来、并在实践试用验证无误后，才用文字记录下来传于后世的。"世上本无路，走的人多了便也成了路。"路，是靠人走出来的。

医事札记

曾懿女医晚年医学轶事

近代女医曾懿，字伯渊，四川华阳人。学识渊博，精于医道，善工书法，曾著《古欢室医学三种》问世。晚年携子由湖南迁居皖南建平（今郎溪县）。现特录伯渊女医晚年在吾邑医学轶事数则以飨同道。

一、溯本探源　详究症结所在

伯渊寓所与吾舍隔街相望，先父常登门拜谒。伯渊女医悉先父知医，过往亦频。余见其时，彼已年近古稀，但体魄丰腴敦实，思维敏捷，与先父切磋医理，津津乐道。曾忆伯渊女医治一头风三载之县衙官员，右头掣痛连及后项，一月数发，冬春尤甚，易医数人乏效。伯渊女医两诊后亦感棘手，后经反复琢磨，详诊细询，得知患者三年前因外感风寒，失于疏散，寒热罢后，头痛未已，也未诊治，遂发头风延至今日。参与脉证，断为感冒失疏，风邪久稽太少两经，结瘀化热，络脉痹阻而发此疾，法当清宣通透，方拟越婢合四逆散加赤芍、川芎，三剂取效。伯渊女医尝谓："失表之证，时有远近，最易被医者忽略，因变明显之寒热表证为他症潜伏不解，故对往昔之病症犹须追忆加思。设若失表在先，固涩收敛潜降之法又施之于后，表邪非但固着不解，更与他邪互结为害，疾岂有向愈之望？论治时毋忘以前失表之误，更辨刻下所患之痛，审转变之机理，处应变之方药，才可取效，治病当溯本求源，详究症结所在。失表之证如斯，他疾亦然。"如此中肯至理之论令人折服。

二、医海索微　勤于实践印证

医药之理论本源于实践，实践又可印证理论之是非，如此理论、实践，再理论、再实践，反复印证，医学之理论方可日臻充实完善。医海之大，茫无边涯。前人许多理论亦并非尽善尽美，或讹误无稽，或疑而待考，或须充实提高，每每有之。如夜半口干咽燥一证，历代医家咸以阴液枯槁，津不上承论治。然伯渊女医在长期医疗实践中探索到"此症系肺气闭塞不得升降，必鼻息有一边不通，睡着时必张口"代鼻呼吸，（录家藏先父手抄《曾懿伯渊杂病医方节录述本》。下同）而致"半夜口干舌燥，咽喉无丝毫津液"之症者比比皆是。伯渊女医病是疾历十余年之久，苦无效方。"一日临睡时，偶服杏酥茶一盅，夜朝右睡（即右侧卧位，原右侧卧位鼻息不通）鼻息亦通，口亦能闭不作干"，始知"杏仁能升降肺气"，使"十余年小恙悟于一朝"。故伯渊女医对夜半口干咽燥之症，辨之属肺失宣降，鼻息不利者，据证之寒热，分别投以宣肺利窍之杏苏散或桑菊饮加减辄效。这种探奥索微，勇于实践，引申其义，勤于印证的治学精神，诚为后学者之楷模。然伯渊女医对此疾如兼有肺之气阴不足者，也并非只泥于"升降肺气"之说，常于宣肺利窍或升降肺气方中伍以益气养阴之生脉散标本兼顾，可谓善于灵活变通，不拘成见之良工也。

三、代病求医　不耻下问析理

一妇产后三旬，恶露不已，或暴注如崩，或淋沥似漏，腹痛绵绵，按之不减，面黄如蜡，神疲乏力，稍动则心悸气短。伯渊女医两进峻补气血、固涩收敛之品，稍止又下，未验。病妇肢体日益衰败，气息奄奄，卧床不起。伯渊女医痛病者之痛，急病者之急，遂速请一擅长女科之程某为之诊疗。经程医审证求因之后，所投方药全无一味止血收敛固涩之品，反用逐瘀通络降逆之旋覆花汤加丹参、山楂为方，药只五味，二剂后漏下顿止，并云下一如蚕豆大小之腐肉块状物，腹痛遂止。渊亲见其验，仰慕不已，求教之余，忽忆《金匮要略·妇人杂病脉证并治第二十二》篇有"妇人半产漏下，旋覆花汤主之"之明训，悟及此例崩漏乃瘀阻为患，深疚识证未精，用药有误。可见伯渊女医虽明达医理，但对治不奏效者，从不托辞病笃而推诿不治，或责言违嘱而归咎病家。这种代病求医，不耻下问，以求效验的精神堪为后世师表。

四、药戒伪误　推崇道地轻灵

伯渊女医于医造诣匪浅，对药的研究亦甚精深。为识药之真伪优劣，辨味之酸苦辛咸，常往药肆，或问难药工，或品尝药味。常告诫售药之工曰："病者之命虽系于医，而尤关于药也，纵精湛之医处以严谨切用之方，若药肆以劣充优，以伪冒真，或缺味短量，或张冠李戴，所治之疾病终难获效，甚有丧命于顷刻之间，能不慎乎？业医者要有道，操药者不可无德也。"故常检视病者所取之药，以防不测。

伯渊女医处方用药，力求道地，常在药名之首冠以产地之名以示之。如滁菊花、杭白芍、宣木瓜、象贝母等。尝谓："道地之品，禀方位之气，水土之性，质优效著，其力远非一般产地者能比。"曾治一市民，病泄泻之疾二年，诊后确认为脾虚所致，非白术不为功，处"制于术一味研末，水泛为丸"，一月少效。渊疑其道地之品，询之果以当地产者充之，后改于术为丸，半月即瘳。

伯渊女医晚年患肝胃气痛之疾，自拟方药或请他医诊治时，辄喜择芳香流动之花卉为主。诸花之中又首推白残花（即野蔷薇花），因其性味微苦寒，其气芳香，俱清暑化浊解郁理气之功用。本品药肆少有出售，遂使家人于每年农历三月底去郊野丘陵白残花密丛处，置一三尺方巾于地，用竹棍重击其枝，花如雪片纷落巾上，收集晒干备用。其他如玫瑰花、绿萼梅、荷花、桃花、杏花等也为她常用之品，并谓："凡此诸花，气味芳香轻灵，而无辛烈窜扰之弊，非但能疏流气机，尚有清心悦脾之用，老年人用之尤宜。"渊之药用道地轻灵，堪为现今老年医学之用药法度独标一帜。

渊喜藏书，凡中医典籍，各家学术及经史子集，稗官小说，诗词歌赋等无不兼收并蓄。书室宽敞明亮，陈列之橱皆楠木所制，生漆外衣，经久不腐，惜于日寇陷城，尽毁丙丁。

伯渊女医于 1924 年病故建平，终年七十又一。葬于城郊北隅之鲍家棚，与其先夫丁氏合墓，地处丘陵，清宁幽静，四周环植女贞，终岁不凋，立有墓志。距墓百步，建有丁氏墓庐三间。吾先姚之墓也在附近，故常怀该处。时经沧桑，现已墓平庐毁矣。

曲运神机变药性味以增疗效

　　病之偏寒偏热、偏虚偏实者，易于处理；错综复杂，寒中有热、虚中有实者，则难于应付。如黄龙汤之攻补兼施、乌梅丸之寒热并用等，皆同一方中而有两种及以上不同性味之药品，乃为对付非单纯性之疾病，不致有顾此失彼之咎而设，此即方剂中复法之义也，人多知之。

　　然有于一方中，用某种药，别加配料，只存其性，而变其气；或但取其气，不取其味，斡旋于病情复杂之中，寓巧于用药灵动之下，同样对付非单纯性疾病，使其恰到好处，则此道久不讲究矣。

　　摘录近人俞长荣及先贤柳宝贻之论述，以资佐证。

　　《中医杂志》1964 年 11 期，俞长荣"论益火生土法的权变一文"，举出益火生土法是应用在命门火衰不能生土或脾胃本脏机能衰弱的情况下，其病情为虚为寒。在临床上，有些病者证候表现很单纯，采用此法就比较准确。但有些病者表现证候比较复杂，寒中有热，虚中有实，还有些患者不但阳气虚弱，而且阴液也有亏损。此时用益火生土法，必须是既能益火，又不劫液。

　　他举出一个病例为佐证：张某某，51 岁，胃中苦冷，时唾清涎，头晕心悸，口干，虚烦难眠，阖目则汗出；小便热赤不畅，大便昨起未通；舌绛无苔，脉虚弦小数。初拟苦辛甘合化治法，取半夏泻心汤为主方加减，诊治三次，加减法凡三易，均未获效，诸症如故。至此大便已八日未通，且因连续盗汗，精神更加疲惫。细辨其脉舌：脉虽小数，然重按无根；舌虽绛无苔，但滑润而不干；口虽燥，但只漱水而不欲咽。因悟此证因其虚火妄动，故口干、舌绛、脉数；因其真火衰微，中土失燠，饮食水谷不化津液而成痰水为害，是以胃中苦冷，时吐清涎；盗汗不已者，脾虚营卫失调之故。头晕心悸，虚烦难眠者，一因脾失转输，精微不继；一因汗出过多，营阴不足，相火妄动。溲赤便秘者，津液内竭无以下输使然。种种见证，均由脾胃失职所致。此证此时，首重培土，尤须益火。病将一月，纳少汗多，不仅阳微，抑且阴亏。若进辛温则劫阴，若与滋润复碍阳。拟但取和胃理脾之品，别加炮制，意在"以火益火"，又使诸药存其性而变其气，庶期温而不劫阴液、柔而不遏中阳。

白术（土炒）、山药（炒令黄）、扁豆（炒黑）、山楂炭各三钱，半夏、姜炭各二钱，左金丸二钱（送服）。

口吐清涎已除，他症随减，唯大便未通，再步前法，去温涩之药，加温润之品，前方加麦冬（炒令黄）四钱，熟地炭三钱，去山楂炭、姜炭。

汗敛、便通，口干、心悸并除，再按前意处方，服两剂而安。

再摘录《环溪草堂医案·肿胀门》案例一则：

肿胀久延，腰痛带下，浊阴尚盛，元气已衰，补则恐其助胀，渗则虑其伤元，拟早上服金匮丸炒焦方，但取其气，不取其味，亦有离照当空、阴霾四散之义。晚仍进清渗之方，以膀胱为气化运行之腑也，表里兼治，渐次图功。

柳宝诒又按云："病难着手者，不可无此巧法。有以五苓五皮煎汤，送炒黑金匮肾气丸者，正与此相同。"

翘武按："前者，使和胃理脾之品，经炮制后，虽保留其和中理脾作用之药性，却已使诸药改变其阴柔之气质，柔中变刚，符合温不劫液，柔而不遏阳，阴阳两相容纳。后者，将肾气丸炒黑，已失去该丸中厚浊之味，只取其温煦之气，不致呆板助胀。此皆曲运神机之处，可师可法。"

温病邪入厥阴应有气血之分

《温病条辨》三十七条："暑邪深入厥阴，舌灰消渴，心下板实，呕恶吐蛔，寒热，下利血水，甚至声音不出，上下格拒者，椒梅汤主之。"吴氏自注云："此土败木乘，正虚邪炽，最危之候，故以酸苦泄热，辅正驱邪，立法据理制方，冀其转关耳。"

常熟中医王士希对温病颇有心得，其治温病宗叶、吴二氏卫气营血与三焦之说，但又认为，邪入肝经，必须搜逐肝邪。凡伏暑、湿温等证迁延不愈，每多见暮热朝凉、耳聋、口苦、胸脘极痛、少腹拘急、恶心呕逆、苔板（紧贴不松，气机郁遏）、舌尖边红、吐蛔等症，皆归之于邪在肝经（厥阴），特别对蛔虫逆出之特征，以青蒿、厚朴、川楝子、半夏、草果、知母等达原饮法以搜肝经湿热，每多获效。

经以上二氏所述之邪入厥阴肝经，不外邪深病笃之候，虽吐蛔皆为共有之特征，但其余病理与立法，则有不同之处。谓前者是邪入厥阴之偏于血分，实中夹虚，故以泄热辅正为主；后者是邪入厥阴之偏于气分，邪正尚能交争，故以搜逐肝经湿热为治。学习《温病条辨》时，应将王氏此条附于条辨三十七条之后，可以互相对照，对邪入厥阴者又开辟一治疗法门，岂不获益良多也。

中医四诊点滴谈

大病或久病之后，肌肉瘦削，治疗得当，尤可望其肌肉丰润如常。如鱼际处及臀肉干瘪皮贴，此谓之"大肉已脱"。大肉脱，病难治，言脾气绝矣。然小儿疳疾之严重者，恒有大肉脱之象，间有得生者，因小儿患病，易虚易实，况童贞之体，比之成人，究易复原，不同之处在此。

又有大病或久病之余，两手突然交替而肿，先由左肿转于右，或先由右肿转于左，手背肿势更显，虽尚未表现虚候，当预告病恐不起，恐旬日之内有变，此即四维相代之意，亦脾真外露也。

温病，汗出辄发热，热不为汗衰，狂言不能食，脉反躁疾，病名阴阳交，必死。交者，阴阳相交离决也。

王旭高医案原注云："凡时证之脉，先大而后渐小，先强而后变弱，其热不退而病反增者，必死。"柳宝贻再按云："初病之脉，硬大者，邪正相搏也；转为弱小，正气馁矣，而病象不退而反增，正气不能敌邪也。病日进而正日亏，不死何待。"

翘武按："久病经望诊而知难治，时证经切脉而知必死，说明邪正之消长，流露于外处，医者凭经验技巧以预测，可谓皆是要诀，最宜记好。"

不药而愈治蛇伤

毒蛇咬伤，实为莫大痛苦，治不及时，有废肢丧命之祸。农村中，每用草药外敷，但有效有不效，少有把握。

1966 年春，长乐中医何玉杰在中医座谈会上介绍一种简易治法，伊亲见有被毒蛇咬伤多人，用此法皆获不药而愈，极为赞赏云云。

方法介绍如下：

如遇毒蛇咬伤患者，在当时，或在半小时之内，可于就近有潮湿田中挖一坑，面积与深度，以患肢能容纳为标准。随即将被咬伤之手或足部，安置于坑内，再用浮泥紧填坑中空隙处，因此被埋于坑内之患肢肌肉，即有紧张收缩之感。如此约二、三小时后，拔出患肢，用冷开水洗净泥土，敷以一般药膏，可收痊愈之效。最为特异之处，是患肢被埋入泥坑后，不但痛止，而且不再漫肿与中毒。如果此法行之有效，实有大力推广，有使家喻户晓之必要。

新生儿常见几种口舌牙病的简易疗法

小儿科俗称哑科，以小儿患病，不能自己表述病情，医者只能从望、闻、切、按等方面而测知，诚亦医事之难也。至于初生小儿，娇小嫩弱，如瞿脐风、马牙、重舌、木舌等，重者致危，轻者影响亦大，可带来许多后遗之患。

初生儿不能吮乳，啼哭不已，颇见不鲜，而医者茫无所知，无法下手，任之不治，转而赖信巫婆，满口雌黄，针刺刀割，结果以至于真不治矣。

然精于是科者，自有心得，何病何法，则迎刃而解也。偶读《上海中医杂志》"董氏儿科经验简介"一文，有小儿杂病一节，编有口诀，简而切用，今录之以备治儿科者一助尔。

初生婴儿，多啼多哭，日夜不安，不能吮乳，必察其口舌，如有病症，治之则安，撰述口诀，以教门人。诀云："口有马……即安宁，"释义如下：

"口有马牙板牙症"：牙床坚硬色白如脆骨者是板牙，其上有白点如粟米者名曰马牙。板牙刺出血，马牙挑出白点，用清液丹涂之即安。

"更兼鹅口与七星"：满口白屑如鹅之口，名曰鹅口。用软棉裹指蘸薄荷汤拭去。口颚上有米粞一带者是七星，用针挑出白点涂清液丹可愈。

"重舌木舌同板舌"：舌下有小舌，名曰重舌；满口渐大，名曰木舌；板舌者，如板不能旋动。以上三症，俱在舌下刺出恶血，涂以清液丹即愈。

"刺渣出血即安宁"：牙症刺出白点，舌症刺出恶血，服降火汤。

附方：

清液丹：玄明粉3钱，冰片5分，青黛1钱为末，少许涂患处。

降火汤：木通8分，黄连5分，生甘草5分，荆芥8分，枳壳8分，陈皮8分。

以上口舌病，父母不晓，医者亦不甚注意。患儿往往彻夜不安，经月不愈，影响发育，甚或因患儿愈哭而母愈以乳哺之，致消化不良、积聚、泄泻等症。此病只须用消毒银针刺挑以后，当即解决问题，真是又快、又好、又省，常为我辈在临床上所习用。

又录张汝伟之清香饼，其方用生香附，生半夏等分研，鸡子清调作饼，贴男左女右之涌泉穴。凡初生儿之螳螂子、雪口、鹅口均治，加入麝香一厘、葱白三个更妙。本人也常以此方用于小儿乳娥痰喘等疾，亦获良效，盖引痰热下行故也。

肠梗阻下法要慎用

肠梗阻，其外候所见者，厥为腹胀满、按之痛、不大便、无矢气、呕吐不能食。试以腹胀满、按之痛、不大便之三症而论，孟浪之辈，大有用攻下之必要（包括大承气与温通法）。其实，肠梗阻使用下法，机会很少，且易偾事。因部分肠梗阻是由肠转戾而成，愈攻则肠愈扭结，徒增肠坏死之可能。仲景于阳明篇中，已提出患此病禁下之说，大论云："……若不大便六七日，恐有燥屎，欲知之法，少与小承气汤；汤入腹中，转矢气者，此有燥屎，乃可攻之；若不转矢气者，此但初头硬，后必溏，不可攻之，攻之必胀满，不能食也……"是应攻与否，全在有无矢气矣。此仲景于阳明实证临床经验中，凡腹胀满拒按，并非皆燥屎为患，故亦非攻下之法所能治愈者。诚如诸腹部之外科手术后，必待有矢气，大夫们才放心，方允许稍稍进食，唯恐肠系扭转，无以通畅而有诸多后患也。谨慎用药之处，于此可见一斑。余断章取义，尤恐似是而非也。

书中求知还得巧运用

为医者必多读书善读书，方可多长知识，尤须把书本知识灵活运用于临床，只有这样才可在遇到疑难问题时胸有成竹，不致临渴掘井，唐突索方。

1977年1月17日下午，适隆冬飞雪之际，中学教师陈某某，仓促来舍，特来为一病孩求方。陈告云，一两月乳婴患高热不退已四日，此孩患有夜啼症，十四日突然高热自汗而热不退，西医曾注射庆大霉素，次日晨热轻汗少，午后又同样发热汗出，又用前法治疗，晨热有减；十六日午夜又高热达四十度，患儿精神十分萎靡，且面色有异，当夜又请西医诊治，仍按原法注射抗生素或服退烧药；十七日晨热又有转轻，但到现在热不能退净，今夜必会再度高热，恐有抽搐之虑，特来求方。余视其来意非常迫切，心情颇为紧张，刻下只听其代述患儿一般症状，但脉舌不详，要我立即授方，确难下笔。见其求医心切，乃寻思患儿素有夜啼，心经必有伏热，现又高热四日，汗出热不解，当从温热病中求法。忆及《温病条辨》中之黄芩滑石汤对发热身痛，口干或不渴，汗出热退，瞬即又热之湿热交蒸之温热病证有良效。徒清热则湿不去，徒去湿则热愈炽，是为合拍之方，但尚应结合当时之病证合理化裁，以尽灵巧之能事，求得更加之效果。权为试投，当即书方一则：黄芩2钱，滑石3钱，苡米4钱，柴胡3钱，淡竹叶3钱，蚕砂3钱，佩兰2钱。嘱服一剂，明日再观进退。陈索方而去，翌日午前陈来告云，服药后热势渐衰，现已退净，当夜即平静无恙，只觉肠鸣，频下黑色溏便少许。余告曰，此乃病邪有走泄之机，兆佳也。仍照前方加神曲 3 钱，藿香 2 钱，以清泄余邪，嘱服二剂可愈。

考黄芩滑石汤由黄芩、滑石、茯苓皮、大腹皮、白蔻仁、通草、猪苓组成，功擅清化湿热，对湿温（热）之邪郁遏不退而致发热身痛，口干喜饮，或不渴，汗出热退，继而复热，反复不已者有效。本案所拟之方以黄芩、滑石、薏仁为主，专以苦清淡渗，以解其湿热，加淡竹叶除能清热利尿外，更能清心火，解烦热，因患儿有夜啼之宿恙，心火偏盛也；柴胡、佩兰之加有利芳化和解；蚕沙既清湿热又透遏邪。综合全方在苦寒清泻，甘淡渗湿之同时，辅清心去烦，芳化和解及宣透辟秽之品相助，诚收立竿见影之效。

陈孩所患之病并非罕见之疾，但患儿人小病重，仓促索方，如平素阅书不多，将会束手无策，即使勉强拟方，不会变通化裁，拘执刻板之方，以治多变之证，与疾无济诚多。胸无成竹，也只是勉强应付，恐难见效。故书中求知还得灵巧运用也。

"咬牙切齿"排尿固齿法

昔友人陈淦生年已六旬，无齿痛之苦，齿固密，既不松动，更未脱落，心甚慕之。陈告之云："我晚年无齿病，是在青年时间有人告知，在每次小便时咬紧牙齿不要说话，我三十余年来持之以恒也，习以为常，至今我已成为良习，故能有今日之满口全齿。"后又遇他人谈及保护牙齿之法，也是如此。余从中医之生理推论，肾主骨，齿者骨之余，髓之所养，若肾气不衰，精髓不损，故虽至晚年亦齿固少病也。人之小解时必致肾气走泄，欲不使肾气走泄，能紧咬牙齿，上闭则下自固，持之以恒，下则肾气不衰，上则齿固不脱。今特志之，故青少年欲求晚年无齿痛之苦，在有利无弊的情况下，大可试用此法。

鼻渊的特殊治法

慢性副鼻窦炎即中医所称之"鼻渊"，一般青年男女罹此病者为多。此病极为顽固，难以治愈。临床表现为头昏作痛，时好时愈，嗅觉失灵，记忆力减退，腥臭脓浊之涕常流不绝，严重影响学习与工作，迁延日久，成为终身痼疾。中医治疗本病，方法甚多，但效果往往亦不够理想。我近年对此病的治疗颇为注意，在临床实践及遍查古今书籍中发现中药搐鼻法及迎香埋针法有一定的治疗效果，可作临床试用，特录之。

一、中药搐鼻法：荔枝壳3钱，辛夷8分，苍耳子3钱，焙干后研极细末，每日取少量粉末搐鼻，一日3—4次，十日为一疗程，效果显著。用此法必须要有耐心，有些病例需经过十个以上的疗程，方能痊愈。

二、迎香埋针法：首先针迎香、合谷、上星、百会诸穴，针后一般症状可减轻，特别是呼吸困难显著好转；其次于迎香穴常规消毒，用毫针或特制之耳针刺入穴位（注意不要影响患者张口活动），入针后局部有酸、麻、胀、重的感觉，然后用胶布固定针身，防止脱落。一般埋针四天为一疗程，在此期间如患者失去针刺感觉时，可在针刺部位轻轻加压，以增强效果，经过2-4次埋针法，症状即可完全消失或减轻。

另附苍耳子油滴鼻法，此法经余试用于临床亦有效果，特录于后：

苍耳子二十粒捣开，用菜油或麻油1两入小铁锅内熬滚，将捣开之苍耳子放入油内再熬至焦枯后滤去，待油冷却后贮瓶中备用。

　　用法：令患者仰卧，每日用油滴鼻三次，每次滴三、五滴，以愈为度。

三阴交埋针治疗遗尿

小儿遗尿，门诊最为常见，但青年时期患遗尿症者，亦不乏其人。青春患此病者非常痛苦，常不分冬夏常夜间遗尿，被褥湿淋，臊味难闻，自感羞愧又怕人讥笑，隐秘而不宣，甚至不肯求医。时间既长，父母家人亦颇感厌恶，且来求治者亦难觅一特效良方，真是徒唤奈何。如此情况，吾在临床中遇之很多，用方不外固涩肾气，效果不够理想。去秋曾治一女孩，16岁，此女孩自五岁即患此病，十年来每夜遗尿从不间断。其母云："十年来棉被絮已湿烂七床之多。"患者心情无比沉重，非常害羞。我用一寸之毫针二支，将针柄折弯，呈平面之圆圈形，将双侧三阴交用酒精消毒后刺入，毫针得气后埋针，外用胶布固定，告之一周后来取针。此女一周后来取针时满面喜色，告之十年之久的遗尿症已愈。起针后视其针孔处有红肿现象，当即令其涂以消炎药膏。问其留针期间有何感觉，患女谓："因埋针时间很长，每于活动时就有痛苦，除此无不良反应。"此法疗效稳固可靠，且经济易行，但不足者埋针期长，病者运动痛苦，须进一步改进。后查阅东至县血防站刘雪岩医师亦用埋针方法治愈遗尿症十二例，均经一次治愈。其操作方法为：用毫针刺入长强，双侧三阴交后（制针法亦如上法）埋针，外以胶布固定，于当晚六时进针，翌日十二时取出。患者可以在此期间卧床休息，无甚痛苦。此法吾未试用，如在临床上治疗遗尿症确如刘氏所述之速效，亦为遗尿病患者之福音也。

老犬识药

　　余舍獒犬一只，今已八年，甚驯服，家人老少皆喜爱。近两年发现其常呕吐、不食、精神倦怠，疑其年老必将寿终矣，但两日后其又康复如初。一次我于无意中发现其再次不适并同上述症状时，见其独入后园中自觅楮树叶与桑叶一同咀嚼咽下，二、三日后便自愈。两年来经反复观察，确是如此，此乃我亲目所睹之事，殆楮叶、桑叶确能治犬病无疑。人谓老马识途，今观老犬能识药，此皆是动物之中最富有灵性者。

.

成与败的教训

查子明先生平素好学，可谓手不释卷，求知之精神可贵，向为吾所仰慕，其在医学上颇有造诣。但其性格孤僻，固执己见，读书固多，但运用于临床却很机械，不能取其精华，弃其糟粕，择其善者而从之。故其一生治愈了很多疑难重病险症，但在他手中误治而偾于事者亦复不少。吾与子明兄同事多年，对他略有了解，现将其所遇几则成与败病例介绍于下，意在使后学之辈以作前车之鉴也。是篇绝无贬低子明先生之意。

1962年秋，染坊花某之孙女甫七岁，患痢，住县医院治疗十一天仍高热不退，日下白痢四十余次之多，病势危笃，西医诊断为细菌性痢疾。花见治疗无效，只得将孙女抱出医院请子明诊治，此时吾亦在侧。查诊毕后谓："此病当须清化肺气，佐以清热解毒，使肺有治节之权，痢自可愈矣，因肺与大肠相表里也。"视其方中重用百合、菊花、云苓、山药、苡米、桑叶、二花、鲜莲子、沙参、花粉等，只服三剂，热退痢止。花某大喜。讵知痢止后又出现口渴不已，饮水无度，小溲少，花又转喜为忧，急来求诊，查用金匮百合洗方，方用百合2两，煎汤放入盆中待温后，令患儿坐入盆中洗浴，只洗一次，口已不渴而溲已多，花更为钦叹不已。

此病之迅速治愈是子明先生研究中医，领悟境界已跳出一般通套治痢之法，不能不令人赞许。这例病案对我亦有很大启发，后在治疗某些痢疾时采用此法每获良效。如有一年冬，麻疹流行，有水运社方某之子甫五岁，患麻疹住县医院治疗，三天麻疹收没即下痢红白，一日夜达三十余次，后则顺肛外流，高热露睛，昏睡无神，并呕吐不食。医院已用遍治痢贵重药品，但痢仍不能止。院方已发出病危通知，其父母万分焦急，在无可奈何之下，邀吾去病房一诊，以决生死。当时表现症状如上述，确系命在垂危，思之良久，麻疹一病本属肺经热毒，以透为佳，今已下陷为痢，复经久治不愈，当知徒治大肠之下痢已无益，必须责之于肺，盖肺与大肠相表里，肺气得清或许其痢可止，何不宗子明治痢之法一试。遂用子明治花某孙女之法，岂知药到病除，三剂即痢止，转危为安，患儿父母无比欣慰。

1947 年秋，十字巨商杨某，约 60 岁，身体肥胖，突然中风不语，半身不遂，抬至城内请查先生治疗，许以治好后馈赠籼稻四十担。查诊视后亦许以包治包愈，遂拟王氏清任所著《医林改错》一书中之"补阳还五汤"加附子等。王氏在此方中云，"此方治中风偏瘫有意外之效"。经服此方十余剂，患者目闭，鼾声不已，呼之不应，推之不移，看来病势有增无减，杨氏家属亦产生怀疑。杨某原与吾相识，其亲属特邀吾去会诊。吾见病人仰卧于榻上，正适夏令，天气炎热，满室秽气熏人，视其面色晦滞，目不识人，鼾声如雷，诊脉滑大，舌短不能外伸，苔黄燥干黑。见此情形，已知命在旦夕，未加评议而去。回诊寓后私谓查云："杨某之病，今日邀吾去一视，据我所察，病情已极危险，要注意病情之发展，不可大意。"并将吾所诊察脉症相告，建议是否考虑在治疗上改弦易辙。查听后面有不悦之色曰："脉舌虽如此，须知此乃假象也。此病我既负责包治，别人毋需插手。"吾知其为人品性，多谈无益，不作争辩。大约三日后杨某死去，因事前互有承诺，杨家声言要讼之法院，此时查惧而避之乡下，不敢回城。

从子明治疗这一病例之失败追溯一下，可归纳如下两点：一是辨证不真，故在选方用药上犯了虚实之错。杨氏之病乃肾气竭于下，痰热犯于上，属下虚上实之候，绝非王氏"补阳还五"之所能沾唇，何况复加附子等大辛大热之药乎？二是傲慢自居，固执己见，不能虚心纳取别人意见，宁可一错到底，不愿回首半步。此亦是查氏一生所不足之处矣。

从以上所述两例病案的成与败，我们可以看到，一位医务工作者身负救死扶伤的重任。在学术为人上要向子明先生学习刻苦求学的精神，但也要摒弃他机械教条的错误；在为人上要学习他刚正不阿，治病不分贫富贵贱的高贵品质，但也要正视他傲慢自恃，缺乏谦逊所带来的危害，从中吸取教训，获得裨益。

医林佳话——叶香岩从师轶事

相传皖歙徽商汪某旅姑苏为油业，患咳嗽、咯血、骨蒸潮热、吐痰腥臭，一日求治于叶天士。叶诊视毕，断云："君之两肺已腐烂，草木无功，参苓无效。亟宜早日回歙，否则难见父母妻子之面矣。"辞以为不必服药，意在必死无疑。汪闻此言大惊且愤，反诘叶云："先生言吾病为不治，如更医得救，先生岂不失言乎？"叶氏云："吾在苏行医多年，诊病之休咎，从未失言于患者。君疾如有高手能治愈，吾当不再悬壶，欣从伊为师。"汪只得怅怅而回，自思叶乃苏之名医，其已谢之不治，恐难复生，已入膏肓之病，若弃尸于异乡，不如及早回故里听天由命罢了。汪回歙后病情日趋严重，乡人劝他如其坐以待毙，何不求吾歙名医程某一治，或可存命于万一乎。汪亦不忍坐视等死，即乘车至程寓求治。程诊毕谓汪曰："君疾固然危险，尚可救。"遂收汪留于家中，令其密居一暗室，不与饮食，每日只供鲜梨充饥代饮，亦不与任何药物，如是凡四十余日，诸病霍然而愈，如前相比判若两人。回家调养数月，为谋生计，重返苏营业。汪以死中得生，无比欣慰，已将叶氏之警语，抛之云霄。一日偶过叶氏寓前，见求诊者络绎不绝，忽然忆及当日叶氏为其诊病时之诺言，现既已病愈，且看叶氏如何辩解。于是，直趋叶氏面云："吾已病愈，先生别来无恙否。"叶惊问："君之疾何人治愈，愿闻其详。"汪将回歙之后，求治于程某以鲜梨充食代饮之法告知。叶惭然云："吾不如人也。"三日后叶氏备以简单行装，悄然来歙投师，叶至程寓，毛遂自荐为药徒。叶至程处住半年之久，平日只私下观察程治病之方法要领，从不暴露身份。一日程之母患伤寒病，高热神昏，病势颇危急，程以老母高龄病重，又以母子关系，不忍投放大方重药之际，而左右彷徨，犹豫不决。叶知程母病危，旁察程之疑虑心情，遂将白虎加人参汤煎好侍服。而程仍在阶下踱步深思，踌躇自言云："若非生身母，早予人参白虎汤！"叶大声答曰："白虎加人参已给老师母吃了，如再迁延则病危矣！"程母服后果然药到病除。程惊问叶曰："汝乃一药徒，何以知医、投方、用药？"叶乃以实言相告："吾崇先生之学识，特来受教益耳。"此时程某才知新来之药徒，乃苏州名医叶天士也，谓叶氏之求学精神，非一般好学者能与之相比拟，遂将私藏秘本医籍数册赠授于叶。据云，叶天士从师凡十七人，歙县程某便是其中之一也。

　　本趣闻轶事未知真否，故且不论，但在徽地流传甚广，传送者与悉听者从中可悟出医学之艰难与高深。两位在当时非一般之高手名医，也有诊误与失治之例。再通过他们师徒半年之交往，更能看出名医之谦逊好学及其惺惺相惜之高风亮节。

湿热敷治疗慢性关节炎大可试用

慢性关节炎所导致一至数关节之红肿疼痛，在门诊中是屡见不鲜的，此病比较顽固，有的遍求名医亦不能根治，时愈时发，常有迁延数年至十数年之久。我在门诊中每遇到此病多给服中药治疗，有的效果尚可，但有的很不满意。为解决这种病人的痛苦，必须寻求良好疗法来弥补中药治疗本病之不足。

查外治疗法，治疗慢性关节痛古代医籍早有记载，《理瀹骈文》中言之最详，奈何今之医务人员，已不甚重视，弃之不用，甚觉可惜。偶阅 1961 年第 5 期《中医杂志》中载有"中药包湿热敷与按摩治疗慢性关节炎的初步观察"一文后颇感兴趣，引起注意。该文指出此法的治疗范围包括：风湿性、类风湿性、增生性及非特异性关节炎等，并对上述类型之关节痛进行了治疗研究和临床观察。文中强调说，凡接受此法治疗的绝大多数患者治疗后疼痛、红肿、功能受限及压痛等均有一定程度的好转。文中引述了接受治疗的病人体会，"经过药包湿热敷后，自觉有热力直透骨髓之感。"几乎所有病例在按摩后都立即感觉痛处轻松舒畅，疼痛减轻，有的疼痛几乎消失。据病者反映称，开始疗效不够持久，仅能维持 1—2 天，经继续使用后疗效会逐渐巩固。

现将其药物组成及治疗时的使用方法抄录于下：此"中药包"共用中药十四味，研为细末，置入布袋中，布袋的大小可根据需要而定，一般用 4×6 平方寸即可，将装入药末的布袋数只放入蒸笼内加温，待达到一定的温度后取出敷于关节处，约敷十余分钟，待外敷的药袋已凉时更换一只，每次调换3—4次约30分钟，湿热敷即告完毕，然后在敷过的关节处按摩，对于关节功能受限者加用自动或被动体操；按摩毕，局部再涂以活血散，嘱病人不要擦去，可以加强上述作用。治疗期间忌食酸冷食物。隔日治疗一次，十二次为一疗程，药袋中的中药应不断加添新药保持其药性，一般情况下中药包的药物使用两周后即全部更换新药。

中药包药物成分：蔓荆子、白芷、大青盐、牛蒡子、粉甘草、木香、防风、川断各二斤，没药、透骨草、独活、刘寄奴、红花、羌活各三斤，共研细末分装布袋使用。

活血散药物组成：乳香、没药、血竭、地鳖虫、麻黄各4两，马钱子6两共研细末，用时以白酒调成稀糊状外用。

斥"不学基本功，医道也亨通"

基本功是学习每一门学科或每一门技术的初步阶梯必经之途，由下而上，由浅入深地循序渐进，方能掌握技能，精进学问。学习者必须如切如磋地苦下功夫，并逐步增加理解、分析，使所学的知识和技能很好地运用到实践和工作之中，充分发挥所学知识和技能的作用。这正是研究学问的常识，尽人皆知的道理，没有再阐发和讨论的必要。学习中医这门古老而实用的知识，更需要扎扎实实打好基本功这块基石。必须从基础理论开始，如饥似渴地学好医者必读的几部经典著作，如《黄帝内经》、《伤寒论》、《金匮要略》、《温病学》、《神农本草经》等，这些书籍不但要学深学透，有些章节条文还要熟读、背诵，再结合老师的指导启迪，以便为今后阅读其它医著起到桥梁的作用。如果没有扎实过硬的基本功，就没法去理解祖国医学博大深厚的精髓奥旨，如何能成为一名成熟合格的中医？有些人学了一点肤浅拉杂的中医书籍，如《药性赋》、《汤头歌》和几本医案，便浅尝辄止，不求甚解，认为自己已入了中医之门，按方选药去治疗疾病，还有什么病治不好的？这种不知道源在哪里，本在何方的学习态度，一遇到难题便束手无策。心中既不了了，指下岂能分明，这不是做学问应取之道，纯粹是不学无术之徒。尤其是一个从事临床医务工作的人，每时每刻都关系到病人之苦乐乃至生死，这项救死扶伤的工作是何其重要！想要做好这一伟大而光荣的工作，就必须具备真才实学和高超的技术，否则定会害人害己。所谓：庸医杀人不用刀也。

可是社会上就有那么一些人，投当前中医奇缺之机，钻百姓有求中医之营，或为糊口谋生或为谋人钱财，冒充中医，浑水摸鱼。他们错误地认为，反正现在好中医难得，寻求中医治疗的病人又多，真正的内行太少，外行又多，何不乘机来学南郭先生混入中医队伍，作为谋生之道。于是拈来几本医书，记住几个方剂，便夸夸其谈，吹得神乎其神，俨然一副神医架势，招揽病人，骗人钱财。论证糊涂，用药堆砌，观其所处之方，既无君臣，更乏佐使，头尾一把抓，毫无章法。就是这么一些所谓的"中医"，碰巧也能治好几个病人，于是乎，洋洋自得，更是大吹大擂。他的一些熟友即为之捧场喝彩叫好，广为宣传，一时名声大噪，求医者竟也趋之若鹜。可是，时日稍久，窘态百出，无效偾事者多，慢慢地就身败名裂了。这样的情形我所见到的为数不少。

当然，在现今中医的队伍中，要求每一位中医人员都具有很高的医学理论和医疗技术，既不现实也很难办得到。但起码要接受过中医系统的理论教育，掌握一定的基础知识，也就是要有较好的基本功。再结合临床实践慢慢提高，还要不断地接受继续教育和跟师深造。只有这样，将来才可能成为一名合格的名副其实的中医工作者。但像那些不学无术，投机取巧，混迹医林，把博大精深的祖国医学当作骗钱的手段来玩弄，岂不悲哉！难怪西医界的同志对我们中医心中总藏有一些难言于口的看法和批评。的确，因为我们的中医队伍中，确实存在着某些伪医、骗医、劣医之败类，他们借中医这个舞台上演着一幕幕丑陋不堪的戏剧。今日中医学术滑坡，人才难出，后继乏术的局面，与上述原因不无关系。这些混迹于中医队伍的"医生"致使伟大而宝贵的祖国医学不知蒙受了多少耻辱。难怪社会上有人说："心肝脾肺贤（不学无术的中医错把"肾"字读成了"贤"字)，到处好赚钱。不学基本功，医道也亨通。"为纯洁医林，壮大中医之有生力量，望有识之士对上述这些不学无术，甚或伪医、骗医、劣医之败类们，一一揭之、斥之，逐出岐黄之道，少些害群之马，不也是为民做了一件好事吗？

辨虎骨之真伪

　　曾听人说，犬最畏虎，虽虎之遗骸，犬亦不敢近尝。吾亦姑妄听之，将信将疑。1969 年秋，曾有友人馈我由西藏带来虎之膝骨一块，视其形质与诸兽骨无异，吾亦难辨真伪。思忖中，忽忆犬最畏虎之说，大可一验以证之。一日门前有数犬觅食，于是先以猪骨掷于地，群犬即夺之而大嚼。逾时我将友人所赠之虎膝骨投地，诸犬亦疾驰欲争夺之，待近该骨时，却嗅之再三皆不启齿，垂头丧气怅然而去。此是我亲自体察目睹之事，今志之，供辨虎骨真伪者参考。

闲话中医药界最早的年刊——《吴医汇讲》

清代中叶乾隆年间，是祖国医学发展最为活跃的兴盛时期，不但人才辈出如雨后春笋，且学术思想和科研动态的发展也堪称日新月异。最为突出的是沿袭仲景思维千年的中医人敢于跳出伤寒圈子，在大量临床实践中，认识到很多热性病的病因病机症状演变转化等方面，与仲景所著《伤寒论》的论述大相径庭。运用《伤寒论》之方药治疗这类热病非但无效、还延误病机，甚至使病情恶变。他们提出，温热致病与风寒致病的病邪属性不同，致病途径有别，病机的演变各异，治疗方法有殊，并创立了温病学理论，于是在中医学界形成了伤寒与温病两大学派。在当时引起了各家学派学说的空前争鸣，且异常激烈。他们各抒己见，在形式上也很活泼新颖。乾隆年间，江苏吴县一带，更是中医人才荟萃之处，还出现了一些热爱中医，关心祖国医学的学者。怀着承前启后，弘扬发展的思想，积极搜集海内医家著作，刻印成册，类似今日杂志形式的《吴医汇讲》，应系前无古人的一大创举。

《吴医汇讲》创刊于清乾隆五十七年（公元 1792 年），停刊于清嘉庆六年（公元 1801 年），前后历时 10 年，共刊出 11 卷，每卷均合计为一本，是类似年刊性质的中医杂志。编辑为常州的唐大烈先生，他在《吴医汇讲》征稿凡例中曾这样写道："……为了扩充学习，凡医门佳话，发前人之所未发，启前人之所未启，可以益人学习，不拘内、外、妇、幼各科。有独开生面之语，抄袭者例外。来稿请注明作者姓名，如系先人遗稿，并注明生年卒岁，以便作小传。如路途偏远，可以邮寄。"《吴医汇讲》刊出十一卷中，赠稿凡四十四人次，内容有论文、杂记、辩解、医话、书评、方解、考古、辨证论药等，共一百二十七篇文稿。

最引人注目的是《汇讲》第一卷载有叶天士的珍贵遗稿，《温症论治》全文，并为叶氏遗稿撰写了一段前言，称："叶天士名桂号香岩，世居阊门外下塘，所著《温症论治》二十例，乃先生游于洞庭山，门人顾景文随之舟中，以当时所话，信笔录记，一时未加修饰，是以词多佶屈，语亦稍乱，读者不免晦目，烈不揣冒昧，窃以语句，少为条达，前后稍为移掇，惟使晦者明之。至先生立论要旨，未敢稍更一字也。"根据这段前言分析，不难看出，叶氏之《温症论治》还是经过唐大烈先生修饰整理后，首次在《汇讲》中问世的。将《汇讲》所刊之《瘟疫论治》与清代光绪年间宋兆其所论《南病别鉴》之叶氏原文作校对，内容基本相同，唯个别词句有变动，可能是后人撰写之误，希读者可以参考取舍。今日回顾出身于封建社会、深受资产阶级教育的唐大烈，能如此热衷于祖国医学，费资耗力，多方收集有关祖国医学方面的论述治验，整理出刊，以公诸同好，其思想之进步，对祖国医学之关心热爱，是值得我们后人敬仰和学习的。

随笔谈蟹

中医理论的确立，是随着时代的不断前进而发展和提高的。中医的治验也是通过历代医家在临床中反复实践、肯定疗效后总结出来的。自古迄今，凡有志于中医药事业者，或躬亲之心得，再阐发其理论；或得自他人之传说，某药某方对某病的特殊疗效，笔录于册，然后积篇成帙，以传于后。至于实用价值及效果如何，则有待于临床去证实，方能得出正确的结论。祖国医学之所以延续不衰，且有如此旺盛的生命力，与上述原因有一定的关系。今天中医的继承和发扬仍将沿着这条道路前进。中医形成的初始，即来源于民间，她植根于民间，将来的发展也离不开民间。广大民众在与疾病的斗争中运用他们的聪明才智，反复实践所创造的成果，是中医事业发展的不竭源泉。多年来我对民间所传的偏方、单方、验方、秘方都特别感兴趣，只要不涉及虚玄、迷信，经我研判认为有一定实用价值或可供参考者，皆笔录之，并以此为慰，绝不轻易疏漏而成为遗憾。

1980年冬，应求出诊，客于十字镇，偶遇江苏籍老人孙某，谈及伊内子在六年前患子宫癌，发现时已至三期。住上海某医院治疗，根据病情，决定接受镭锭照光32次，但照射到26次时，白细胞已下降到很低的数值——2400，显示白细胞已被杀伤到很严重的程度。此时患者已极度衰弱，医院被迫中途停止治疗。为山九仞，功亏一篑。此时必须迅速提高白细胞的数值，才能挽回当前的困局，把放疗继续进行下去。但要在很短的时间提升白细胞，中西医都没有什么好的办法。医患正处在束手之际，适逢其子携肥蟹九只来沪探视母亲。患者素嗜食蟹，于是当即蒸熟饱餐一顿，讵知二日后检查白细胞已上升至4800。医生们对检查结果大为惊奇，询问病人服用了什么药物。患者告之，未服用过任何药物，可能是这两天吃了大闸蟹的原因。医生对食蟹仅两日能使白细胞成倍的上升，亦是将信将疑。不论是信是疑，白细胞迅速大幅度的上升的事实必须承认，患者可继续接受治疗，于是顺利完成了全部疗程而出院。迄今已过六年，曾作过两次复查，证实已痊愈。

火炎昆岗，玉石俱焚。镭锭治疗虽能杀伤癌细胞，而机体的正常细胞和白细胞也被大量的毁灭，甚至到了万劫不复的地步。化放疗中白细胞急剧下降，迫使治疗中断，是癌症治疗过程中的主要障碍。这个障碍若不能攻克，残存的癌细胞，必会迅速繁殖复聚，若干时日必卷土重来，前期治疗之效尽弃，留下无穷后患。本人对治疗癌症并无心得和研究，但对病人惨遭癌症折磨的痛苦境况，十分同情怜悯，常为救治乏术而悲叹。当今治疗癌症的有效方法，一是手术，二是化放疗。癌症患者在接受化放疗中，因白细胞骤降不得不中断治疗的窘况，常使余耿耿于怀。因此这些中晚期癌症患者在接受放化疗的过程中，如何补偏救弊，既能使放化疗顺利进行，又不因放化疗的毒副作用严重破坏病人的身体，造成白细胞的大幅度下降，最终达到治愈的目标，这是一道十分困难的课题。这一难题是我们医药界必须要攻克的，个人认为能破解这道难题的希望，应在中医药中去寻找。我虽老矣，仍不断在探求，时时留意这方面的信息动态。

根据孙某的叙说，蟹肉能使化放疗中遭受损害的白细胞迅速生长，虽说是意外的发现，但确有其事，确有其效，事属偶然但必寓必然，只不过其中药理机制未被人们发现罢了。现代医学使用镭锭治癌，是利用光热来杀灭癌细胞，这是放疗有利一方面；然而，这种光热又损害了病体，造成了白细胞的大量损伤，这又是不利的一面。窃思，这与古人用"火攻"治病，因太过或误治变成坏病，有相似之处。虽然二者的施治性质与方法不同，但皆可劫人津血，所造成的后果却是一致的。"光热"辐射烧灼劫耗人体内的津血之后，以致白细胞大量受到摧残。若要理解它的病理变化，可以从《伤寒论》中有关"火攻"、"火熏"、"火劫"之后，气阴为火所劫而出现的症状：如便血、衄血、尿血及肌肤枯燥、口干、咽烂等；以及误使灸法之"血散脉中，焦骨伤筋，血难复也"的不良预后是大同小异的。如何用"光热"辐射杀死癌细胞，又避免它对病体和白细胞的损害，从而使治疗顺利进行获得满意疗效，看来蟹肉中似乎蕴含着值得我们去重视、发掘、实践、验证的答案。

《本草纲目》记载："蟹性味咸寒，主治胸中邪气，热结痛，散热，养筋益气。散诸热，五脏中烦闷气，益人（据云，蟹肉含有丰富的蛋白质之故）。"因蟹有泄热毒，益气生津，解结散血（血因光热所灼而凝滞）等功用。蟹是一种对人体很有补益作用的食物，但毕竟它的性味咸寒，在食用中应有它的适用对象，对于阳虚寒盛之人是不宜的。常见某些人食蟹后出现腹痛、腹泻的不良反应，殆因中阳虚弱之故。用于因"光热"辐射造成火炽津伤者，是最为适合者，因其既可泻火泻热又能滋阴生津。蟹本身是否具有抗癌作用尚不可知。曾忆某医籍中有一治乳癌的方中，就有用蟹爪一味（取通络软坚之意），方中用此物抑或寓有抗癌之力乎。今作此文意在引起业医界对螃蟹功效的重视，它坚硬的盔甲中还蕴藏着许多值得我们去研究，在实践中得以证实的秘密。

1979年我邑肾炎大量扩散之浅识

从医学病理学来说，肾炎不是一种流行性传染性疾病，此乃业医者所共知的常识。但是令人不解的是，今年夏末我县各个乡镇即仅有少数散在肾炎病人，到了秋末冬初则渐渐扩展，酷似流行病，发展到最高峰时，仅经我诊治者每日竟有十数例之多。稍作推算，患者之多，是够惊人的了。从我门诊不完整的记录来看，成人与儿童的发病率有明显的差异：十五岁以下三岁以上的幼童约占患者总人数的80%。有的一家之中，有二个甚至三个儿童同时罹患此病；再从发病区域来看，城镇与农村有较大的差别：患者绝大多数来自农村，城镇仅有少数零星病例前来就诊。（凡确诊为肾炎的患者，均以尿检为依据，其他浮肿病人则排除。）从中医的证候分型来看，大致可分为"疮毒内蕴"、"风热犯肺"、"风水激肺"、"水湿困脾"、"脾肾阳虚"五型，其中以"水湿困脾"型为多。初期诊断以浮肿为主症，有的通身洪肿，有的只有轻微浮肿，其它兼症以发热、咳嗽、气逆、疮疖、脘腹胀满占多数。

如此大批肾病患者扎堆求医，我业医以来从未见过，这引起了我的高度关注，认为有必要去探求其中的原因。值得一提的是，我县近几年来农村的生活水平已有很大提高，农民的卫生环境明显改善，营养摄取比较良好，极少再见因营养不良而引发浮肿的病人。回顾六十年代前后，三年自然灾害，使农村很多人因极度营养不良患上了浮肿病，这种浮肿与肾炎引起的浮肿在病理上是完全不同的，此病肾功能未受损害，只需生活改善，营养得到及时的补充，浮肿会很快消退，这无疑是饥荒之年生活贫困、营养匮乏、脾气极虚所致，此即我们中医所谓的"至虚有盛候"的反常现象。但1979年出现肾炎在农村如此广泛的发病，酷似传染病流行，且从未见过类似史料记载这恐怕在我国医学史上也是罕见的现象。因此我以为应该提醒我们医务工作者并引起高度重视，不能只顾埋头治病，而忽视了研究探讨它的致病以及造成这种猖獗之势的原因，本人只是一名致力于临床的中医工作者，终日忙于诊务，缺少流行病学的知识，想要有成效地去探索其中奥秘，只能是心有余而力不足矣。尽管如此，还是想尽我所知所能提出以下两点个人很不成熟的一管之见，作为诊余的一点心得，希望能起到抛砖引玉的作用。

一、饮用水的问题：饮水可能是导致疾病广泛发生的原因之一。从农村与城市发病率的对比悬殊之大来分析，不能排除长期饮用潴留于池塘的死水与饮用常流于江河中的活水有关。城关的群众绝大部分是以流动的河水及经过净化消毒的自来水为用水，这些水中即便含有某些化学物质，也可因水体的流动而易更新，所谓"流水不腐"，故患病率少；而农村绝大部分群众是以不易流动、长期潴留于池塘之死水为饮用水，水中含有某些损害肾脏功能的化学有害物质难以代谢，被人饮入后脏器必受损害，故患者居多。再者幼童脏器未实，抗病力低下，这就导致了发病率幼童多于成人。或许有人会提出这样的质问，即我县广大农村的饮水来源一向都是取之于池塘，过去却从来没有出现过类似的情况，为什么说今年肾炎发病率高就与饮水有关呢？将如何解释，对此我也作过研究。1978年我国很多地区遭受了百年未遇的大旱，我县的旱情尤为严重，当时农村的池塘每多枯竭，群众的饮水十分困难，直到1979年春夏之交，才有小雨下降，农田中使用过的各种残留农药、化肥随着细雨缓缓流入池塘而潴留。再者这些有毒的残留化学物质，经过大旱的曝晒，有可能产生有害于肾脏的一些致病物质。在农村饮用水不足的情况下，不得不把这些污染的潴留于池塘的水源，作为必饮之水饮用，可能是损害肾脏的主要因素。

二、司天在泉的探讨：五运六气，又称"运气"，是我国古代医学家用以研究大自然气候变化对人类生活影响的一门学问。运用"运气"学术的目的在于使人们能够掌握自然环境、天时气候的演变规律，用以预测每年的气候变化和发病情况，给我们临床诊断和治疗提供参考。就风、寒、暑、湿、燥、火六气的变化而言，某年湿气太过，这一年就会发生偏于湿重一类的疾病。"运气"是以天干、地支配合六气而成，它们的配偶是：子午年属少阴君火司天，阳明燥金在泉；卯酉年属阳明燥金司天，少阴君火在泉；丑未年属太阴湿土司天，太阳寒水在泉；辰戌年属太阳寒水司天，太阴湿土在泉；寅申年属少阳相火司天，厥阴风木在泉；乙亥年属厥阴风木司天，少阳相火在泉。《素问至真要大论》云："厥阴司天其化以风；少阴司天其化以热；太阴司天其化以湿；少阳司天其化以火；阳明司天其化以燥；太阳司天其化以寒。"由此可知："少阴君火主子午，太阴湿土主丑未，少阳相火主寅申，阳明燥金主卯酉，太阳寒水主辰戌，厥阴风木主乙亥，"如"岁土太过，雨湿流行，岁土不及，风乃大行"等。气候中太过或不及所发生的变化对人体会有影响。譬如，1979年，江南一带，长夏之际，雨水太过，湿气偏胜，在这个地区必然会发生多种水湿方面的疾病。本年度（乙未年）按"运气"推算属丑未年，太阴湿土司天。如某一地区雨水浸淫连绵，以"太阴司天，其化为湿"之说，便是岁土太过，湿淫所胜。脾为阴土，恶湿，脾为湿困，故《经》云"诸湿肿满，皆属于脾"。由此可知，大自然气候的反常，将是影响人类产生疾病的直接因素。"五运六气司天在泉"的学说，可以预测风、寒、暑、湿、燥、火在某一地区，因气候之反常而产生各种不同的疾病。1979年度，我县肾炎病的广泛发生，从病因学的概念而言，与运气学理论颇为吻合。

"司天"的含义是泛指本年度主岁六气中所主之某一气，上半年所主的气候为"司天"，下半年所主的气候为"在泉"。为了使对"运气"学说有兴趣的同志更好地参与研究，特附"司天在泉"歌诀一首，欲求预测每年的气候及上、下半年的变化，这些变化可能致人发生某些疾病，只需诵读便知，可省检书之劳。

附：司天在泉歌诀

子午少阴君火天，阳明燥金应在泉；丑未太阴湿土是，太阳寒水下相连；寅申少阳相火位，厥阴风木地下潜；子午卯酉相颠倒，辰戌丑未亦倒颠；乙亥却与寅申反，六气循环总自然。

揭树德堂祖传调经种子秘方之谜

解放前，江苏金坛县儒村有一家"树德堂"中药店，以专售治疗妇女月经不调、久婚不孕的中药名闻大江南北，前往购药者及船只如织，络绎不绝。它不是医院诊所，也不设坐堂中医，只是一家普通的中药店，为什么在社会上有如此大的影响，且几十年不衰？据说是因为这家药店藏有专治这种病的祖传秘方。时处清末民初的封建社会，人们的思想观念很落后，尤其是妇女，社会家庭的地位很低下，文化落后，思想守旧，对社会所传之信息缺少客观和理性的认识，更得不到官方媒体的正确引导，对很多无法求证的传闻信息只能是盲目的接受。这些从街头巷尾，由人与人口头传播获得的信息，难免有讹误夸大的成份，日久，越传越奇，越播越远。传者言之凿凿，听者深信不疑。特别是那些患了月经不调、久婚不孕求医心切者，就像拜神一样，纷纷前来购药之盛况就不难理解了。

这家药店所藏之秘方，所售之药若没有很好的疗效，焉能延续几十年不衰？效果是否真有传说中的神奇？到底是一张什么样的处方？我产生了极大的兴趣，不少疑问。当时的我正值年轻好学，求知欲极强，好奇心驱使我一定要厘清真相，一探究竟。当时的想法是，如果秘方真实，效果确实神奇，搞清之后借他山之石为我所用，即可提高自己的医技亦可造福病人，岂非幸事。其实在我心中更多的是疑问，因为我自幼从师习医临证，自诩基础比较扎实，又经十多年的临床，积累了一定经验，对民间经常传说的什么祖传秘方都是不与置信的。所谓秘方顾名思义应是秘而不外传之方，而树德堂所售方药不仅时间久且地域广，只要把所购之药包打开，所用药品都清晰地展现在人们的眼前，对于业内人士来说，还有什么秘密可言。据我所知，民间确有收藏称之为祖传的秘方，但他只适用于某些单一的特定的疾病，如痛疽、癣疥、跌扑损伤、蛇虫犬咬等。这些病的共同特点是不分男女老幼，病因一样，病症雷同，病程很短，所用之药外治为主，内服很少，大多为粉剂、膏剂，即使是内服药也是碾揉成团难以识别，所用药品均是持方者自己采集，神秘加工，亲自告嘱使用方法。总之一切都是持方者操作，绝不让外人知晓。由于持方者极为保守，大多文化极低，又缺乏文字记载，更不肯外传，导致很多宝贵的民间单验方失传，实为痛惜。

我对树德堂所谓的秘方，采用两个方法进行调查，一是访问本地许多去该店购药的病人，从他们口述中，得知经较长时间服药后真正怀孕的有，但不多；二是从该店购回的中药中仔细查看药物品种剂量，查阅所用之药，基本是地、芍、归、芎四物汤为主，另有如红花、香附、元胡、白术、丹皮、柴胡、陈皮、吴茱萸等，剂量都很轻，大体如此。我曾对此方药反复深思，这些药不都是我们治疗妇女月经不调、痛经、胁痛、乳胀常用之药吗？没有什么奇特之处，何以被店家冠以祖传秘方而传为神奇呢？忆忽吾在徽州学医时老师曾告我王洪绪所著《全生集》书中附有一则调经种子方甚好，现抄录于后。药有酒炒当归七分半、炒吴茱萸七分、酒炒白芍七分半、川芎一钱、茯苓七分半、熟地一钱半、酒炒元胡七分、丹皮七分半、陈皮七分半。若过期色淡者，为血有寒也，加炒黑干姜一钱、肉桂、艾叶各二钱；若先期色紫，此乃血有热也，加黄芩二钱。分量不能增减，引用生姜三片，水二碗煎至八九分，晨起空心温服，存渣再煎，临卧前服，自经至之日起，一日一剂，直至经止，纵未怀孕，经必对期，俟下次经来，再服四剂，必孕无疑，极效。先生曾以此方惠赐乡邻，治疗月经不调、婚后不孕者，确有经治后月经调顺而受孕生子者，当时乡间称此为"种子良方"。今将树德堂所售之药与《全方集》所载之方予以比对极为相似。因此我怀疑树德堂所谓的"祖传秘方"，极有可能来自于《全生集》，后被店家谎称秘方欺骗病人，久而久之被群众神化了而已。

至此树德堂所藏秘方之谜基本上已被揭开。考这张秘方只是通常的调经制剂，可用来治疗一般妇女常见的月经不调、婚后不孕者，在服药后，或许可以受孕生子，但绝大多数婚后不孕者仍是望药兴叹，无能为力。在经多年的临床实践并结合学习现代医学知识后，逐渐认识到妇女婚后不孕的病因十分复杂，其中有部分妇女婚后因夫妻不睦，婆媳矛盾，事不遂意等因素导致情志抑郁，肝气失疏，气血不和，或因血热，或因宫寒，造成月经紊乱受孕困难。经理气和血、疏肝解郁方法治疗，使月经恢复正常而怀孕生子，树德堂所谓秘方就是针对这类疾病的。然而尚有许多如经西医检查后诊断为幼稚子宫，输卵管阻塞，子宫内膜异位，卵巢（巧克力、畸胎瘤）囊肿，高泌乳素血症，多囊卵巢综合征等功能性或器质性不孕者比比皆是。患有这些疾病不仅难以怀孕，有些可能终身不孕，其中还不包括有男性不育。因此医者面对如此复杂病因的不孕妇女群体，必须要有丰富的医学知识和临床经验，针对不同的病因病机，运用不同的治疗方法精心调治，方能收到预期的效果。病人缺乏医学知识，完全不懂自己不孕的病因，求子心切而四处寻求良医良方，特别是听到哪里有什么祖传秘方专治不孕，能不追之求之吗？远近多方来求医者汇集一处，不少于千百之众，其中虽仅有少数人获得受孕，经人放大传播，便产生了真假难辨的神化效应。至于大多数不效者，只能默默接受自己无子的命运了。我们医生了解了不孕的种种病因后，就可以运用我们所掌握的医学知识很好地为病人服务，切不可相信世上有什么祖传秘方可专治不孕的谎言，遇到这种谎言要耐心解释予以揭露，避免更多的病人受骗上当。

正"麦柏炭"之一误再误

　　古代本草及方论中，把今天常用的麦芽写作"麦蘖"者，是指谷类经发酵之后长出的嫩芽之物也。古代书籍记载中称谷物有芽类如谷蘖、麦蘖者皆是。因"芽"与"蘖"同义，人们多以"芽"代"蘖"，故渐渐在后世医书中"蘖"字就很少出现了，"蘖"字被人们遗忘，已成为冷僻字。我国汉字既多，且极复杂，往往一竖一点之差异，读音字义有霄壤之别。所谓鲁鱼亥豕，差之毫厘，失之千里。在我们中医的书籍中，"蘖"每与"檗"字混淆乱用错用。"蘖"（音臬），正如上面所说，是指经发酵处理后长出嫩芽之谷物类，如谷、麦、豆芽等。"檗"（音柏），在《说文》释为黄木，也就是黄色的乔木，即现在我们常用的黄柏。"蘖"与"檗"在字形的结构上虽很是相似，但在下部却有"米"与"木"之差，两字不仅读音完全不同，字义也完全有别。

　　抗战前，吾邑有一儿科老医生王某声誉显赫，名噪一时。在他所开出的处方中，常喜用"麦柏炭"一味药。吾常为此困惑不解，以好奇之心遍查诸本草及前贤医籍，试图找到"麦柏炭"究是何药和出处，但终一无所获。当时吾正值弱冠之年，初出悬壶，阅历浅薄，故不敢对前辈妄生非议，故且存疑。未几，好奇心难释，便询及专为王老先生配药之程某，得知"麦柏炭"乃麦芽与黄柏等量同炒焦黑之药。听后愈加不解其中之奥，反复推敲麦芽与黄怕同炒炭有何作用，对小儿患的哪些病有效果，虽苦思瞑索终不能解。既然是声蜚一时的儿科老中医，自当在用药上有其独特经验。求知心切，我必须释其疑，解其惑，故决心亲临拜谒老先生，讨个究竟。蒙先生不吝赐教曰："麦柏炭就是用麦芽与黄柏等量一起炒炭，此药非吾之发明，古人所创早有交代，汝可查阅儿科方面的医籍便可知晓了，此药确系儿科常用。不可或缺之良药也。"老先生见吾面存疑色，便从案头取出一本古版儿科医籍，找出其中某些方中皆有"麦蘖"一味以资佐证。当时被老先生慨然教诲所感激，然而看到书中的"麦蘖"二字后顿时恍然大悟，啼笑皆非，顾及老先生尊颜即称谢而别。揣着一颗赤诚的求知之心而去，却带着一种大失所望之情而归。原来老先生竟把"蘖"字识成"蘖"字，将麦芽一药一分为二。此老真是匠心独运，别具心裁。遗憾的是多少年来从未有人敢于为其正误，以讹传讹，岂不悲哉。王老有一孙继承祖业，"麦柏炭"成为衣钵传真而沿袭下去，成为独家流派，岂非误己误人。老先生已谢世久也，今特为之正误，不致再讹误后人。读者阅完此段趣谈之后，会做何感想呢？

一例被蝮蛇咬伤垂危病例之救治纪要

蝮蛇，又名草上飞、土公蛇，大江南北妇孺皆知它是一种毒蛇。人若被咬，咬伤处迅速肿胀剧痛，视物模糊。且向上下蔓延，皮肤变紫；两目发黑、神志不清，若不及时救治可能危及生命。蝮蛇在惊蛰后出洞穴活动，栖身于潮湿杂草之地，全身呈灰暗色，与泥土相似，因此每多不易被人发现。大者身长约尺余，尾部秃短，头呈三角形，齿藏剧毒。此蛇是农村中一大毒害，夏秋之夜伤人最多，人皆畏之，大有谈蛇色变之慨。在乡村，蝮蛇堪为人们之死敌，人若见之必置其于死地。但它们也有可用之处，处死后之身躯可入药用，能起沉疴，救危疾。

蝮蛇入药治病，中医书籍中曾有记载，但少有验案可稽。日本汉医对此却很重视，常有蝮蛇用于临床的报道。我国民间虽有用蝮蛇泡酒治疗风湿痛和用蝮蛇肉油炸内服治疗肺痈的传说，但到目前为止还未被国家收入药典，也未被药店作为药品出售。蝮蛇能治疗疾病，虽已为古人今人所知，但究竟能治疗哪些疾病？性味，功能，有无毒性，如何炮制，入药方法和剂量等都没有一个官方和权威机构去认定。也许蝮蛇毒性太大，伤人太多，给人们造成恐惧和厌恶，避之犹恐不及，谁还愿用它来服食治病，故而不像蕲蛇、乌梢蛇在医药界受到重视和青睐。只能在民间被极少数胆大，又被顽疾危病所困、走投无路者，取来作为试验品。

我本人对它能否入药，究竟能治疗哪些疾病毫无经验可谈，但对于传说却很有兴趣，总想去作一些了解和探查，遗憾的是终年忙于诊病，无缘也无暇对所听到的传说进行深入考察。但吾志不泯，刻刻都在留意等待机会。功夫不负有心人，我终于在1978年9月份获得了蝮蛇为药救治一位险重垂危女病人的全过程的资料，现仔细完整的记录于后，希望从这一位病人的口述实况中得到启示，再沿着这条线索去拓展思路，对蝮蛇乃至虫类药物在对多种危证痼疾的实用价值上进行深入研究，并作为客观而科学的理论依据，使其能被国家和医药权威机构认证，早日登堂入室，发挥它们应有的作用。也好让这个生前恶迹斑斑的怪物死后以身赎罪造福苍生。

下面是郎溪县东夏乡朱候村妇女魏某某，1978年9月30日在门诊就医时的谈话纪要，叙述了她身患危重险症服蝮蛇治疗的经过。

"你右侧腰部疼痛的病，据我诊断不可能是尿石症，看你现在的身体很虚弱，以前是否生过什么慢性病？"我向她提出疑问。

她答道："提到我现在的身体情况为什么这样差，说起来话就长了。我今年已经三十岁了，在我十七岁那年的十月份，那时我还在中学读书，因为颈部双侧患了瘰疬病，请了一位乡间的医生治疗，这位医生在我颈部两侧的每个硬核上用烧红的火针刺入，后来瘰核红肿发炎并溃烂流脓血。不久两侧胸部也漫肿起来，里面好似有脓水，按之有波动感，同时发热不退，饮食锐减，身体十分虚弱，病势也很凶险。父母急将我送到县医院，谁知县医院因我病情危重，拒绝接受治疗，家人又将我送到江苏省高淳县医院，在该院住院治疗一个多月，耗费巨资，病情仍毫无起色，院方下发病危通知，只好出院返家。回家后病情剧变，胸肿全消，溃烂的瘰核渐渐愈合，但转为下痢污秽腥臭脓浊之物，一日不计其数，发热更重，已不能进食。亲邻们窃窃私语，认为这是脏腑已经腐烂，无药可救，必死无疑。此时有人建议，与其这样坐以待毙，何不用土公蛇这个单方来试一试，或许可救呢？虽然建议之人亦说不出用蝮蛇治疗的道理，家人也无更好的方法，只好以死马当活马医的心情作最后一搏了。此时的我已经处于半昏迷状态，清醒时意识尚存，冥冥中知道自己已接近死亡的边缘，此时的求生欲望更为强烈，因为我太年轻，只有十七岁，把生的希望都寄托在蝮蛇身上了。时值暮春气温转暖，蛇虫动物已四处活动，亲邻们很快找到一条长约尺许的蝮蛇，父亲急将蛇头剁去，剖腹剥去蛇皮，置于锅中炸脆，令我连骨带肉全部吃完。我想活命，虽无食欲也努力一嚼而空，其无异味不难入口，后来听说须在露天里煎炸，"说到此处她稍作停顿，很像评书艺人那样，说到关键更精彩的情节时，留待下回分解，让听者留下悬念。

此时的我急切想了解后来的结果，迫不及待地连忙问："吃下去后你的病情发生了什么变化？"魏某某接下去说："记得大约是上午九时许吃下去的，到当天午夜就出现了奇迹，九个月持续的高烧居然完全退干净了。第二天就能吃稀饭了，无数次的下痢也减去七八分。从此病情日趋好转，约过十一天后，又捉住一条稍小的蝮蛇，如前法油炸后吃下，前后不到二十天诸病就痊愈了。本来我的身体尚可，这场大病折磨后，就经常多病，无法恢复到以前的状态了。这场九死一生的恶病虽已过去了十三年，仍然记忆犹新，这辈子到死都不会忘记的。"

根据魏某某所述说的经过，对她当时所患疾病治疗的过程，因无原始病案可查，不能主观臆断盲下结论，但从其口述知她开始患的是淋巴结核，中医称瘰疬，因用火针致病情恶化溃烂，后来演变发展到至胸肿，发热，下痢达四月之久，最后竟至昏迷病危。从中医来认识，应是火毒内陷所致，病程过久，病情相当危险，而服用蝮蛇后却迅速好转，直至痊愈。据此我认为蝮蛇可能具有清热解毒、逐瘀抗痨等作用，是否还有其它功能，尚待更多的实践去求证。对于魏某某所评述食用蝮蛇的治疗经过和迅速获效，我认为是真实可信的，故特作此文公之于世。

六十年代以来，我国中医界对蛇虫类药物已很重视，并不断有对蛇虫类药物的性味、功效主治所作研究阐发的文章见诸报道，朱良春氏就是其中之翘楚。中药使用的虫类药物之多、运用之广、取效之捷已为广大中医界所肯定。但是毒性剧烈，形态丑陋，迫使人们对其既怕又恨的蝮蛇，再不能让其默默无闻地生存下去了，其秘藏在躯体的宝贵医药作用，应引起广大医药学者们的高度重视与兴趣，来探求其中的药理效应，使它堂而皇之地应用于临床了。

趣谈牙痛治验二则

一日有友人问于吾曰："闻子曾为某妇疗牙痛，用附子干姜而愈，确有此事乎？抑有此理，敢问其详。"吾曰："确有其事，汝疑之？盖医者，易也。业医者须识阴阳之化，五行之变，是知常达变也。君以为奇，乃少见多怪也。"友初有愧色曰："吾略通医，凡见齿痛者，多风火炎于上，当疏散清泄为法，您用姜附大温大热之药，无异抱薪助燃促其势烈，安能止痛愈疾？请释其奥。"答曰："君不知此妇生居穷乡僻壤，年逾半百、辛劳半生、精血暗耗，今形瘦体弱，患牙痛已长达九月，呻吟痛苦之状甚为悯之，曾服清泄消炎之中西药，皆不效，个中必藏奥秘未解。吾观其面黄无华，齿虽痛而不肿，脉细舌淡肢凉，一派阴寒内盛之象，肾藏真阳不敛而浮游于上，虚火扰之而痛。急投四逆汤温经祛寒，使浮游无根之命火得以潜降复归其位，犹似龙归大海，不再兴风作浪，长达九月之齿痛顿止，有何怪哉。汝只知齿痛为火为热，安知此火非彼火，乃虚火也，实火当清当泄，虚火只宜引宜导，所谓差之毫厘，失之千里，不可不识，不可不慎也！"友顿首膺服。

高某，中年，教师。形伟体壮，性豪爽，嗜酒成癖，很少患疾，与吾交甚笃。偶患齿痛甚烈，时轻时重，轻则呻吟，重则狂嚎；痛如锥刺犬咬，不能饮食，无法授课，夜间为甚，几彻夜不能寐，整夜捂腮走动，甚至以头击墙来缓解疼痛，服西药消炎止痛及清热泻火中药已七日不效，无奈求吾为治。见其手捂右颊痛苦呻吟，查右下齿龈部红肿，舌淡红，苔白厚，脉滑数。诊毕戏责其何不早日来治，答曰："吾以齿痛乃小恙，服西药效速尔，现已七日痛不见缓反剧，故无奈求之。"吾责之曰："汝从教历史，岂不知中医乃中华民族之瑰宝乎？如此之崇洋媚外，吾不医也。"高某正色道："先生能三日内愈吾齿痛之苦，定为之赠匾额谢之。"吾戏谑曰："只需一日可止痛，无须赠匾，送鸡一只，吾与汝共食之即可。"友称喏，即方：细辛6g，羌活9g，黄芩9g，赤芍10g，骨碎补12g，生石膏30g，甘草8g。嘱取药二剂，即刻煎煮，每付药煎两次，四小时服一次，再煎第二剂，服法如前，一日夜将二剂服完。次日，友手拎一只母鸡来家，面带笑容连称神哉奇哉，牙已不痛特来致谢。吾曰："送鸡乃一戏言，焉可当真。"友执意令家人杀之，吾只得从命，留友共进晚餐。席间友人询问此药何以取效神速，答曰："君好酒，酒乃性热生火之物，火热上聚作祟，发为齿痛。经服大量清火消炎之药，本应热去火退齿痛可止，然而过用苦寒性凉之药，也可造成寒客于外、热困于内，形成寒遏热伏之僵持状态。已七日不解，若再迁延时日，必会化脓而血腐肉烂，取火郁发之之法，以辛散为先导，散寒解困，寒凉为主军，清泄内热，外障已破则内敌必溃，痛必止，肿随之而消。"友点头称善。

忆徽州久负盛名之"蛤蟆药"

　　"蛤蟆药"不但是一种极好的小儿保健良药，更是专治小儿"疳疾"的成品药，生活在徽州地区的老一辈人对其是家喻户晓。所谓"疳疾"就是现在所称的重症消化不良与营养不良，主要症状是大便溏泄恶臭、肚腹膨胀、纳呆乏味、形瘦如削，甚则口不包齿、哭无声泪、口渴喜饮，发稀枯黄、经常低热等，服用此药效果显著。它具有健脾化积、补虚杀虫的功效，即使无病的小儿常服此药也可起到保健的作用。近百年来一直久负盛名，有口皆碑，求购者络绎不绝。

　　"蛤蟆药"是徽州古歙的独有成药，为民间祖传秘方，方药秘而不传，制售更是独家经营。顾名思义，以蛤蟆命名，可知本药内当以蟾皮为主药，蟾皮为治小儿疳疾之要药。该药是粉末制剂，呈枯黄色，味焦香，用红糖拌服，每服一匙，一日两至三次；或加糖，热水调成稀糊状服，以病愈为度。由于是民间的秘方从不外传，抗日战争爆发后，此药便停止出售，在往后的几十年漫长岁月中，此药不仅匿迹于民间市井，在后来人的脑海中已毫无印象了。

　　有趣的是出售"蛤蟆药"的主人不设专店专柜，人们顺口传告的一句话，"店门开在屋顶上"便是此药招揽顾客的金字招牌。因此凡须购买此药的人，只要找到大门开在屋顶上的房屋，便可买到放心地道的"蛤蟆药"，绝不会是赝品假货。当然对本地人来说，已是驾轻就熟，若是外地客人想买此药，还是有一定困难的。人们会好奇地问，为什么卖人不把如此畅销的良药放到闹市去卖，却隐居在偏僻的地方，还要把门开在屋顶上？若非有故弄玄虚之嫌，其中有何缘故？我未作考证，不敢妄测，但此事确非虚构。我在抗战前曾亲临该处两次，时日太久，已不能详叙其全貌，但依稀忆得歙县城内有一栋一面依山三面筑墙的住房，人们购药出入时，都是要通过与该屋平齐的山巅石阶上下。该房屋顶修一门直达厅堂，远远望去宛如人们从屋顶进出，"店门开在屋顶上"因此得名。今日思之，失去安全有效的"蛤蟆药"非常可惜，由屋顶大门出入也十分有趣，特记叙之。